# 全国名老中医
# 儿科病验方

◎马　融/主编

全国百佳图书出版单位
中国中医药出版社
·北京·

**图书在版编目（CIP）数据**

全国名老中医儿科病验方 / 马融主编 . — 北京：
中国中医药出版社，2022.11
（全国名老中医验方丛书）
ISBN 978-7-5132-7510-1

Ⅰ. ①全… Ⅱ. ①马… Ⅲ. ①小儿疾病—验方—汇编
Ⅳ. ① R289.5

中国版本图书馆 CIP 数据核字（2022）第 046324 号

---

**中国中医药出版社出版**

北京经济技术开发区科创十三街 31 号院二区 8 号楼
邮政编码　100176
传真　010-64405721
三河市同力彩印有限公司印刷
各地新华书店经销

开本 710×1000　1/16　印张 24.25　字数 395 千字
2022 年 11 月第 1 版　2022 年 11 月第 1 次印刷
书号　ISBN 978-7-5132-7510-1

定价　109.00 元
网址　www.cptcm.com

**服 务 热 线　010-64405510**
**购 书 热 线　010-89535836**
**维 权 打 假　010-64405753**

**微信服务号　zgzyycbs**
**微商城网址　https://kdt.im/LIdUGr**
**官 方 微 博　http://e.weibo.com/cptcm**
**天猫旗舰店网址　https://zgzyycbs.tmall.com**

如有印装质量问题请与本社出版部联系（010-64405510）

# 序

中医药是中华民族的瑰宝，博大精深，源远流长。中医儿科学是中医学的重要组成部分，具有独特的理论和临床实践体系。自春秋战国时期扁鹊、东汉张仲景、隋代巢元方、唐代孙思邈，至北宋"儿科之圣"钱乙、南宋陈文中、明代万全、清代陈复正等，名家辈出，代不乏人。在几千年的历史发展长河中，中医荟萃了历代儿科名医养育小儿和防治疾病的丰富经验，为中华民族的繁衍昌盛及中医儿科的发展做出了卓越的贡献。中华人民共和国成立后，中医学与现代科学技术相结合，中医儿科学迎来了快速发展的新时期，同时亦涌现了一批现代儿科名医，如王伯岳、汪育仁、董廷瑶、张奇文、刘弼臣、马新云、李少川等。他们注重传承，勇于创新，在传统理论的基础上，通过科学研究提供证据，提出了诸多有创新性的学术观点，取得了一系列研究成果，并应用于现代临床，推动了中医儿科学的学术进步，开创了中医儿科学发展的新时期。

方剂是中医学重要的组成部分，"方从法立，以法统方""药有个性之专长，方有合群之妙"体现了中医理、法、方、药相一致的思想和方法。以理立法，以法统方，据方选药。药物配伍有相须、相使、相畏、相恶、相杀，方剂配伍讲究君、臣、佐、使，体现了中医处方用药的合理性、严谨性。因此方剂是医家理论、治法或思想的载体，验方是经过"千锤百炼"、临床实践证明确实有效的方剂。能够流传至今的验方是中医学的宝贵财富，是历代医家临床经验的结晶，体现了其学术思想的精华。若疏于挖掘整理，可能会随着历史的烟尘悄然流逝，隐而不彰，我们将追悔莫及。

而今，余欣闻马融教授组织编写《全国名老中医儿科病验方》一事，再次为弘扬国粹，繁荣学术，传承创新，造福儿童做了一件功德无量的大事，其影响深远，实令人慨叹！若后辈晚生均能如其有大责任、大担当、大格局，则我中医儿科有望矣！

　　书中所载名医专家，均为国医大师或全国名中医、第一至第六批全国老中医药学术经验继承工作指导老师，是中医儿科行业公认的专家、名家。他们精勤不倦，探究抉微，发皇古义，阐释新说，继承经典，创立新方，心系患儿，救死扶伤。书中所载验方凝聚了他们多年临床实践的心血、学术经验及思想的精华，显示了厚重的文化积淀和高深的学术造诣，书写了中医儿科史上浓墨重彩的华章！余受邀作序，甚是兴奋，希望通过此项工作，使中医儿科名医经验发扬光大！流芳百世，造福万代！中医儿科之事业亦将越来越兴旺发达！

国医大师：王烈

2022 年 5 月

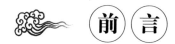

# 前言

疗效，是中医药学的立身之本。疗效的取得，离不开千百年来历代医家临床经验的传承。传承的形式之一，是以仲景先生《伤寒杂病论》为代表的古代经典名方。这些经典名方至今仍被广大中医界同仁广泛应用，如仲景先生的麻杏甘石汤、钱乙先生的六味地黄丸、鞠通先生的银翘散等，这是先人留给我们的宝贵财富。

近年来，在政府有关部门的大力支持下，通过设立国医大师、全国名中医称号，第一批至第六批全国老中医药专家学术经验继承工作项目，全国名老中医药专家传承工作室建设项目，第一批至第四批全国中医临床（基础）优秀人才研修项目，中医药传承与创新"百千万"人才工程（岐黄工程）项目，中医药专家学术经验传承博士后工作等，涌现出一大批当代中医大家、名家。他们医德高尚、理论扎实、实践能力强、临床疗效高，是中医界的领军人物和中坚力量。他们在继承古代经典名方基础上，结合自己的临床经验形成了各具特色的学术思想、流派和经验方，从而推动了中医药事业发展。

名老中医验方是他们在多年行医历程中沉淀下来的精华体现。验方不但体现了名老中医善于将中医理论与临床实践结合，从大处着眼，从细微处着手，抓住事物本质，巧妙构思，严谨思辨，准确遣方用药，并在长期的临床实践中形成了自己独特的观察、分析、解决问题的视角，而且是名老中医学术思想及经验的体现。对于从事中医、中西医结合儿科的医师来说，学习、掌握名老中医验方是提高临床疗效的有效途径之一。

本部《全国名老中医儿科病验方》，是由中国中医药出版社策划，天津中医药大学第一附属医院组织全国中医儿科界继承人，对当代名老中医儿科病验方进行的汇总编纂。其中，入选本书的名老中医要符合以下4条中任意 1 条：①国医大师；②全国名中医；③挂牌国家名中医工作室的专家；④第一至六批全国师承指导老师。此次共遴选出 57 名全国名中医。参编人员一般是其正式入门弟子或传承人，职称为副高及以上职称或取得博士学位者。编写内容包括两部分：第一部分为名医简介；第二部分为验方部分，每个验方包括验方名称、药物组成、功能、主治、用法、方解、加减、临床应用及典型病例。

希望此书的出版，使当代名老中医治疗儿科疾病的宝贵经验更加发扬光大！造福更多的患儿！

主编　马　融

2022 年 2 月 25 日

# 目 录

# 董廷瑶验方

## 【名医简介】

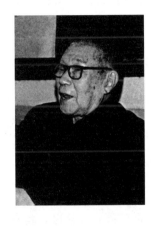

董廷瑶（1903—2002），字德斌，号幼幼庐主。国家级非物质文化遗产董氏儿科第四代传承人，近代著名儿科医家，全国首批500名老中医药专家学术经验继承工作指导老师之一，中华中医药学会儿科分会首届顾问，上海市中医文献馆原馆长。享受国务院政府特殊津贴，有"中医儿科泰斗"之誉。

董廷瑶的学术思想主要体现在"推理论病、推理论治"，以及临床"证治九诀"（明理、识病、辨证、求因、立法、选方、配伍、适量、知变）。在诊断上，特别重视儿科之望诊，其中尤以望面色、舌苔、形态等为主，并以四诊参合，为辨别疾病之寒、热、虚、实和治疗提供了一手资料。在调治儿科病临床处方用药上，更是体现其仁术仁心，并以"轻、巧、简、活、廉、效"六字要诀，指导和告诫后辈之规矩。

董廷瑶行医80余年，一生诊疗上百万人次，编写学术专著3部，发表学术论文百余篇。其以精湛医术、高尚医德，为广大儿童的健康呕心沥血。

## 验方 消疳散

**组成**：煨三棱6g，煨莪术6g，青皮5g，胡黄连2g，佛手6g，炒山楂10g，木香3g，炒莱菔子10g，鸡内金6g。

**功能**：消疳化积。

**主治**：疳积实证。症见腹满膨硬，毛发如穗，口馋嗜食，面色萎黄，便下干结，舌苔薄腻者。

**用法**：每日 1 剂，水煎 150mL，分 2～3 次服，2 周为一个疗程。

**方解**：董廷瑶教授认为疳乃积之久所致。因多食肥甘生冷，损伤脾胃功能，形成积滞，日久致疳，疳之初以实证为多，故治以消为主。消疳散中胡黄连为治疳要药，辅以三棱、莪术血中气药，专以行气破积，对腹硬满、疳积重者尤为适宜，而佛手、青皮、炒莱菔子等诸药均能理气消积，故对疳积之实证者，效果十分明显。若同时对患儿针刺四缝穴（经外奇穴，有调整三焦、理脾生精之功），则效果更佳。董廷瑶教授指出，疳皆脾胃病，日久必虚，故善后当以理脾胃而收功。

**加减**：疳热不清者，加银柴胡 10g，青蒿 10g；面白无华、自汗肢冷者，加附子 5g，肉桂 2g；舌光剥而口干唇红者，加生地黄 12g，麦冬 10g，石斛 10g；兼虫积者，加使君子 6g，苦楝根皮 10g，贯众 10g。

**临床应用**：本方对于已出现形体羸瘦、腹满尚软等虚实并见或虚多实少者不适宜。

**典型病例**：

患儿，女，4 岁。口馋嗜食，形色萎倦，腹部膨满，毛发如穗，便下酸臭，舌苔薄腻。诊断：疳积实证。治宜消疳化积，予消疳散加减。处方如下：

| | | | |
|---|---|---|---|
| 胡黄连 2g | 煨三棱 6g | 煨莪术 6g | 青皮 5g |
| 陈皮 3g | 佛手 6g | 炒山楂 10g | 木香 3g |
| 茯苓 10g | 鸡内金 6g | | |

上方服用 10 天左右，腹部转软，舌苔化净，口馋嗜食，大便松散，此积渐去而脾不健也，以健脾消积法治之。待疳积已化，腹软，舌洁，纳谷正常，便调溲清，胃纳如常，再以健脾和胃以巩固之。同时配合针刺四缝穴，共奏调整三焦、理脾生精之功。

（整理者）

董幼祺：主任中医师，教授，研究生导师，国家级非物质文化遗产董氏儿科第六代传承人。

# 黎炳南验方

## 【名医简介】

黎炳南（1914—），男，广东省惠州人，教授，硕士研究生导师。首批全国老中医药专家学术经验继承工作指导老师，首批广东省政府授予的"广东省名老中医"。20世纪40年代曾任惠阳国医馆副馆长，50年代初曾任惠州卫生工作者协会主任委员，1958年起任教于广州中医学院（现广州中医药大学，下同），曾任广东省中医药学会儿科分会副主任委员，广东省中医药学会儿科分会名誉顾问。

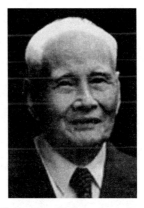

黎炳南教授出生于中医世家，其父为岭南黎氏儿科创始人黎德三公，年幼时在父亲的指导、影响下对医学产生了浓厚的兴趣，并有志投身于中医学事业。15岁起边读中学，边在父亲的指点下熟读医籍，渐有所悟；闲暇时侍诊父侧，对中医药之神妙深有体会。1933年，黎炳南教授考入广东中医药专门学校接受系统的中医教育，同时又受业于近代名医恽树珏（铁樵）先生，得诸多名医指导，获益良多。1936年，时局动荡，黎炳南回乡悬壶，潜心钻研医学，救治了不少大症、险症患者，一时声名鹊起，上门求医者日众。其后担任惠阳国医馆副馆长，召集同道进行学术讨论，并在仁慈社组织赠医赠药，亲身参与义诊，为纾解民困略尽绵力。中华人民共和国成立后，黎炳南教授被推举为惠州卫生工作者协会主任委员，并协助政府卫生部门兴办惠阳中医进修班，为当地培养了大量中医骨干。1958年，黎炳南教授受聘执教于广州中医学院，成为学院首位专职儿科教师。这期间，黎老与同道夜以继日，博览古今医籍，结合自己丰富的临床经验，编写教材。1960年9月，由广州中医学院儿科主编的《中医儿科学讲义》出版，1964年7月第二版《中医儿科学讲义》面世，不仅为新中国中医儿科教育提供了统一的教材，还为此后数版教材的编写奠定了基础。在教学上，黎炳南教授主张"治学严谨，知行结合"，为西学中班、中医进修班学员讲课、带教，自1986年起培养研究生。多年来，其培养的学生遍及各地，并且成为当地的学术中坚力量。

黎炳南教授在学术上精益求精、力求创新，把中医理论与岭南地区特点相结合，形成自己的学术特点，是岭南黎氏儿科承前启后的代表性传承人。黎炳南教授提出"理重阴阳，治病必求于本"；治疗上法贵灵活，尤擅补泻温清并进；组制专方，善治哮喘顽症杂病；用药精当，及病则已，两面齐观。依据数十年的经验，主攻小儿哮喘这一难治性疾病，创立"黎氏哮喘Ⅰ号方""黎氏哮喘Ⅱ号方"，并进行了多项研究，以阐明中医药治疗哮喘的机制，其研制的"黎炳南哮喘电子计算机诊疗系统"于1993年通过了广州市科学技术委员会鉴定。发表学术论文20多篇。2004年，《黎炳南儿科经验集》由人民卫生出版社出版，国医大师邓铁涛亲为作序。

## 验方1　黛麦养肺止咳汤

**组成：** 青黛5g，海蛤粉30g，党参20g，麦冬15g，五味子10g，细辛3g，炙甘草6g。以上为学龄儿童及成人用量，其余酌减。

**功能：** 益气生津，清咽止咳。

**主治：** 气阴虚咳嗽，症见久咳不止，甚或呛咳频频，痰少难咯，或痰中带血丝，气短神疲，纳呆，多汗，或低热，手足心热。

**用法：** 每日1剂，水3碗煎取1碗，药渣重煎一次，分2～3次温服。

**方解：** 黎炳南教授认为，久咳不愈常见于素体虚弱或外感病后者，多因气阴不足，正虚邪恋故也。小儿阴阳稚弱之体，尤易罹患。治疗之要，在于扶正祛邪。本方为黛蛤散合生脉散加味而成。生脉散原方中人参味甘、微苦，性温，能补益元气，固脱生津；党参与之功效相近，但药性更平和，故现方以党参易人参。麦冬味甘，性凉，能养阴润肺，清心除烦，是治疗阴虚咳嗽的要药。五味子味酸，性温，可敛肺生津，治咳逆上气，《本草求原》指其为治疗诸种咳嗽之要药。以上三味，一补、一清、一敛，相辅相成，功效益彰。青黛味咸，性寒，有清热、凉血、解毒之能。海蛤粉性寒，得之则火自降、痰结自清，善治热痰、老痰、顽痰。细辛味辛，性温，功在搜剔阴络之邪，祛风止喉痒，增强镇咳之效。久咳者邪居阴络，深潜难除，投之每获捷效。炙甘草益气化痰，调和诸药，还可合五味子以酸甘化阴。各药合奏益气养阴、清咽除痰、祛风止咳之功。

**加减：** 痰多而白稀、纳呆苔白者，加白术 10g，陈皮 5g，法半夏 10g；咽红、扁桃体增大者，加射干 10g，板蓝根 15g，金银花 10g，其中兼便结者，再加胖大海 10g；素有咳喘、气逆痰多者，加麻黄 5g，苏子 10g，葶苈子 6g；阵发痉咳，状若百日咳者，加百部 10g，马兜铃 3g；时有低热者，加青蒿 6g，鳖甲 15g；自汗、盗汗明显者，可加黄芪 15g，防风 10g；咽痒甚者，加僵蚕 10g，胆南星 6g，细辛用量酌减；血虚心悸、舌淡脉细者，酌加当归 10g，熟地黄 10g，丹参 10g。

**临床应用：** 本方用于外感咳嗽、慢性咽喉炎、气管炎、支气管炎、肺炎等气阴亏虚、久咳不愈者。黎炳南教授认为，小儿长期咳嗽，咽部常见充血，但多呈暗红色，与外感风热咳嗽有所不同。若误投苦寒，愈服清凉，则咳愈甚。本方以清养肺胃为本，令气津得复，正旺而邪去；配合清解余热，搜风剔邪，以理其标，寓有攻补兼施、标本同治之意，正复邪去，咳嗽自愈，服后每见显效。

**典型病例：**

患儿，女，4 岁，咳嗽 8 个月余。因感冒发热后，一直咳嗽不愈，曾服用清热解毒、止咳化痰、活血化瘀等中药及多种抗生素，效不佳。1988 年 10 月 10 日初诊时症见：咳嗽，有痰难咯，咽喉发痒，夜间尤甚，纳呆汗多，大便干结难排，咽稍红，双肺未闻及干湿性啰音，外院胸片未见异常，舌淡红，苔白。诊断：咳嗽，气阴两虚证。治宜益气生津，养肺止咳，予黛麦养肺止咳汤加减。处方如下：

| | | | |
|---|---|---|---|
| 青黛 5g | 海蛤粉 30g | 党参 10g | 麦冬 10g |
| 五味子 5g | 细辛 2g | 胖大海 6g | 防风 5g |
| 僵蚕 10g | 毛冬青 15g | 炙甘草 6g。 | |

上方连服 5 剂，咳嗽大减，大便通畅，继服上方 7 剂痊愈。

## 验方 2　小儿止咳平喘汤

**组成**：麻黄 5g，杏仁 6g，苏子 6g，葶苈子 5g，海蛤粉 15g，重楼 6g，毛冬青 15g，五味子 6g，白术 5g，甘草 5g。以上为 2～3 岁小儿用量，其余酌减。

**功能**：宣肺平喘，清热化痰，扶正祛邪。

**主治**：寒热错杂之小儿咳喘，症见咳嗽，气喘，痰多黏稠，流清涕，舌红，苔白。

**用法**：每日 1 剂。两碗水煎取半碗，药渣重煎一次，分 2～3 次温服。

**方解**：黎炳南教授认为，小儿咳喘尤以 3 岁以下者居多，其病每因受寒饮冷而起，又常夹痰化热，临证多有虚实互见、寒热错杂之象。治宜攻补兼施，温清并进。方中麻黄味辛，性温，功能发表散寒，为定喘要药。本病发病时常见气喘汗多，不必因此忌用麻黄。汗多者，乃肺气失宣、表卫不固之过。方中配用五味子、白术，可防过汗。或谓麻黄会加快心率，故对气喘心悸者疑而不敢用之。实际上，在复方中以麻黄配伍其他宣肺平喘、化痰通络之品，令小儿气顺血和，则喘自平、心悸自息。杏仁、苏子、葶苈子、海蛤粉、甘草能降气化痰，可助止咳平喘。其中葶苈子擅长泻肺消痰，对痰声辘辘、肺部听诊有湿啰音者，药效尤佳。气闭喘促之时，脉络瘀滞不畅，宜早投用活血通络之品，不可待唇绀舌暗方用之。毛冬青、重楼味略苦而性寒，其清肺之功不亚于黄芩，兼能化痰止咳，祛瘀通络，于本证甚为适合。五味子敛肺治咳止汗，白术健脾护正固表，寓散中有收、攻中有补之意。

**加减**：唇周发绀、舌质黯晦者，加丹参 8g，当归 4g；咳频痰多者，加僵蚕 6g，法半夏 6g；面赤、舌红、苔黄者，去白术，加连翘 8g，其中兼发热者，再加青蒿 6g；多汗者，加龙骨 15g；面色苍白、手足不温者，去重楼，加当归 4g，细辛 2g。

**临床应用**：本方可用于小儿喘息性支气管炎、细支气管炎等各种小儿咳喘，证有虚实互见、寒热错杂之象者。

**典型病例**：

患儿，女，2 岁，咳嗽半月余，加重伴气喘 2 日，于 1991 年 11 月 20 日初诊。起病后，曾屡用中西药物治疗未效。症见咳嗽气喘，夜间为甚，痰鸣辘辘，流涕清稀，多汗，面色苍白，咽稍红，舌淡红，苔白略厚。双肺可闻喘鸣音及痰鸣音。诊断：小儿咳喘，乃外感风寒、痰郁化热、卫气不固所致。治宜散寒平喘，清热化痰，益气固表，予小儿止咳平喘汤加减。处方如下：

| | | | |
|---|---|---|---|
| 麻黄 5g | 杏仁 6g | 苏子 6g | 桔梗 6g |
| 海蛤粉 15g | 连翘 8g | 毛冬青 15g | 五味子 6g |
| 白术 5g | 法半夏 6g | 僵蚕 6g | 细辛 2g |
| 甘草 6g | | | |

上方连服 3 剂，喘止，咳嗽大减，痰少，肺部啰音消失。继以上方加减调服 3 剂而愈。

（整理者）

许华：医学博士，教授，岭南黎氏儿科流派代表性传承人；

黎世明：主任中医师，岭南黎氏儿科流派代表性传承人。

# 江育仁验方

## 【名医简介】

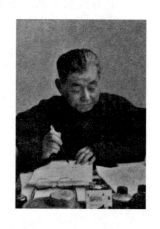

　　江育仁（1916—2003），名俊生，又名骏声，男，江苏省常熟人。江苏省中医院主任中医师，南京中医药大学教授，全国首位中医儿科学博士研究生导师，江苏省名中医。著名中医学家、中医儿科学专家，全国老中医药专家学术经验继承工作指导老师。17岁拜常熟儒医李馨山先生学医，结业后悬壶开业，1936—1938年到上海中国医学院学习，跟随儿科名医徐小圃先生学习儿科专业。毕业后回到家乡常熟白茆镇再次开业行医。中华人民共和国成立之初，江育仁担任常熟中医联合诊所主任、血防站主任、苏南行政卫生公署委员、医务工作者协会副主委等职。1954年年底江苏省中医院正式挂牌，江育仁是首批来院的中医师之一。1955年3月江苏省中医进修学校成立，他又直接参与建校，直至1986年，一直担任儿科主任职务。生前曾担任江苏省人民代表大会常务委员会委员，国务院学位委员会中医临床专家通讯评议组成员，中华中医药学会理事、理论整理研究委员会委员，中华中医药学会儿科分会副主任委员、名誉主任委员，江苏省中医学会秘书长、副会长、名誉会长，高等中医院校教材编审委员会委员，光明中医函授大学、《中国中医药年鉴》顾问等职务。主编《中医儿科学》《实用中医儿科学》等著作、教材12部，发表学术论文70余篇。1991年起享受国务院政府特殊津贴，同年被英国剑桥国际传记中心收入《世界名人辞典》。曾多次出席中国科学技术协会全国代表大会，受到党和国家领导人的亲切接见。

江育仁教授从事中医儿科专业60余年，对儿科急性热病如流行性乙型脑炎、麻疹肺炎等有丰富的诊疗经验，对小儿哮喘、癫痫等疑难病证进行了深入研究。他应用热、痰、风理论对乙脑急性期、恢复期及后遗症期进行辨证施治，其成果受到国家科学技术委员会认可，公布在1966年科研成果期刊"研究报告"上。他提出"脾健不在补贵在运"的学术观点，对小儿腹泻、厌食、疳证等脾胃病进行了较为系统的研究，其"运脾法为主防治厌食症的临床和实验研究"获得江苏省科研成果奖。此外，江教授还主持制订了"中医儿科病证诊断疗效标准"，倡导疳证的新分类诊疗标准，被中华人民共和国中医行业标准《中医病证诊断疗效标准》所收录。

几十年来，江育仁教授在中医儿科教育战线上辛勤耕耘，桃李满天下。20世纪五六十年代，他培养的学生曹颂昭、曹济民、刘弼臣、孙浩、陈陶后、王萍芬、李乃庚等，都成了中医儿科名家。培养的硕士有汪受传、经捷、乔木林、张骠、欧登暖、姚惠陵、沈志伟、薛玫、杨硕平，培养的博士有马融、邱静宇、姚惠陵、孙远岭、韩新民、史正刚，他们都在为发展中医儿科事业、为儿童健康成长而努力工作。

## 验方 1　防感合剂

**组成：**炙黄芪12g，炙桂枝6g，白芍10g，甘草6g，白术10g，防风3g，煅龙骨20g，煅牡蛎20g，生姜3片，大枣3枚。

**功能：**益气固表，调和营卫。

**主治：**儿童反复呼吸道感染，营卫不和，表虚不固证。症见面色少华，形体消瘦或肌肉松软，容易出汗，自汗盗汗，易反复感冒，胃纳欠香，二便尚调，舌淡，苔薄，脉细。

**用法：**每日1剂，水煎150～250mL，分2～3次服。8周为一疗程。

**方解：**本方是由黄芪桂枝五物汤合玉屏风散化裁而来。方中桂枝、生姜辛温，功在鼓舞卫阳；芍药和营敛阴，与桂枝配伍，一散一收，调和营卫；生姜、大枣佐桂枝、白芍以和营卫；黄芪益气通阳，合用为温煦卫阳、固护营阴。黄芪配白术、防风，有"玉屏风"之意，益气护卫；煅龙骨、煅牡蛎潜阳敛阴，合用以固表止汗。诸药合用，共奏益气固表、调和营卫、敛阴止汗之效。

**加减：**伴有食欲不振，加陈皮 6g，苍术 8g，焦山楂 10g，以调脾醒胃助运；面黄形瘦，加党参 10g，茯苓 10g，当归 10，以补中益气养血；若伴手足心热，加太子参 10g，麦冬 10g，五味子 6g，以补气养阴；大便干结，加瓜蒌仁 10g，火麻仁 10g，莱菔子 10g，以润肠通便。

**临床应用：**江育仁教授运用中医药理论，根据儿童反复呼吸道感染的临床表现特点，进行观察分析，揭示了该病的发病机理是"不在邪多而在正虚"，提出了以调和营卫为主的基本治则，并运用以黄芪桂枝五物汤为主方防治复感儿。本方一般适用于呼吸道复感患儿，未曾感染发病之时，治以扶正固本，使其营卫调和、肌腠固密，减少或预防外感的发生。对年龄大的儿童能够服汤剂者，尽可能先用汤剂治疗，以求速效；对年龄小的儿童不愿服汤剂者或婴幼儿，常嘱家长自制糖浆。

此方药已成为江苏省中医院特色中成药制剂。

**典型病例：**

高某，男，3 岁，1992 年 6 月 9 日初诊。患儿反复呼吸道感染，每月感冒 2 次以上，曾因"肺炎"住院 4 次。刻诊：面色苍白，易出虚汗，食欲不振，形体瘦弱，大便偏干，舌质淡红、苔薄白。此乃禀赋不足，荣卫失调，病不在邪多，而在正虚。治从益气调和营卫。处方如下：

| | | | |
|---|---|---|---|
| 炙黄芪 10g | 生白术 10g | 浮小麦 10g | 炙桂枝 3g |
| 生白芍 6g | 炙甘草 6g | 炒防风 5g | 煅龙骨 15g |
| 煅牡蛎 15g | 生姜 2 片 | 大枣 5 枚 | |

7 剂。煎服法：中药 7 剂同浸入砂锅内，浓煎至 800mL 药液，加入冰糖、蜂蜜各 100g，搅拌均匀，成为糖浆状，装入广口瓶中，放入冰箱保存，每日两次，每次 10mL（一匙），开水冲服，连服 1 个月。

由于中药味苦，小儿服药困难，长期久服不易坚持，故改为糖浆剂长期调服。1 个月后患儿精神状态有所好转，食欲较前增加。又继服 2 个月，患儿形体渐胖，追访 3 个月，未发感冒。

# 验方 2　苍葛止泻灵

**组成：**苍术 10g，葛根 10g，车前子 10g，地锦草 15g，白芍 10g，甘草 5g。

**功能**：运脾化湿，清热止泻。

**主治**：小儿秋季腹泻湿热证。症见腹泻频繁，泻下如注，解出淡黄色水样便或蛋花汤样便，便量较多，偶夹少许黏液，口渴，烦躁；或伴发热，呕吐，小便黄少，重则出现脱水貌，舌红，苔薄黄腻，指纹淡紫。

**用法**：将上药共研细末，和匀，装瓶备用；或制成颗粒剂，每袋2g。用时温开水冲服。年龄在6个月以内者每次服用0.5g，6个月～1岁者每次服用1g，1～3岁者每次服用2g，4岁以上者每次服用3g。轻型腹泻每日4次，重型腹泻每日6次。

**方解**：按照《黄帝内经》"君二臣四，偶之制也"的原则，针对秋季腹泻（婴幼儿轮状病毒肠炎）湿热泻的特点，组方用药。方中苍术是运脾的主药，《中药学》指出："苍术辛苦温燥，芳香气烈，既能内化湿浊，又能外祛风湿，为治湿要药。凡湿邪为病，无论表里上下，证情属寒属热，皆可随症配伍应用。""葛根之性升浮，外能解散表邪，以退热、透疹；内能生津、升阳，以止渴、止泻。"葛根升阳升清以输津液，助苍术运脾化浊以止泻，又制苍术之燥；苍术兼能发汗，助葛根解表以退热。二者配伍，共为君药。车前子利水利湿，兼能清热化痰；地锦草清热解毒，常用于湿热泄泻，与车前子一同协助苍术以祛湿清热、止泻。白芍苦酸敛阴，甘草益脾调中，缓急、解毒，二者相伍，酸甘化阴，缓急止痛，既能防止暴泻伤阴，又可制苍术之燥。四者均为臣药，辅助君药，共同发挥运脾化湿止泻、疏表清热解毒的功效。

**加减**：伴有腹痛、哭闹明显，加煨木香5g，莪术5g，以理气止痛；伴有呕吐，加炒竹茹5g，苏梗5g，以和胃止呕；大便稀水量多，加石榴皮10g，以涩肠止泻；低热，加黄芩5g，柴胡5g，以清热；大便夹颗粒状不消化之物，加焦神曲10g，焦山楂10g，以消食化积；大便夹有泡沫，加防风根5g，藿香10g，以祛风化湿。若伴有泪少、尿少等津液不足之症，加乌梅5g，芦根10g，以生津补液，另加用口服补液盐冲水频服。

**临床应用**：临床运用于婴幼儿轮状病毒肠炎湿热泻，其病证以湿盛为主，热象不重，属湿热证中湿重热轻者，与一般泄泻的湿热证有所不同。"汤者荡也"，加之汤剂量多味苦，婴幼儿年龄小，不宜服用，故江育仁教授主张婴幼儿患者服用散剂、粉剂、颗粒剂。江教授还常用Ⅰ号止泻散（苍术炭、山楂炭各等份）治疗婴幼儿消化不良，湿性泄泻者；Ⅱ号止泻散（苍术炭、山楂炭、炮姜炭等份）治疗婴幼儿慢性泄泻属脾阳虚者。

典型病例：

陈某，男，13个月，1999年1月11日就诊。因腹泻2天收住入院。

入院时腹泻日行7～8次，呈黄色稀水样便，量较多，呕吐2次，口渴不显，不思纳食，小便量少，伴有流涕，舌红，苔黄腻。查体：体温（T）38.8℃，心率（P）120次/分，呼吸频率（R）32次/分，体重（W）10kg。一般状态可，咽稍充血，听诊心肺无异常，腹软，肠鸣音亢进，脱水征不明显。大便常规：黄、稀，余未见异常。大便轮状病毒检查阳性。大便培养阴性。血常规：白细胞计数（WBC）6.9×10⁹/L，中性粒细胞百分比（NEUT%）64%，淋巴细胞百分比（LY%）32%，单核细胞百分比（MONO%）4%。血清超氧化物歧化酶（SOD）50.3U/mL，血清过氧化脂质（LPO）4.8μmol/mL。诊断：秋季腹泻，湿热泻。入院后即给予苍葛止泻灵颗粒剂，每次2g，每日4次。经治2天后大便质软成形，第3天大便日行1次，发热已退（肛温37℃），诸症消除，唯有偶咳。复查大便轮状病毒阴性。血常规：WBC 5.8×10⁹/L，NEUT 0.42×10⁹/L，LY 0.58×10⁹/L。血清SOD 80.7U/mL，LPO 3.3μmol/mL。痊愈出院。

## 验方3　调脾合剂

**组成：**苍术10g，佩兰10g，陈皮6g，炙鸡内金6g，焦山楂10g，砂仁3g（打、后下）。

**功能：**运脾化湿，消食开胃。

**主治：**小儿厌食，脾运失健证；或疳证，疳气证。症见厌恶进食，饮食乏味，食量减少，或脘腹痞闷，嗳气泛恶，多食则脘腹饱胀，精神如常，形体略偏瘦，或面色欠华，大便不调，舌苔薄白或薄腻，脉濡。

**用法：**每日1剂，水煎150～250mL，分2～3次服。4周为一疗程。

**方解：**方中苍术辛苦而温，气味芳香，其辛香开郁，苦温燥湿，芳香醒脾，辛温扶阳，能开脾气之郁，疏脾湿之蕴，散脾经之寒，舒脾运之滞，为运脾要药，是为君药；佩兰芳香化湿，陈皮理气健脾化湿，两药共助苍术运脾化湿，是为臣药；炙鸡内金消食化积，焦山楂助脾健胃消食化滞，砂仁行气醒脾开胃，三药助君臣消食开胃，共为佐药。全方燥湿理气，消食助运，不用补益、攻伐之品，健脾助运，恢复脾主运化之机，脾健则运，脾运则健，最终达到激发小儿之食欲、消除厌食之目的。

**加减：**舌苔薄腻，加藿香 10g，厚朴花 5g，以芳香化湿；舌苔黄腻，加法半夏 6g，青蒿 10g，以清化湿热；脘腹痞胀，加枳壳 10g，厚朴 6g，以理气消胀；乳食不香，加麦芽 10g，谷芽 10g，以消乳化食；面色不华，加党参 10g，当归 10g，以补益气血；大便糊状，加怀山药 10g，炒薏苡仁 10g，以健脾止泻；大便干，加生白术 15g，莱菔子 10g，当归 10g，以润肠通便。

**临床应用：**小儿厌食为小儿时期一种常见的脾胃病证，其发病率有逐渐增高的趋势。本病多因小儿脾常不足，乳食不知自节，偏食、挑食、饮食无规律；或恣食肥甘厚味，日久而损伤脾胃，致脾之健运失司；或因久泻之后误治；或先天禀赋不足，脾胃素虚，总因脾运失司，即《灵枢·脉度》所论：
"脾气通于口，脾和则口能知五谷矣。"现脾胃失和，脾胃运化功能不健，则致厌食。患病日久，致脾气虚弱，气血生化乏源，则变生疳证。江育仁教授针对本病脾胃失和的病机，提出"脾健不在补贵在运"的学术观点。运与化是脾的功能，运者运其精微，化者化其水谷。故欲健脾者，旨在运脾；欲使脾健，不在补而贵在运。运脾法，并非独立的一种治法，而是属于汗、吐、下、和、温、清、消、补八法中的和法，具有补中寓消、消中有补、补不碍滞、消不伤正之功用。江育仁教授在运脾药的应用中，首推苍术。苍术药味微苦，芳香悦胃，功能醒脾助运、开郁宽中、运化水湿，正合脾之习性。黄元御云："白术守而不走，苍术走而不守，故白术善补，苍术善行。其消食纳谷，止呕止泻亦同白术，而泄水开郁，苍术独长。"张隐庵亦指出："凡欲补脾，则用白术；凡欲运脾，则用苍术；欲补运相兼，则相兼而用……"江育仁教授以苍术为运脾主药，与其他药物配伍，组成多种方剂，制成煎剂、散剂、合剂、冲剂等多种剂型，用于治疗小儿脾胃疾病。如用苍术、陈皮、皂矾等组成的"运脾养血散"治疗缺铁性贫血，由苍术、黄芪、党参、陈皮、决明子等制成的"壮儿饮"治疗疳证，均取得了较为满意的疗效。

此方药已成为江苏省中医院特色中成药制剂。

**典型病例：**

王某，女，4 岁。1997 年 7 月 12 日初诊。

患儿近 3 个月来不思进食，每餐稍食即饱，强喂则哭闹拒食，稍有腹胀，小便尚调，大便偏干，2 日一行，精神活动如常，舌偏红，苔薄腻，脉细。就诊时查体：体温 37.2℃，神志清，精神佳，形体偏瘦，面色欠华，心肺听诊无明显异常，腹软，无压痛、反跳痛。中医诊断：厌食。此乃饮食不节，脾失运化，胃失和纳。治拟运脾和中，消食开胃。处方如下：

| | | | |
|---|---|---|---|
| 苍术 10g | 藿香 10g | 佩兰 10g | 法半夏 6g |
| 陈皮 6g | 枳壳 6g | 生薏苡仁 10g | 莱菔子 10g |
| 焦山楂 10g | 砂仁 3g（打、后下） | | |

14 剂，每日 1 剂，水煎服。

二诊：服上药 2 周后，胃纳渐开，已欲进食，腹胀渐消，然进食量不多，大便仍偏干，1～2 日一行，舌红苔薄。前方去法半夏，加生白术 15g，当归 10g，再进 14 剂。

三诊：经上治疗，诸症已愈，胃纳香，二便调，面色渐红润。用调脾合剂 2 瓶缓图收功。


（整理者）

韩新民：教授，主任医师，博士研究生导师，江育仁教授培养的第 5 位医学博士。

# 马新云验方

## 【名医简介】

马新云（1919—2000），男，汉族，山东省济南人，教授、主任医师。为全国首批500位老中医药专家学术经验继承工作指导老师之一。曾任河北中医学院老专家委员会委员，河北中医学会顾问，河北省中医学会副理事长，《河北中医》杂志副主编，中华中医药学会儿科分会副主任委员，河北省卫生厅新中成药评审委员会委员，河北省职称改革领导小组高等院校评审委员会委员、副主任、组长，中国农工民主党河北省委员会主任委员，中国农工民主党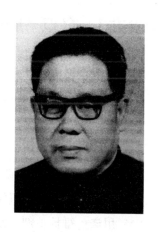
中央委员会委员、常务委员，河北省政协第四届委员会常务委员，河北省政协第五、六、七届常务委员会副主席等职务。

马新云教授出生于儒医世家，马家执业四代，幼承家传，素有"马家儿科"之盛名。马教授先后拜天津名医陈泽东、郭嘉之为师。20世纪40年代开始悬壶应诊，业医60余年。他一生研究医术，勤学无懈，承诺师绝技，并勤求古训、博采新知。在临床上对儿科常见病，多发病，各种疑难重症如小儿急慢性肾炎、肾病、哮喘、肺炎、病毒性心肌炎、心肌病，以及各种儿科传染病如猩红热、腮腺炎、甲型病毒性肝炎、乙型病毒性肝炎、流行性乙型脑炎（简称乙脑）、流行性脑脊髓膜炎（简称流脑）、病毒性脑炎等，采用中医理论，辨证施治，效如桴鼓。

马新云教授曾先后执教于天津中医学院（现天津中医药大学）、河北中医学院，他治学严谨，一丝不苟，培养学生近万名。自1960年以来，参与高等中医院校教材《中医儿科学》第 1—4 版的编著工作，著有《中草药的临床应用》《中草药在中西医结合治疗中的应用》《河北历代名医学术思想研究》《实用中药学》等书，撰写了具有重要价值的学术论文数十篇。马教授重视科研工作，曾主持研究多项课题，并获省市级奖项，研制出和胃消食冲剂、健运增食丹、调脾散等中成药处方。

马教授耄耋之年，仍身兼社会多种职务，在医疗、教学、科研第一线上勤奋工作，为振兴中医事业、培养中医人才做出了巨大的贡献。马教授家也获得了"儿科世家"的荣誉称号。

# 验方 1　自拟 "肺炎 I 号"

**组成：**炙麻黄 3～6g，杏仁 6～8g，生石膏 9～15g，金银花 10～15g，连翘 9～10g，桔梗 6～8g，炙杷叶 6～8g，鱼腥草 6～10g，芦根 10～15g，甘草 2～3g。

**功能：**清热化痰，宣肺止咳。

**主治：**小儿肺炎喘嗽病属痰热闭肺证，咳嗽病属痰热证。症见发热，咳嗽喘促，痰黄黏稠，口渴，便干。

**用法：**每日 1 剂，水煎 150mL，分 2～3 次服。

**方解：**马新云教授认为肺炎喘嗽病多由小儿脏腑娇嫩，形气未充，易受外邪，侵袭肺卫，使肺气郁阻，日久生热，肺热熏蒸，灼津为痰，痰热阻肺，壅塞气道，不得宣通，因而上逆所致。方中麻黄发汗解表、宣肺平喘，为君药，《本草正义》言："麻黄轻清上浮，专疏肺郁，宣泄气机，是为治感第一要药，虽曰解表，实为开肺，虽曰散寒，实为泄邪，风寒固得之而外散，即温热亦无不赖以之宣通。"杏仁祛痰止咳、平喘润肠，主治咳逆上气，喉中痰鸣，《滇南本草》言其"止咳嗽消痰润肺"，李杲认为"杏仁下喘治也"。生石膏解肌清热、除烦止渴。金银花、连翘疏风解表、清热解毒。桔梗开宣肺气，《珍珠囊》云"疗咽痛，利肺气，治鼻塞"。炙杷叶清肺泻火、止咳化痰，治咳嗽痰喘。鱼腥草清热解毒、肃肺排脓。芦根清热泻火、养阴清肺止咳。甘草健脾化痰，调和诸药。诸药合用，共奏清热宣肺、化痰止咳定喘之功。

**加减：**咳嗽重，加前胡 8g；痰多，加浙贝母 8g，瓜蒌仁 8g；腹胀满，加厚朴 8g；纳呆，加焦三仙 6 ～ 12g；大便干，加黄芩 6g；抽搐，加钩藤 4 ～ 8g，薄荷 6 ～ 10g，羚羊角粉 0.3 ～ 0.6g（冲服）。

**临床应用：**本方对于痰热闭肺引起的咳嗽病及肺炎喘嗽病、喘病均可加减使用。尤其对于高热，咳吐黄痰，喉中痰鸣，气促鼻扇等症状疗效较好。

典型病例：

高某，男，6 岁，1992 年 1 月 18 日就诊。发热伴咳嗽 4 天，加重伴喘促 2 天。患儿于 4 天前受凉引起发热，咳嗽，有痰，伴流涕，曾去某医院急诊，肌注"小诺霉素""病毒唑"，口服"小儿化痰止咳冲剂""清热解毒口服液"等药，效不佳。2 天前患儿咳嗽频作，时有痰鸣，昼轻夜重，伴喘促，发热，饮食不振，大小便正常。患儿面色不华，呼吸微促，喉中辘辘有声；听诊两肺可闻及密集水泡音，心率 100 次 / 分，律整，心音有力，腹软。舌红苔黄，脉浮数略滑。血常规：白细胞 $6.8 \times 10^9$ / L，中性粒细胞百分比 45%，淋巴细胞百分比 46.1%。胸部 X 线示：两肺可见点状阴影。西医诊断：支气管肺炎。中医诊断：肺炎喘嗽病，痰热闭肺证。治宜清热涤痰，宣肺止咳。处方如下：

| | | | |
|---|---|---|---|
| 炙麻黄 3g | 杏仁 6g | 生石膏 15g（先煎） | 金银花 10g |
| 连翘 10g | 桔梗 8g | 炙杷叶 8g | 鱼腥草 8g |
| 芦根 10g | 葶苈子 6g | 浙贝母 8g | 苏子 6g |
| 黄芩 8g | 甘草 3g | | |

二诊：服上药 3 剂后，热退，喘促消失，饮食正常，咳嗽大减，仍痰多，咳吐不利，舌偏红，苔白，脉滑。继用前方去苏子，加前胡 8g 以宣肺止咳，玄参 8g 以养阴润肺止咳，丝瓜络 8g 以温运化痰，又搜络中之痰。再予 5 剂，复查胸部 X 线提示炎症吸收，病告痊愈。

# 验方 2　天水清肠饮

**组成：**滑石 6g，黄连 3g，葛根 6g，马齿苋 5g，生甘草 3g。

**功能：**清热利湿止泻。

**主治：**小儿泄泻之湿热泻证。症见泻下急迫，量多次频，气味秽臭。

**用法：**每日 1 剂，水煎 150mL，分 2 次服。

**方解：**天水清肠饮的组方，以少而精见长，全方共 5 味药，以清热利湿止泻为法。方中滑石清热利湿，主治水泻、热痢，《本草衍义补遗》言其"燥湿，分水道，实大肠，化食毒，行积滞，逐凝血，解躁烦渴，补脾胃，降心火之要药"；黄连苦寒泻火燥湿，调胃厚肠，《本草纲目》言其为治泻痢要药；葛根解热生津，升阳止泻，能升发清阳，鼓舞脾胃清阳之气上行，奏止泻之功，与黄连配伍有止泻生津之效；马齿苋清热解毒，凉血止血，专治湿热泄泻，《开宝本草》言其"利大小便"即为止泻止痢之意；甘草缓急止痛，补脾益气。故全方合用，有清热利湿止泻之功效。

**加减：**舌红口渴为热泻伤津，加芦根 10g，天花粉 6g，清热生津；若兼暑热表证，加香薷 1.5g，扁豆花 9g，连翘 6g，厚朴 3g，以清暑解表；呕吐加竹茹 4g，焦山楂 3g，焦神曲 3g。

**临床应用：**小儿急性腹泻之湿热泄泻，泄下如注，便黄而黏，味腐酸臭，或泄下红白如脓，里急腹痛，或伴身热口渴，小便短赤，舌红苔厚或黄腻，脉滑数。

**典型病例：**

张某之子，2 岁，主因腹泻 2 天来诊，患儿大便多至数十次，少至 5～8 次，便下臭秽，如败卵，色黄而散，内夹奶瓣，泻前哭闹，便后玩耍如常，神情呆滞，面白如纸，口唇干裂，舌红，苔黄而燥，指纹紫，曾与"婴儿素""至宝锭"灌服罔效。中医诊断：泄泻病，湿热泻证。该患儿为湿热内郁，肠胃气机失调，治宜清热利湿止泻。处方如下：

| | | | |
|---|---|---|---|
| 滑石 6g | 黄连 3g | 葛根 6g | 马齿苋 5g |
| 生甘草 3g | 焦三仙各 6g | 扁豆 8g | 玄参 6g |

水煎 1 剂，便次大减，精神振。又加川朴 3g，香薷 2g，2 剂泻止，诸症悉愈。

# 验方 3　蜡梅解毒汤

**组成：**蜡梅花 10g，连翘 12g，金银花 10g，野菊花 8g，板蓝根 10g，蝉蜕 6g，赤芍 8g，黄连 1g，木通 3g，地丁 8g，甘草 2g。

**功能：**清热解毒，凉血透疹。

**主治**：水痘初起，邪犯肺卫证。症见发热，轻咳，流涕，皮疹稀疏，疹色红润。

**用法**：每日1剂，水煎150mL，分2次服。

**方解**：蜡梅解毒汤，为马教授治疗水痘专用方。方中蜡梅花清热生津，除烦止渴，防热病伤津之弊。金银花疏风解表，清络中之风火，辟秽浊之湿邪，消痈肿，为蜡梅之协助用药；与连翘配伍，一增清热解毒、消肿散结之力，二清三焦之火，又以活血透疹见长。板蓝根、地丁清热解毒，利咽止咳。蝉蜕、野菊花祛风止痒。赤芍凉血行瘀，古人曰："祛风先行血，血行风自灭。"治疗水痘必先以活血行瘀在先，祛风之药随之。黄连清理胃肠湿热，以撤灶中之柴，浮游之火，乃断水取鱼之法。木通苦寒，入心、小肠、肝经，主以清热利尿通淋，以引热下行，使邪从小便而出。但木通味苦类似黄连，小儿不易接受，少用为宜，且本药有苦寒伤胃之弊，若小儿胃肠弱者更应慎用。甘草解毒益脾，又调和诸药；但表证不解，甘草应少用为佳，缘甘草味甜性腻，甜者易化热，腻者易敛邪，以防闭门留寇之祸。故治其表者顾其里，治其里者顾其表，表里双解，乃治水痘之大法。

**临床应用**：用于水痘初起。该方解毒力强，能在水痘初起将其毒力化解，可使病程明显缩短，疾病早愈。

**典型病例**：

冯某，男，6岁，1991年3月21日初诊。主因发热2天伴皮疹1天就诊。患儿于2天前出现发热，体温最高39℃，伴轻咳，流涕，咽痛，曾口服"小儿速效感冒冲剂""小儿热速清""银黄口服液"等药，疗效欠佳。翌日晨起发现胸腹面部散在皮疹，而就诊于河北省中医院，查体温38.2℃，咽部充血，扁桃体Ⅱ度肿大，胸腹部及面部皮疹，大小不均，成溃烂、结痂、丘疹状，微痒，呈椭圆形，高出皮肤，心肺听诊未见异常。舌红，苔白，脉浮数而滑。中医诊断：水痘，邪伤肺卫证。该病为水痘时邪侵及肺卫，发于肌肤所致。治宜清热解毒，凉血透疹。处方如下：

| | | | |
|---|---|---|---|
| 蜡梅花 10g | 连翘 12g | 金银花 12g | 野菊花 8g |
| 板蓝根 10g | 蝉蜕 6g | 赤芍 8g | 黄连 1g |
| 牛蒡子 8g | 豆豉 6g | 地丁 8g | 竹叶 8g |
| 薄荷 6g（后下） | 黄芩 8g | 甘草 3g | |

水煎 1 剂热退，继用 3 剂皮疹消退，微显色素沉着。余症皆消，病告痊愈。

# 验方 4　麻杏代赭汤

**组成：**炙麻黄 3g，杏仁 8g，生石膏 12g（先煎），代赭石 10g，旋覆花 6g，炙枇杷叶 10g，橘红 8g，炒莱菔子 6g，百部 8g，竹茹 6g，茅根 15g。

**功能：**止咳化痰，降逆平喘。

**主治：**无论外感还是内伤，凡见舌红、脉数、咳喘气急实证者，皆可用之。

**用法：**每日 1 剂，水煎 150mL，分 2 次服。

**方解：**方中麻黄平喘止咳，为君药，大凡咳喘均以麻黄取效。李杲曾言："轻可去实，麻黄、葛根之属是也。六淫有余之邪，客于阳分皮毛之间，腠理闭拒，营卫气血不利，故谓之实，二药轻清，故可去之。"杏仁为润肺化痰止咳要药，凡咳嗽者方中皆可用之。生石膏为甘寒清热之品，无论春温、暑夏皆可选用，尤其伏暑之季，对于口干而渴、头目眩晕者效佳，故有清热生津止渴之功。代赭石、旋覆花为止吐镇逆之药，其主要功用是下气降痰清火。《长沙药解》言代赭石能"驱浊下冲，降摄肺胃之逆气，除哕噫而郁烦止反胃呕吐，疗惊悸哮喘"。炙枇杷叶清肺泻火，止咳化痰。橘红、炒莱菔子同为化痰止咳药。但橘红理气化痰，具有宽中散结之功，使咳嗽胸闷之症得以缓解；而莱菔子偏于消食化痰，且以下气定喘为长，对痰湿贮于肺，或脾虚不运，痰湿上壅肺胃，肺胃失于和降者皆效。百部功以温润肺气、止咳杀虫，被近代医家称为止咳圣药，据临床观察确有独特疗效，尤其是治疗顽咳、百日咳屡见奇功，但一般外感、肺炎咳嗽者不可滥用，且因其性温而润，风热、痰湿者应慎用。竹茹一能清热化痰，二可配伍代赭石、旋覆花、枇杷叶降逆止呕，共取止咳化痰定喘之功。白茅根为凉血利尿之品，多用于血热妄行诸症，《本草正义》言其能清泄肺胃，可用于治疗肺热喘急。

**加减：**咳喘重而痰多者，加苏子 6g，浙贝母 6g；咽红而痒，呈刺激性咳嗽，加蝉蜕 6g，玉蝴蝶 6g；呕吐，苔厚不食者，加焦三仙 15g，鸡内金 10g。

**临床应用**：凡是上呼吸道感染、气管炎、肺炎引起的咳嗽，重症气喘者均可选用，尤其是治疗百日咳患者更为合适。

典型病例：

黄某，女，2岁半，素有咳喘，每当饮食不节或遇寒当风而发。近日因多纳后汗出受风，肺胃不降而上逆致咳，重时呕吐痰涎，伴便干，腹胀。中医诊断：喘病，痰热闭肺证。治宜止咳化痰，降逆平喘。处方如下：

| | | | |
|---|---|---|---|
| 炙麻黄 3g | 杏仁 8g | 生石膏 12g（先煎） | 代赭石 10g |
| 旋覆花 6g | 炙杷叶 10g | 橘红 8g | 炒莱菔子 6g |
| 百部 8g | 竹茹 6g | 茅根 15g | 焦三仙 15g |
| 鸡内金 10g | 川朴 3g | | |

水煎服 3 剂。药后腹中肠鸣，随之谷道大开，泻下硬粪数块，内夹白色黏液物，立感腹部舒适，呕吐止，饮食增加，咳喘缓解，又继用上方去焦三仙、鸡内金、橘红，加陈皮 8g 以增理气消痰，化食和胃之功。共 4 剂而愈。

（整理者）

焦平：主任医师，教授，首批全国老中医药专家学术经验继承人。

# 李少川验方

## 【名医简介】

李少川（1923—2006），男，汉族，教授、主任医师，中共党员，河北省束鹿县（今辛集市）南小陈村人。他是首批全国老中医药专家学术经验继承工作指导老师之一，享受政府特殊津贴，为中国当代著名中医学家、中医儿科学专家，临床擅长治疗小儿癫痫、肾病、咳喘等疑难病。曾任天津中医学院（现天津中医药大学）第一附属医院新医科主任、副院长，天津中医学院副院长、教务处副处长、院学位评定委员会副主席，天津市科学技术学会第三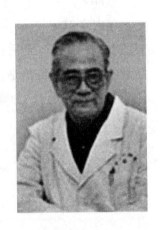届委员会常委，原卫生部新药审评委员会委员，国家中药品种保护审评委员会委员，天津医药局顾问，天津市新药评审委员会委员，天津市中医药学会副会长，天津市中医儿科学会主任委员等职。李少川先生从医 60 余年，积累了丰富的医疗经验，为中医儿科事业做出了巨大贡献，在群众中享有很高的声望，曾获得"全国先进工作者"（1956）、"天津市劳动模范"（1978、1990）等荣誉称号。

李老长期坚持在临床第一线，始终致力于中医儿科研究。早年专注于小儿麻痹、流行性乙型脑炎、麻疹、肺炎、传染性肝炎的防治工作，以精湛的诊疗技术挽救了大量垂危病儿，深受群众欢迎。随着传染病得到有效控制，李老重点开展了中医药治疗小儿癫痫、肾病综合征、反复呼吸道感染等疑难病的临床与基础研究。李老的学术思想主要源自钱乙、李杲，治疗儿科疾病时刻注重顾护脾胃，注意升降枢机，强调疏解清化，提出"扶正祛痰治童痫""肾病治脾""脾虚宜健不宜补，肺虚宜疏不宜固""勿惑于炎症，滥施寒凉"等著名的学术观点，临床用药"善用微苦微辛、注意升降枢机、豁痰勿忘利气、燥润配伍不悖"，取得了显著疗效。李老始终强调临床医、教、研协调发展，重视学科建设和专科专病建设，在天津中医学院第一附属医院创建了癫痫、肾病两个儿科特色专科，先后获得天津市科技进步奖5项，为儿科的持续发展奠定了基础。李老作为老师，自1983年以来培养的10名硕士研究生，均已成为各单位的学科带头人或医疗骨干。

## 验方 1　小儿豁痰抗痫散

**组成**：石菖蒲9g，茯苓9g，太子参9g，橘红6g，胆南星9g，法半夏10g，青果6g，明天麻6g，六神曲5g，炒枳壳6g，川芎6g，羌活6g，沉香2g，琥珀0.5g。

**功能**：益气健脾，豁痰息风。

**主治**：用于小儿癫痫，证属脾虚痰伏者。症见发作时喉间痰鸣，瞪目直视，意识丧失，四肢抽搐，舌苔白腻。

**用法**：每日1剂，水煎150mL，分2～3次服。8周为一疗程。

**方解**：此方由《幼科证治准绳》涤痰汤化裁，功能益气健脾，豁痰息风。方中太子参、茯苓、法半夏、橘红仿六君子汤之义，以益气健脾；石菖蒲豁痰开窍，安神定志；青果以清热化痰；天麻以镇肝息风；六神曲健脾，炒枳壳行气；琥珀镇惊安神；川芎调气行血；羌活善治脊强而厥之游风。若肝血不足者可合用四物汤；失神性小发作可加葛根，以升阳通脑；癫痫以发作性头痛为主者加黄芩、栀子，以腹痛为主者加杭芍、厚朴，以肢体痛为主者加独活、木瓜等；肝阳偏盛者，酌加青礞石、铁落花重镇平肝；若痰火亢盛者可配礞石滚痰丸；肾阴不足者酌加河车八味丸等。

**加减**：若情绪急躁，肝热动风，可加钩藤、生石决明以镇肝息风；若因感受时邪而诱发，可加薄荷、羌活以宣散风邪，疏通经络；因贪食过饱，积滞内停，痰浊内生，可加六神曲、槟榔、莱菔子以消导化滞，疏通胃腑；因惊吓恐惧而诱发者，可加朱砂、远志、酸枣仁以安神定志。

**临床应用**：用于小儿癫痫。发作时突然跌仆，瞪目直视，喉中痰鸣，四肢抽搐，或局部抽动；或抽搐不明显，意识丧失；或神志恍惚，失神；或头痛，腹痛，肢体疼痛，口黏多痰，胸闷呕恶，舌苔白腻，脉滑者均可应用。

典型病例：

患儿，女，4 岁。1994 年 8 月 24 日初诊。癫痫病史 3 年余，常规服用苯巴比妥。诊时神疲形瘦，面黄纳呆，夜寐不安，舌质淡、舌苔薄白，脉沉弱。脑电图（EEG）提示：过度换气诱发爆发性高波幅慢波及尖波节律。西医诊断：癫痫（强直—阵挛性发作）。中医诊断：痫证（痰痫）。证属脾虚痰阻，风痰上逆。治宜健脾祛痰，镇惊息风。处方如下：

| | | | |
|---|---|---|---|
| 党参 10g | 云苓 10g | 半夏 10g | 菖蒲 10g |
| 胆南星 10g | 橘红 6g | 青果 10g | 羌活 6g |
| 川芎 6g | 天麻 10g | 六神曲 10g | 铁落花 30g（先煎） |
| 琥珀 0.5g（冲） | | | |

患儿服药 1 个月，其间发作 2 次，家属自行停用苯巴比妥。后因服用汤剂困难，改为散剂。服用半年，痫疾未发，复查脑电图未见痫性放电。嘱再服散剂 1 年，以巩固疗效。

# 验方 2　抗感至宝丹

**组成**：藿香 6g，厚朴 10g，陈皮 6g，半夏 6g，六神曲 6g，扁豆 6g，柴胡 6g，前胡 6g，苦桔梗 6g，枳壳 6g，羌活 5g，独活 5g，川芎 5g，赤芍 5g，升麻 5g，葛根 6g。

**功能**：疏解清化，调理脾胃。

**主治**：小儿肺脾气虚，体弱易感，厌食纳呆以及发育迟缓等病证。

**用法**：每日 1 剂，水煎 150mL，分 2～3 次服。

**方解**：李老认为，婴幼儿体弱易感主要由肺脾气虚所致，而肺脾气虚的关键是脾虚。脾气不足、母病及子是本病发生发展的中心环节。治疗宗"脾虚宜健不宜补，肺虚宜疏不宜固"的指导思想，以调理气机运化为主，注重疏解清化、调理脾胃，以《幼科铁镜》天保采薇汤化裁。方中藿香、陈皮、半夏、厚朴、六神曲、扁豆芳香化浊，健脾和胃；柴胡、前胡、桔梗、枳壳疏解少阳，宣通肺气；羌活、独活味辛、苦，微温，以解太阳之表；川芎、赤芍活血行气，适用于久病入血，气机不畅；葛根、升麻升发脾胃清阳之气，有助于升清降浊，气化运转，从而达到阴阳气血营卫和调、四季脾旺不受邪的目的。

**加减：**脾气虚明显者，可加茯苓；自汗明显者，可合玉屏风散。

**临床应用：**临床用于肺脾气虚证易感儿，效果显著。若患儿平素嗜食肥甘厚腻，形体肥胖，易咽红肿痛，大便干结，此属肺胃实热，不宜用本方。

典型病例：

刘某，女，3岁半。2002年3月1日初诊。

患儿1岁左右曾患肺炎，此后经常患感冒，每月至少发病1次，严重时常继发气管支气管炎，冬春季节尤为频繁。平素食欲不振，便干。诊时见面黄形瘦，家属诉患儿流涕，咳嗽，晨起及夜间明显，时觉脐周腹痛。舌淡红、苔薄黄，脉浮细弱。诊断：反复呼吸道感染，肺脾气虚证。治以疏解清化，调理脾胃。处方如下：

| | | | |
|---|---|---|---|
| 藿香 6g | 柴胡 6g | 羌活 3g | 前胡 6g |
| 独活 3g | 半夏 6g | 川芎 3g | 陈皮 6g |
| 云苓 6g | 赤芍 5g | 升麻 3g | 葛根 3g |
| 六神曲 5g | 桔梗 6g | 枳壳 5g | 甘草 3g |

每日1剂，煎汤分次频服。

**二诊：**服前药4剂，患儿流涕及咳嗽明显减轻，食欲增加，腹痛消失，大便仍偏干，脉细无力。前方加熟军（熟大黄）3g，继以调理。以上方调服2个月左右，患儿食欲明显增强，体质渐壮，近1年未发感冒。

# 验方3　柴芩清热汤

**组成：**荆芥穗6g，薄荷5g，豆豉9g，炒山栀6g，连翘10g，大黄3g，青蒿9g，赤芍6g，槟榔6g，厚朴10g，黄芩6g，半夏6g，柴胡6g，甘草6g。

**功能：**疏风解表，清热导滞。

**主治：**风热夹滞外感。症见高热不退，烦躁不宁，咽喉红肿，口舌生疮，便秘溲赤等。

**方解：**小儿脏腑娇嫩，肌肤薄弱，每易为风邪所袭。嗜食肥甘，杂食并进，积滞内停，阳盛之体易于化热，加之风邪入里化热，为小儿外感发热的常见病因。本方宗银翘散、达原饮、大柴胡汤、栀子豉汤、蒿芩清胆汤化裁而得，旨在疏风解表、清热导滞。方中连翘、豆豉、薄荷、荆芥穗仿银翘散以疏风解表；槟榔、厚朴、黄芩、甘草宗达原饮以开达膜原，辟秽化浊；合栀子豉汤以清热除烦；大柴胡汤以和解表里；蒿芩清胆汤以清利肝胆湿热，和胃化痰。全方以微苦、微辛、轻宣疏化之味而挽沉疴。

**加减：**口舌生疮者可酌加生石膏、淡竹叶；咽痛明显者可加射干；大便偏稀者可减大黄、槟榔。

**临床应用：**此方适用于小儿上呼吸道感染、急性咽炎、扁桃体炎、口疮等疾病且证属风热夹滞者。外感风寒或脾胃虚寒体质者不宜使用。

**典型病例：**

纪某，男，10岁，主因"发热伴咽痛1周"于1995年11月1日就诊。患儿于1周前无明显诱因出现发热伴咽痛，偶伴恶心，脐部疼。1周来体温波动在38～39℃，最高曾达40℃，发热无汗，不伴寒战。曾在外院诊为"上感"，予口服氨苄西林，肌注利巴韦林治疗3天未见好转。5天前查血白细胞计数$2.1×10^9$/L，中性粒细胞比例（NEUT%）29%，淋巴细胞比例（LY%）68%。口服中药汤剂及静点双黄连注射液治疗1天，发热仍持续不退。诊时患儿发热伴咽痛，偶伴恶心，脐部疼，纳呆，便调。自发病以来，无尿频、尿痛，无胸闷、咳嗽，无腹泻，无关节肿痛。查体：神清，精神尚可，面色略苍黄。触诊双颌下、颈前、颈后及双腹股沟淋巴结，各触及1～2个黄豆大小淋巴结，活动无触痛。牙龈红肿，咽充血，咽后壁可见疱疹，双侧扁桃体Ⅰ度肿大，未见脓性分泌物。心肺腹查体无明显异常。右肋下1.5cm可触及肝下界，质软；左肋下1cm可触及脾下界，质软。舌质红，苔黄腻，脉滑数。实验室检查：骨髓检查示三系增生骨髓象。血抗链球菌溶血素"O"试验（AS"O"）弱阳性；C-反应蛋白（CRP）阳性；类风湿乳胶凝集试验阴性；血沉50mm/h；嗜异性凝集试验阴性；血EB病毒抗体（EBVCA-IgM）弱阳性；血肥达反应阴性；异型淋巴细胞2%；血心肌酶示血清磷酸肌酸激酶（CPK）、乳酸脱氢酶（LDH）、羟丁酸脱氢酶（HBDH）升高；心电图及胸部X线无异常。诊断：上呼吸道感染，辨证属风热外感，内蕴湿热。治以疏风解表、清热化湿法。予柴芩清热汤化裁。处方如下：

柴胡10g　　枳壳10g　　酒黄芩10g　半夏10g

| | | | | |
|---|---|---|---|---|
| 赤芍 10g | 青蒿 10g | 知母 10g | 生石膏 20g | |
| 荆芥穗 9g | 厚朴 10g | 黄连 5g | 牡丹皮 10g | 薄荷 5g（后下） |
| 炒山栀 9g | 炒槟榔 9g | 桔梗 10g | 连翘 12g | |

配合静点双黄连、能量合剂，口服氨肽素、鲨肝醇等治疗。

服药 3 剂，患儿最高体温 38.8℃，纳可便调。神清，精神较前好转。右肋下 1cm 可触及肝下界，质软；左肋下 1cm 可触及脾下界，质软。舌质红，苔薄黄，脉滑数。继以前方化裁，治以苦辛通降、清热利湿法。处方如下：

| | | | |
|---|---|---|---|
| 柴胡 10g | 枳壳 10g | 酒黄芩 6g | 半夏 10g |
| 赤芍 10g | 青蒿 10g | 厚朴 10g | 薄荷 5g |
| 川芎 6g | 地骨皮 15g | 滑石 15g | 甘草 6g |
| 川大黄 5g | 炒山栀 9g | 炒槟榔 9g | 桔梗 10g |
| 连翘 12g | | | |

谨守前方，随症化裁治疗半个月，患儿热退，纳可便调，咽稍充血，颈部浅表淋巴结未触及。舌质红，苔薄黄，脉滑。复查血常规正常。随访 2 个月，一般情况均良好。

# 验方 4　加味导气汤

**组成**：川楝子 10g，炒茴香 30g，木香 10g，吴茱萸 6g，猪苓 12g，泽泻 12g，川牛膝 9g，丝瓜络 10g。

**功能**：温暖下元，导气行水。

**主治**：鞘膜积液（水疝），辨证属寒侵肝肾。症见阴囊肿胀下坠，小腹疼痛，纳呆，小便少，舌淡红，苔薄白，脉滑。

**方解**：此方主要针对鞘膜积液（水疝），宗《沈氏尊生书》导气汤化裁而成。疝之发生多因阴气积于腹内。李老认为前阴为肾所主，肝经循行之处。寒侵肝肾，则肝络失和，肾气不化，气滞不行，水液下注，而成水疝。方中川楝子苦寒，能入肝舒筋，又导小肠膀胱之热，使小水下利，为治疝之主药。茴香入肾与膀胱，暖丹田而祛冷气；吴茱萸入肝肾气分，燥湿而除寒；木香升降诸气，通利三焦，三味辛温以宣通其气，使小便得利，则寒去而湿除。猪苓、泽泻甘淡渗湿，导气行水；丝瓜络活血化瘀；牛膝引药下行以达病所。全方共奏温暖下元、导气行水之功。

**加减：**脐周腹痛者，可加干姜温中散寒。

**临床应用：**本方对精索性鞘膜积液和睾丸性鞘膜积液效果较好，对交通性鞘膜积液效果较差。婴幼儿患者服药 30 天左右即可明显见效，常免手术之苦。但应注意方中茴香用量宜大，一般可用 20～30g，并以静摄保暖为宜。

**典型病例：**

元某，男，3 岁。主因"右侧阴囊肿胀 1 个月余"欲求保守治疗于 1984年 5 月 24 日初诊。诊时见患儿右侧阴囊肿胀下坠如鸡蛋大，透光试验阳性，患儿时有捧腹哭闹，纳呆，小便少，舌淡红，苔薄白，脉滑。西医诊断：右侧睾丸鞘膜积液。中医诊断：水疝，寒侵肝肾证。治以温经利水，行气散寒。予加味导气汤化裁。处方如下：

| | | | |
|---|---|---|---|
| 吴茱萸 6g | 川楝子 10g | 炒茴香 30g | 木香 6g |
| 猪苓 12g | 泽泻 12g | 川牛膝 9g | 丝瓜络 10g |
| 路路通 9g | 柴胡 6g | | |

服上药 7 剂，阴囊较前缩小，无腹痛，纳增，小便仍少。原方加车前子9g，继服 7 剂，右侧阴囊已基本恢复正常，纳可，二便调。故前药减牛膝、丝瓜络、路路通、柴胡，1 剂药服 2 天，小剂缓图巩固疗效。共服近 30 剂以告痊愈，随访 1 年未见复发。

（整理者）

张喜莲：医学博士，主任医师，全国名老中医药专家李少川传承工作室成员。

# 姚晶莹验方

## 【名医简介】

姚晶莹（1925—2015），女，山东省黄县人。中共党员，教授，主任医师，硕士研究生导师，第二批全国老中医药专家学术经验继承工作指导老师。曾任辽宁中医药大学附属医院儿科主任，儿科教研室主任。

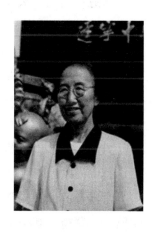

姚晶莹教授1952年毕业于哈尔滨医科大学，1959年开始在辽宁中医学院（现辽宁中医药大学）西学中班及中医研究班学习，系统学习了中医基础理论及古典医籍，并师承了辽沈地区名医、被誉为"小儿王"的张岫云老先生。20世纪60年代，小儿麻疹合并肺炎发病率高，死亡率高，姚晶莹教授根据临床实践的经验总结，拟定了小儿肺炎的中医分证治疗方案，并制定了小儿肺炎不同中医证型的协定方剂，为院内制剂小儿清肺饮（肺炎1号）、养阴清肺汤（肺炎2号）的形成奠定了基础。20世纪70年代，姚晶莹教授走上儿科领导岗位，适逢腺病毒肺炎高发流行，遂首次在中医院开展了病毒病原学检测，并创先成立了"儿科病毒实验室"，为病毒性肺炎的早期病原学筛查及中医治疗研究提供了可靠的依据，并带领辽宁中医药大学附属医院儿科团队开展中药注射剂"炎宁注射剂"治疗病毒性肺炎的研究工作。针对肺炎肺部啰音密集或迁延不消者，姚晶莹教授采用中药外治法，研制敷胸散外贴背部，以泻肺化痰、活血通络，达到内消外散之功。20世纪90年代中期，姚教授虽年逾古稀，仍积极主持国家中医药管理局课题"养阴清肺汤防治阴虚内热型反复呼吸道感染的临床研究"。姚晶莹教授从事儿科医教研

40 余年，以中医药防治小儿肺系疾病、心系疾病、肾系疾病、脑病为主要方向，擅长诊治小儿反复呼吸道感染、肺炎、哮喘、心肌炎、肾病综合征、抽动症等病症及儿科疑难杂症，发表论文多篇，参与编写教学用中医儿科学教材及主持国家中医药管理局课题。2005 年姚教授因病休息，在家人细心照料下安度晚年。后于 2015 年 10 月 22 日病逝，享年 90 岁。

# 验方 1　镇肝息风方

**组成**：白芍、天冬、玄参、代赭石、生龙骨、生牡蛎、钩藤、郁金、百合、川楝子。

**功能**：镇肝息风，滋阴潜阳。

**主治**：儿童多发性抽动症。证属肝肾阴虚，肝风内动。症见不自主摇头、瞬眼、肢体抖动等，平素性情急躁易怒，苔薄黄或少苔，脉弦或弦数或细数。

**用法**：每日 1 剂，水煎 150mL，分 2～3 次服。一般 4～8 周为一疗程。

**方解**：姚晶莹教授认为，抽动症临床表现虽多样，但病机总与风、痰相关。其中，风为阳邪，善行而数变，因此治疗应从治风入手。本病病位主要在肝，常涉及心、脾、肾三脏。肝体阴而用阳，喜条达而主疏泄，为风木之脏，主藏血、藏魂，其声为呼，其变动为握，开窍于目，故不自主动作，如摇头、瞬眼、肢体抖动等，均与肝风妄动有关。方中白芍、天冬、玄参滋阴养液，滋水涵木。其中白芍，味苦、酸，性微寒，归肝、脾经，养血柔肝缓急；天冬味甘、苦，性寒，归肺、胃、肾经，滋肾清热，清金制木；玄参味甘、苦、咸，性微寒，归肺、胃、肾经，滋阴降火以清心凉肝，合为君药。代赭石、生龙骨、生牡蛎皆为金石介类药，质重性降，既可潜降摄纳上亢之阳，又可平镇上逆之气，共为臣药。钩藤味甘，性凉，归肝、心包经，功可清热平肝，息风止痉，以改善肢体抽动，为佐药。郁金行气解郁，川楝子疏肝理气，此二味制约臣药沉降太过以遂肝喜条达之性，以调节患儿情志。本病多在精神紧张时加重，入睡后消失，故方中加百合为佐使药，以清心安神，使患儿精神放松，避免因过度紧张或疲劳而使抽动症状加重。

**加减**：肢体抽动明显者，加木瓜、桑枝、伸筋草等药。

**临床应用**：肝风内动型的抽动症患儿可加减使用本方。

典型病例：

患儿，女，6 岁。1986 年 5 月 17 日初诊。患儿点头，耸肩，眨眼，鼻翼抽动 2 个月余，伴有"嘿哈"声。曾在外院接受氟哌啶醇治疗无效。诊见精神不安，躁动，点头，眨眼耸肩，四肢不自主抽动，喉内不自主发出"嘿哈"声，舌红，少苔，脉细数。查体及脑电图均正常。中医诊断：抽动症，肝肾阴虚证。治以镇肝息风。处方如下：

| | | | |
|---|---|---|---|
| 白芍 20g | 天冬 15g | 玄参 15g | 生牡蛎 25g |
| 代赭石 10g | 牡丹皮 15g | 百合 15g | 生地黄 15g |
| 钩藤 15g | | | |

二诊（1986 年 5 月 21 日）：服药后抽动频率减少，喉中出声仍同前，舌红少苔，脉细数。前方加法半夏、胆南星各 10g，9 剂，水煎服。

三诊（1986 年 6 月 13 日）：症状缓解，喉内已不出声，偶尔有抽动，舌质红，苔薄白，脉弦。上方去代赭石、生地黄，加二陈汤，6 剂，水煎服。服药后临床症状全部消失，随访 3 个月未复发。

## 验方 2　治喘 1 号

**组成：**蜜麻黄、生石膏、苦杏仁、黄芩、生地黄、川贝母、白前、炒莱菔子、蝉蜕、钩藤、白鲜皮、丹参、白芍、炒酸枣仁、牡丹皮、板蓝根、连翘、煅龙骨、煅牡蛎、炙甘草。

**功能：**养阴清肺，止咳平喘。

**主治：**小儿咳嗽变异性哮喘，属阴虚肺热证者。症见长期刺激性干咳，遇风或吸入刺激性气味后加重，晨起及夜间明显，平素口咽干燥，喜冷饮，盗汗，手足心热。

**用法：**每日 1 剂，水煎 150mL，分 2 次口服。疗程依病情而定。

**方解：**姚晶莹教授认为小儿哮喘病位主要在肺，病理因素为风、痰、瘀。内因责之于肺热内蕴，耗伤阴津，阴虚与肺热并存，外因责之于感受风、寒、燥等邪气，接触异物，过食生冷酸咸，活动过度等，外因作用于内因，引动体内伏痰，风痰瘀交互阻于气道，气道痉挛，气机升降不利，发为咳嗽，缠绵难愈。临床应用治喘 1 号治疗本病，不是单纯的止咳、祛痰，而是结合患儿的体质、临床症状及疾病特点等，以清肺、止咳、化痰、养阴为主，同时加用活血、祛瘀及祛风药物。方中蜜麻黄宣肺，苦杏仁降气，两药合用一宣一降，使肺气宣降得当，共奏止咳平喘之功；黄芩入肺经，善清上焦实热及泻肺火，治疗肺热首选，三者合用同为君药。生石膏性寒，入肺经，善清肺经实热，可治疗肺热喘咳证，与蜜麻黄配伍，一温一寒，一宣一清，一升一降，温寒相制，既能增强麻黄辛散苦降、止咳平喘之功效，又能制约生石膏，以防寒伤脾胃。生地黄滋阴凉血，与黄芩配伍，善于治疗阴虚肺热的咳嗽；川贝母既能泄肺热化痰，亦能润肺止咳；白前降肺气以平咳喘；炒莱菔子降逆化痰。上五药同为臣药，共奏滋阴清肺、止咳化痰之功。蝉蜕疏风宣肺、清热解痉，白鲜皮清热祛风，钩藤息风止痉。姚教授认为本病的"风邪"不在肺卫之表，而是伏于肺络的"内风"，因此加用蝉蜕、白鲜皮、钩藤三药以祛内外风，通利肺络，使气道及咽喉的刺激症状得以缓解，且现代药理研究发现上三药有抗过敏、止咳及缓解支气管平滑肌痉挛的作用。煅龙骨、煅牡蛎、炒酸枣仁及白芍合用可敛阴止汗，对于本病患儿阴虚盗汗有缓解，且白芍柔肝敛肺，本病咳嗽时间长，病久耗气，加用少量白芍以收敛肺气。王清任在《医林改错》有云："久病入络为血瘀。"方中丹参、白芍、牡丹皮以养血活血祛瘀。本病热证居多，故加用板蓝根、连翘以加强清热功效，同为佐药。甘草调和药性，为佐使药。

**加减：** 伴有痰多者，加半夏、瓜蒌；伴有鼻塞，流涕者，加辛夷；伴有厌食者，加焦山楂、焦六神曲、焦麦芽。

**临床应用：** 阴虚肺热体质的咳嗽变异性哮喘患儿可加减使用本方。

典型病例：

患儿，女，6岁。2015年11月9日初诊。（注：本案是整理者传承姚晶莹教授经验方治疗的病例）

反复刺激性干咳1年余，加重2天。患儿于2天前受凉后咳嗽加重，频繁咳，晨起及夜间加重，咳嗽有少量黏痰，色黄，伴鼻塞、流涕，无喘，无热，饮食尚可，寐差，小便正常，大便干。患儿1年前曾因反复咳嗽于中国医科大学附属盛京医院儿科门诊就诊，诊断为"咳嗽变异性哮喘"，予雾化吸入及口服顺尔宁5mg治疗，雾化吸入已停，口服顺尔宁治疗至今。平素口咽干燥，喜冷饮，盗汗、手足心热，夜间较明显。舌红苔薄黄，脉数。查过敏原：总IgE阳性，尘螨、粉螨阳性；食物不耐受：蛋清、蛋黄、牛奶轻度敏感，大豆、小麦中度敏感（家长自带化验单）。血常规与 C- 反应蛋白（CRP）均正常。胸部正侧位 X 线：双肺纹理增强。诊断：咳嗽变异性哮喘，阴虚肺热证。系宿痰内伏，外因诱发，气逆而上所致。治以养阴清肺，止咳平喘。处方如下：

| | | | |
|---|---|---|---|
| 蜜麻黄 6g | 生石膏 30g | 丹参 10g | 生地黄 10g |
| 黄芩 10g | 白芍 10g | 白前 10g | 炙甘草 6g |
| 板蓝根 15g | 炒莱菔子 10g | 炒酸枣仁 10g | 苦杏仁 10g |
| 蝉蜕 6g | 连翘 10g | 牡丹皮 6g | 白鲜皮 10g |
| 钩藤 10g | 煅牡蛎 30g | 煅龙骨 30g | 川贝母 3g |
| 辛夷 6g | | | |

二诊（2015 年 11 月 16 日）：患儿咳嗽减轻，夜间及晨起仍有咳嗽，仍有少量黏痰，鼻塞、流涕减轻，无喘，无热，饮食尚可，眠可，小便正常，大便仍干但较前稍改善。神情状可，呼吸平，咽红，扁桃体无肿大，双肺呼吸音粗，未闻及明显干湿啰音，心音有力，舌红苔薄白，脉数。予上方 7 剂，开水冲服，每日 1 剂，每日 2 次口服。

三诊（2015 年 11 月 23 日）：患儿夜间不咳，晨起仍有咳嗽，但较前咳嗽持续时间短，基本无痰，无鼻塞、流涕，饮食可，眠可，二便调。咽无充血，双肺呼吸音略粗，舌红苔薄白，脉数。予上方去辛夷，4 剂，开水冲服，1 剂服 1 天半，每日 2 次口服。

四诊（2015 年 11 月 30 日）：患儿无咳，剧烈运动后偶有干咳，无痰，无鼻塞，饮食可，眠可，二便调，口咽干燥及盗汗症状有缓解。

由上述典型病例可见，姚晶莹教授经验方治喘 1 号治疗阴虚肺热体质咳嗽变异性哮喘患儿，能较快速缓解临床症状，减轻患儿痛苦，同时对患儿的一些次要症状如盗汗、手脚心热、便干等有改善作用。治喘 1 号有清肺、止咳、化痰、养阴、祛瘀、祛风之功，临床疗效显著。

（整理者）

龙旭浩：医学硕士，主任医师，第二批全国老中医药专家姚晶莹学术经验继承人。

# 刘弼臣儿科病验方

## 【名医简介】

刘弼臣（1925—2008），男，江苏省扬州人。北京中医药大学终身教授，主任医师，博士研究生导师。首批享受国务院政府特殊津贴专家，第一批全国老中医药专家学术经验继承工作指导老师。曾任中华中医药学会儿科分会名誉会长，全国中医药高等教育学会儿科研究会终身名誉理事长，全国中医儿科科研成果评审委员会主任，全国高等中医药院校教材编审委员会委员，中国中医药研究促进会理事。曾任中国中医研究院附属东直门医院老中医经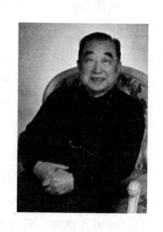
验研究室主任、专家委员会主任，北京科技会堂专家委员会委员，第八届全国政协科教文卫体委员会委员，第八、第九、第十、第十一届北京市人民代表大会代表。

刘弼臣教授系江南医学流派"臣字门"传人，14岁师从其姑父孙谨臣先生，曾先后师承张赞臣、钱今阳等名家。1951年毕业于上海复兴中医专科学校，1956年毕业于江苏省中医学校（现南京中医药大学）首批师资培训班。1957年适逢北京中医药大学初创，刘弼臣教授奉调进京，先后执教于方剂教研室、儿科教研室，后调到东直门医院儿科工作。1978年，中国恢复研究生制度后，刘弼臣教授被确定为硕士研究生导师。

刘弼臣教授从事中医儿科教育工作近60年，推崇钱乙"五脏论治"的学术思想，重视脏腑间相互影响与制约的关系，提出"从肺论治"小儿疾病的观点。他创立了"调肺学派"，强调通过调肺利窍，祛邪逐寇，防止外邪内侵，将疾病消灭在萌芽阶段；同时清除病灶，切断病邪传变途径，避免滋生变证。刘弼臣教授对重症肌无力、病毒性心肌炎、哮喘、脑积水、肾炎肾病等许多疑难杂症都有较深的研究，他研制的"小儿咳喘冲剂""调肺养心颗粒""息风静宁汤""小儿健脑散""五草汤""辛开苦降汤""小儿复力冲剂"等纯中药制剂疗效显著，一直应用至今，他也因此被京城民众誉为"京城小儿王"。发表论文百余篇，主编《医宗金鉴·幼科心法要诀白话解》《中医儿科经典选释》《刘弼臣临床经验辑要》《幼科金鉴刘氏临证发挥》等著作10余部。主持国家"七五"攻关课题"小儿眼肌型重症肌无力的临床研究"，1991年获国家中医药管理局科技进步奖三等奖。

# 验方1　五草汤

**组成：** 鱼腥草15g，土牛膝30g，益母草15g，车前草15g，灯心草1g，白茅根30g，半枝莲15g。

**功能：** 清热渗湿，调肺固肾。

**主治：** 小儿急、慢性肾炎，紫癜性肾炎，肾病综合征，血尿及泌尿系感染等。

**用法：** 每日1剂，水煎100～200mL，分2～3次服，1个月为一疗程。

**方解：** 刘弼臣教授认为小儿先天禀赋不足，易感外邪，肺失宣降、脾失运化、肾失气化，水气泛滥，则发为水肿；湿热伤络，则见血尿。而感受外邪、劳倦太过、情志郁结等因素使本病反复发作，缠绵不愈。刘弼臣教授善于从"肺"论治，通过宣通肺窍、升清降浊、温运脾肾、清利湿热之法消除血尿、蛋白尿。方中鱼腥草味辛，性微寒，归肺经，消痈排脓，利尿通淋；半枝莲味辛、苦，性寒，归心、肝、肺经，清热散瘀，利尿止血，二者共为君药，清热解毒，利尿消肿，以清除肺经热邪，通调水道，渗湿利水，则血尿、水肿得以消除。益母草活血通络，祛瘀生新；土牛膝味苦、辛，性寒，归肺、肝、膀胱经，清热利水；灯心草味甘、淡，性微寒，归心、肺、小肠经，利尿通淋，清心降火，利水消肿；车前草味甘，性微寒，归肝、肾、小肠经，清热利尿，渗湿通淋；白茅根味甘，性寒，归肺、胃、膀胱经，凉血止血，清热利尿，清肺胃热。全方共奏清热利水、活血解毒之功。根据"久病入络、久病必瘀"的理论，结合本病易反复的特点，刘教授认为本病主要是络脉瘀阻，血行不畅，水瘀互结所致，故治疗时宜以活血化瘀、通络利水贯穿始终。

**加减**：若以血尿为主，加女贞子 10g，旱莲草 15g，血余炭 10g，大蓟 10g，小蓟 10g，三七粉 3g（分冲）；若水肿明显，加泽泻 6g，猪苓 6g，茯苓 10g；若发热咽痛，加金银花 6g，连翘 10g，玄参 10g，板蓝根 10g；若面白多汗，神疲倦怠，加黄芪 15g，怀牛膝 10g，太子参 10g；若血压升高，头晕心悸，加珍珠母 15g，菊花 10g，茺蔚子 10g。

**临床应用**：本方对于风水相搏、湿热内蕴型急性肾炎，肾病综合征中肺脾气虚、肝肾阴虚证复感风热导致反复水肿，蛋白尿或激素依赖反复的患儿疗效满意。但对于水凌心肺、脾肾阳虚、气阴两虚证者，需酌情合方加减。

**典型病例**：

患儿，男，7 岁。1 年前因化脓性扁桃体炎后出现肉眼血尿，当地诊断为"急性肾小球肾炎"，予抗感染治疗 2 周后肉眼血尿消失，浮肿消退。半年前因外感后再次出现肉眼血尿、蛋白尿，当地医院疑为"IgA 肾病"。激素治疗后镜下血尿仍反复出现。刻下：低热、咳嗽少痰，流涕咽痒，纳少，大便可，小便每日 10 余次，小便呈浓茶色。查体：体温（T）37.8℃，心率（P）90 次 / 分，呼吸频率（R）20 次 / 分，血压（BP）95/60mmHg，咽红，双扁桃体 I 度肿大，未见脓性分泌物，双肾无叩痛，双下肢无水肿，舌质红，苔黄稍腻，脉细数。查血常规：WBC $4.54 \times 10^9$/L，NEUT% 29.3%，LY% 50.7%，血红蛋白浓度（HGB）123g/L，血小板计数（PLT）$197 \times 10^9$/L；CRP 7.0mg/L。尿常规：尿蛋白（PRO）（++），尿隐血（ERY）250 cell/μL，白细胞（WBC）2 ～ 5/HP，红细胞（RBC）>50/HP。肾组织病理示：轻度系膜增生性肾小球肾炎，IgA 肾病可能性大。西医诊断：IgA 肾病。中医诊断：尿血，湿热内蕴证。治以清热利湿、凉血止血为法。拟五草汤加减。处方如下：

| | | | |
|---|---|---|---|
| 鱼腥草 30g | 土牛膝 30g | 益母草 15g | 车前草 15g |
| 白茅根 15g | 灯心草 1g | 半枝莲 15g | 玄参 10g |
| 板蓝根 10g | 山豆根 5g | 小蓟 10g | 藕节 10g（先煎）|
| 枳实 6g | 三七粉 3g（冲服）| | |

上方服药 2 周后复诊，无发热咳嗽，尿色变淡，食欲增加，尿量正常，二便调。复查尿常规：PRO（－），ERY 50 cell/μL，RBC 15 ～ 20/HP。前方去

玄参、板蓝根、山豆根、藕节、小蓟、枳实，加仙鹤草 12g，丹参 6g，赤芍 10g，焦槟榔 10g，继服 15 剂。药后小便外观接近正常。症见活动后汗多疲乏、腰背酸痛，继以健脾补肺、温肾利水为主，佐以活血止血。处方以五草汤、知柏地黄丸加减。继服 30 剂后，患儿腰酸乏力明显减轻。后仍以上方化裁治疗 3 个疗程，随访未见血尿，尿常规基本正常。

（整理者）

王素梅：主任医师，教授，全国名老中医刘弼臣传承工作室及北京中医药薪火传承"3+3"工程项目刘弼臣名家研究室负责人。

# 验方 2　健脑散

**组成**：党参 30g，黄芪 50g，茯苓 50g，丹参 30g，炒白术 30g，白芍 30g，泽泻 30g，陈皮 30g，半夏 30g，山茱萸 30g，熟地黄 30g，山药 30g，牡丹皮 30g，石菖蒲 30g，郁金 30g，远志 30g，焦三仙 30g，野兔脑 30 个。

**功能**：填精益髓，补益气血。

**主治**：脑发育不全，脑瘫，癫痫，属于肝肾亏损证。症见发育迟缓，筋骨痿弱，坐、站立、行走、生齿等明显迟于正常同龄儿，头项软，目无神采，反应迟钝。

**用法**：上药共研细末，早晚各 3g，加糖少许，温开水冲服，6 个月为一疗程。

**方解**：脑发育不全、脑瘫属于中医的"五迟""五软"。刘弼臣教授认为小儿生长发育的关键在于肾，肾精足，则智慧聪明，骨髓充则筋骨坚强。而肝主筋，脾主肌肉，心主神明，言为心声，故生长发育又依赖于五脏气血充足。治疗强调滋补肾精，填充髓海，"欲荣于上，必灌之根"。方中熟地黄味甘，性温，归肝、肾经，滋阴补肾，填精益髓，为君药。山茱萸味酸、涩，性微温，归肝、肾经，补益肝肾；山药味甘，性平，归脾、肺、肾经，益气养阴，补肾固精；野兔脑性温，为刘老治疗脑发育不全的特色用药，刘老认为野兔有"狡兔"之称，聪颖好动，为血肉有情之品，可补肾填精，健脾益智。三药共为臣药，加强熟地黄补肾填精益髓功效。党参味甘，性微温，归脾、肺经，"力能补脾养胃，润肺生津，健运中气"；黄芪味甘，性微温，归脾肺经，具有补气升阳、益卫固表功效；白术味苦、甘，性温，归脾、胃经，具有补气健脾功效。三药合用健脾益气，亦为臣药，以夯实后天之本，允养先天。泽泻味甘、淡，性寒，归肾、膀胱经，利湿而泻肾浊，并能减熟地黄之滋腻；茯苓味甘、淡，性平，归心、肺、脾、肾经，其淡渗脾湿，并助山药之健运，与泽泻共泻肾浊；牡丹皮味辛、苦，性微寒，具有清热凉血、活血散瘀作用，制约山萸肉之温涩，三药称为"三泻"，均为佐药。丹参、菖蒲、郁金、远志配伍出自刘弼臣教授的另一则自拟方"菖蒲郁金汤"。丹参味苦，性微寒，归心、心包、肝经，具有活血祛瘀、养血安神作用，能"补心定志，安神宁心，治健忘怔忡、惊悸不寐"；郁金性寒，味辛、苦，归肝、心、胆经，活血行气，清心解郁；石菖蒲味辛、苦，性温，归心、胃经，具有开窍豁痰、醒神益智作用；远志味苦、辛，性微温，归心、肾、肺经，有安神益智、祛痰开窍之功。四药合用具有豁痰开窍、安神定志功效。陈皮、半夏合茯苓有二陈汤之意，加强菖蒲郁金汤豁痰功效。白芍味苦、酸，性微寒，归肝、脾经，功能养血柔肝，与丹参、牡丹皮合用，养血活血通络。焦三仙消食导滞助运，有助诸药吸收。上药共为佐药，活血通络，豁痰开窍，消食助运。本方诸药合用，重在补肾益精，同时又益气养血，安神定志，有效促进患儿的生长发育。

**加减：** 癫痫病，时有抽搐者可加全蝎 10g，钩藤 30g；运动发育滞后、腿软者，加续断 30g，杜仲 30g；食欲不振者，加焦三仙各 30g；多动，记忆力不佳者，加柴胡 10g，枳壳 10g，益智仁 10g。

**临床应用：** 肾精不足、气血两虚的脑发育迟缓、生长矮小、癫痫缓解期患儿可以加减应用本方。本方对于五迟五软病症患儿，有促进生长发育，益智宁神功效。

**典型病例：**

黄某，男，5 岁。主因脑发育不良就诊，表现为走路不稳，语言不流畅，动作笨拙，智力发育明显落后于同龄儿童，并时常出现抽搐等癫痫表现。舌淡，苔薄白，指纹淡。辨证为肾精不足，髓海空虚，肝木亢动，神失所养。治宜益精填髓，平其肝亢，益其心智。予健脑散加减。处方如下：

| | | | |
|---|---|---|---|
| 党参 30g | 黄芪 30g | 当归 30g | 茯苓 30g |
| 丹参 30g | 炒白术 30g | 山茱萸 30g | 熟地黄 30g |

山药 30g　　牡丹皮 30g　　菟丝子 30g　　石菖蒲 30g

郁金 30g　　　远志 30g　　　柴胡 30g　　　枳壳 30g

续断 30g　　　杜仲 30g　　　炙甘草 10g　　钩藤 30g

泽泻 30g　　　白芍 20g　　　焦三仙各 30g　全蝎 10g

兔脑 30 个

共研细末，早晚各 3g，加糖少许，温开水冲服。随症加减共治疗 2 年，患儿癫痫未再作，行动较前自如，心智较前聪明。

（整理者）

崔霞：医学博士，主任医师，教授，全国名老中医刘弼臣传承工作室及北京中医药薪火传承"3+3"工程项目刘弼臣名家研究室成员。

# 验方 3　息风静宁汤

**组成：** 辛夷 10g，苍耳子 10g，玄参 10g，板蓝根 10g，山豆根 5g，木瓜 10g，制半夏 5g，石菖蒲 10g，伸筋草 15g，天麻 10g，钩藤 10g，白芍 10g，甘草 3g。

**功能：** 调肺平肝，息风止痉。

**主治：** 儿童抽动症，属肝亢风动证。症见摇头耸肩、挤眉眨眼、张口噘嘴、甩手踢腿、鼓肚撅臀等运动性抽动，清嗓吭吭，口出怪声，伴性急易怒，头晕面赤等。

**用法：** 每日 1 剂，水煎 200mL，分 2 次服，3 个月为一疗程。

**方解：** 刘弼臣教授强调"从肺论治"的学术思想，认为本病本源在肝，病发于肺，风痰鼓动，横窜经隧，导致阳亢有余，阴静不足，动静失衡。治疗应疏肝调肺，涤痰通络，燮理阴阳。方中天麻味甘，性平，归肝经；钩藤味甘，性微寒，归肝、心包经。二者均有息风止痉平肝功效，共为君药以平肝息风。石菖蒲味辛、苦，性温，归心、胃经，具有开窍豁痰、醒神益智作用；半夏味辛，性温，归脾、胃、肺经，具有燥湿化痰功能。二药合用豁痰通窍。木瓜性温，味微酸，归肝、脾经，舒筋活络；伸筋草味甘，性温，归肝、肾经，舒筋活血。二药合用舒筋活络，擅治肢体抽动。四药共为臣药，祛风痰，止抽动，疗秽语。辛夷、苍耳子、玄参、板蓝根、山豆根合用组成刘教授的"辛苍五味汤"。其中辛夷，味辛，性温，入肺、胃经；苍耳子，味辛、苦，性温、有毒，入肺、肝经。辛以散风，苦以燥湿，二者相须为用，具有散风寒、通鼻窍之功。玄参味苦、甘、咸，性寒，归肺、胃、肾经；山豆根，味苦，性寒，归心、肺、胃经；板蓝根味苦，性寒，归心、肾经。三药均为清热解毒利咽之品。以上五味药合而利鼻咽，既可以消除耸鼻、清嗓症状，又体现了从肺论治的治则，祛邪以安内宅，防止外风引动内风，诱发抽动。白芍味苦、酸，性微寒，归肝、脾经，具有养血敛阴、柔肝止痛、平抑肝阳作用。白芍合甘草酸甘化阴，缓解拘急，治疗腹部抽动，上药共为佐药。全方合用，共奏调肺平肝、化痰通络、息风止痉功效，不仅可以有效缓解患儿抽动症状，也可以较好调节患儿烦躁易怒等情绪障碍。

**加减：**眨眼频繁者，加用黄连 3g，菊花 10g，密蒙花 10g，蔓荆子 10g；伴咧嘴者，加白附子 6g；耸肩严重者，加用柴胡 10g，葛根 10g，桂枝 6g；吭吭清嗓明显者，加青果 10g，锦灯笼 8g，蝉蜕 5g，僵蚕 10g；急躁易怒甚者，加灵磁石 10g，珍珠母 15g；注意力不集中者，加用郁金 10g，丹参 10g，远志 10g；甩手明显者，选用葛根 10g，桂枝 6g，姜黄 10g 等；抽动较重者，加全蝎 3～5g，难治者可加蜈蚣 1 条。

**临床应用：**本方主要用于儿童抽动症肝亢风动证患儿。对于初次发病，以运动性抽动为主，可以直接用本方，临床效果明显。如果以发声性抽动为主，要结合辨证加减化裁。

**典型病例：**

患儿，男，15 岁。抽动病史 6 年余。6 年前无明显诱因开始出现挤眉弄眼、上课不注意听讲、小动作多，未予治疗。随后 1 年后经常出现不自主地摇头，频繁眨眼，逐渐症状加重，喉中发出怪声，后休学。于当地医院检查脑电图正常，诊断为抽动－秽语综合征。服用西药氟哌啶醇、苯海索、硫必利等治疗，初始有效，继用则收效不显。近 2 年病情发展为多言秽语，抽动加重，脾气暴躁。经中西医等多方治疗，效果不佳。来京求治于刘教授。现症：摇头耸肩，挤眉弄眼，耸鼻张嘴，鼓肚，喉中异常出声，秽语，心烦，大便干结，小便短赤。查体鼻腔黏膜破溃，咽红，舌红，苔黄腻，脉象弦滑。中医诊断：儿童多发性抽动症，痰热内扰、肝亢风动证。治以调肺平肝，豁痰通窍，柔肝息风。

予息风静宁汤加减。处方如下：

| | | | |
|---|---|---|---|
| 辛夷 10g | 苍耳子 5g | 玄参 10g | 板蓝根 10g |
| 山豆根 5g | 石菖蒲 10g | 木瓜 10g | 半夏 10g |
| 伸筋草 15g | 黄连 3g | 钩藤 10g | 全蝎 3g |
| 制大黄 10g | 天麻 10g | 白芍 15g | 甘草 3g |

服药期间嘱忌食海鲜发物，避免精神紧张，稳定情绪。上方加减服用 5
个月，症状明显减轻，逐渐减停其他药物。巩固治疗半年，全部症状消失，改
调理脾胃 2 个月以善其后。随访近 10 年，未再复发。

（整理者）

崔霞：医学博士，主任医师，教授，全国名老中医刘弼臣传承工作室及北
京中医药薪火传承"3+3"工程项目刘弼臣名家研究室成员。

# 验方 4　复力冲剂

**组成：**党参 10g，黄芪 10g，白术 10g，黄精 10g，当归 10g，柴胡 10g，
升麻 5g，葛根 10g，制马钱子 0.2 ～ 0.4g。

**功能：**益气升提，养血通络。

**主治：**重症肌无力眼肌型，属脾气虚证。症见眼睑下垂，晨起稍轻，午
后加重，易疲劳，或伴斜视，复视，眼球固定而不灵活，倦怠乏力，纳呆，大
便溏薄，舌淡，舌苔薄白，舌体胖嫩，脉细弱。

**用法：**水煎煮 150 ～ 200mL，马钱子每天 0.2 ～ 0.4g，分次冲服，3 个月
为一疗程。

**方解：**刘弼臣教授基于五轮学说及"治痿独取阳明"理论，认为小儿眼
肌型重症肌无力"病在肌肉，症在无力"，脾虚是本病的主要原因。方中黄芪
味甘，性微温，归脾、肺经，具有补气升阳、行滞通痹等功效，为补气升阳的
要药，为君药，《本草正义》谓之"补益中土，温养脾胃，凡中气不振，脾土
虚弱，清气下陷者最宜"。党参味甘，性平、微温，归脾、肺经，有补中益气、
生津补血之功；白术味苦、甘，性温，归脾、胃经，有补气健脾、燥湿利水功
效。二药为臣，增强补益中气之功。马钱子味苦，性寒，有大毒，归肝、脾

经，有通络止痛、散结解毒之功，《医学衷中参西录》称其"开通经络，透达
关节之功，实远胜于他药"。刘老主要用来治疗睑废，认为马钱子不仅能通络
止痛生肌，还可疏邪清热，与大剂量的补益之品同用，可以养血通络，是为臣
药。当归味甘、辛、苦，性温，为血中圣药，既能补血又能活血；黄精味甘，
性平，归脾、肺、肾经，补脾益气，滋肾填精。二药同为佐药，养血益精，活
血通络。柴胡味辛、苦，性微寒，归肝、胆经；升麻味辛、甘，性微寒，归
肺、脾、大肠、胃经；葛根味甘、辛，性凉，归脾、胃经。三药均有升阳举陷
功效，助君药以升提下陷之中气，为佐药，同时可作为引经药，引诸药上行。
全方共奏健脾益气、升提中气、养血通络之功，使脾气得健，肌肉得养。

**加减**：食欲不振者，加炒谷芽 10g，陈皮 6g；大便溏者，加茯苓 10g，山
药 10g；手足不温者，加桂枝 10g。

**临床应用**：眼肌型重症肌无力属脾气不足证患儿，临床可加减应用本方。

**典型病例**：

患儿，女，5 岁。初诊时间 1988 年 5 月。主因左眼睑下垂 1 个月就诊。
朝轻暮重，无吞咽困难，无复视，眼裂右 10mm，左 4mm，面色少华，纳食
差，大便溏薄，舌淡苔白，脉细弱无力。曾在其他医院做新斯的明试验，诊断
为眼肌型重症肌无力。中医诊断：睑废，脾胃虚弱、中气下陷证。治疗以补中
益气，升阳举陷。予复力冲剂加减。处方如下：

| | | | |
|---|---|---|---|
| 黄芪 10g | 党参 10g | 白术 10g | 茯苓 10g |
| 当归 10g | 升麻 5g | 柴胡 10g | 葛根 10g |
| 黄精 10g | 制马钱子 0.4g（分冲） | | |

上方加减服用 2 个月，左眼裂已增至 10mm，面色红润，二便调。继服前
方 1 个月巩固疗效。

半年后随诊，未再复发。

（整理者）

崔霞：医学博士，主任医师，教授，全国名老中医刘弼臣传承工作室及北
京中医药薪火传承"3+3"工程项目刘弼臣名家研究室成员。

# 裴学义验方

## 【名医简介】

裴学义（1926—），男，北京人。北京儿童医院中医科主任医师，享受国务院政府特殊津贴，第二批、第三批全国老中医药专家学术经验继承工作指导老师。裴学义先生1944年毕业于北平国医学院，毕业后师从京城"四大名医"孔伯华先生，为孔老的入室弟子。20世纪50年代初期，曾任东城区联合诊所第一任所长，并协助传染病医院、北京儿童医 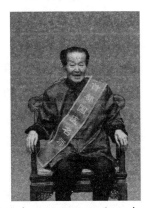 院治疗各种瘟疫杂病，成绩卓著，因此受诸福棠院长之聘至北京儿童医院工作。裴老擅长治疗温热病、疑难杂症而闻名业内，在治疗小儿肾脏疾病、脾胃疾病、乳儿黄疸、小儿咳喘及妇科疾病等方面都具有极其丰富的经验。主编《孔伯华医案》《裴学义临床经验集》。曾荣获全国名老中医药学术经验继承优秀指导老师、首都国医名师称号。

裴老临床采用系列验方治疗婴儿黄疸，取得了显著疗效。黄疸病名首见于《黄帝内经》，《素问·平人气象论》云："目黄者曰黄疸。"裴老认为婴儿黄疸病的主要病因是湿热，治疗婴儿黄疸病应先辨阴黄、阳黄。黄疸消退后部分患儿出现肝酶升高，裴老以清解余毒、益肝降酶为法治疗。裴老创制"金黄利胆方""健脾活血方""益肝降酶方"系列方剂，用于治疗婴儿黄疸病。临床上常用于婴儿肝炎综合征、巨细胞病毒性肝炎、胆汁淤积综合征、先天性胆道闭锁手术后等病证。

## 验方 1　金黄利胆方

**组成：**生麦芽 10g，茵陈 12g（后下），金钱草 10g，穿肠草 6g，通草 3g，黄柏 3g。

**功用：**清利肝胆湿热。

**主治：**婴儿肝炎综合征、胆汁淤积综合征、巨细胞病毒性肝炎等多种因素引起的婴儿黄疸病，证属湿热蕴蒸（阳黄证）。症见面目皮肤发黄，黄色鲜明，状如橘皮，烦躁啼哭，不欲吮乳，小便黄赤，大便干结，舌红，苔黄腻或厚，指纹红紫。

**用法：**每日 1 剂，水煎 100mL，分 3 次口服。

**方解：**茵陈性微寒，味苦、辛，入脾、胃、膀胱经，金钱草微寒，味苦、咸，入肝、胆、肾、膀胱经，二者共为君药，清利湿热，利胆退黄。穿肠草助君药利胆退黄，通草通三焦而利小便，黄柏清利下焦湿热，给邪以出路，三者共为臣药。生麦芽为佐药，味甘，性平，入脾、胃、肝经，《本草求原》中论述："凡麦、谷、大豆浸之发芽，皆得生升之气，达肝以制化脾土……"生麦芽能生发胃气，健脾和中，又可疏肝；既制约君药、臣药的苦寒之性，又助君药、臣药的疏肝之力。生麦芽虽为使药，但在方中意义非凡，体现了裴老在潜方用药时顾护小儿脾胃和"治肝之病，知肝传脾，当先实脾"的不治已病治未病的思想，故裴老临证处方时常将其置于方首。

**加减：**烦躁啼哭较甚，大便干结者，加炒栀子 3g；肚腹胀满者，加木香 3～4g，大腹皮 6～10g；呃逆、呕吐者，加丁香 0.6g，竹茹 3g。

**典型病例：**

患儿，女，35 天。2009 年 3 月 25 日就诊。发现皮肤黄染 1 个月。患儿出生后 4～5 天出现皮肤黄染，饮食、二便正常，未做干预。生后 20 天左右，患儿皮肤黄染加重，于当地新生儿门诊经皮测胆红素 16μmol/L。停母乳 1 周皮肤仍有黄染。查血生化全项见总胆红素 169 μmol/L，直接胆红素 7.6 μmol/L，谷草转氨酶 31IU/L，谷丙转氨酶 35IU/L。就诊时见患儿周身皮肤黄染，色泽鲜亮，巩膜黄染，哭声响亮略烦躁，心肺听诊无异常，腹软略胀，肝脾不大，舌淡红，苔白，指纹青。

患儿系足月顺产第一胎第一产，生后无窒息，出生体重3400g。母乳喂养，吮奶有力，偶有吐奶，大便色黄质稀，每日4～5次。

西医诊断：胆汁黏稠综合征。中医诊断：胎黄。辨证为湿热熏蒸，胆汁外溢。治以清利肝胆湿热。予金黄利胆方加减。处方如下：

生麦芽 10g　　　茵陈 12g（后下）　金钱草 10g　　　通草 3g

黄柏 3g　　　　云苓 10g　　　　六一散 10g

7剂，水煎100mL，分3次口服。服药1周，皮肤黄染减轻，大便次数减至2～3次，色黄质稠，前方去六一散，加炒白术10g，继服2周。

2009年4月15日复诊，患儿皮肤黄染消退，巩膜无黄染，复查肝功能，总胆红素、直接胆红素、谷丙转氨酶均正常。


（整理者）

柳静：主任医师，第二批全国老中医药专家裴学义学术经验继承人。

## 验方 2　健脾疏肝活血方

**组成**：生麦芽 10g，茵陈 12g，炒白术 10g，茯苓 10g，金钱草 10g，通草3g，黄柏 3g，丹参 10g，泽兰 10g。另：青黛 0.3g，血竭 0.3g，琥珀 0.3g，明矾 0.3g，共研细末，和汤剂冲服。

**功用**：健脾疏肝，活血退黄。

**主治**：婴儿肝炎综合征、胆汁淤积综合征、巨细胞病毒性肝炎等多种因素引起的婴儿黄疸病，证属脾虚湿阻、气滞血瘀证（阴黄证）。症见面目、皮肤发黄，颜色晦暗，或黄疸日久不退，四肢欠温，伴精神萎靡，不思乳食，大便溏薄灰白，小便深黄，舌质淡，苔白腻，指纹色淡或青紫。

**用法**：每日1剂，水煎100mL，分3次口服。

**方解**：生麦芽、茵陈健脾疏肝，利胆退黄，共为君药；炒白术、茯苓助生麦芽健脾益气，淡渗利湿，金钱草、通草、黄柏利肝胆、通三焦，助茵陈疏肝利胆退黄，共为臣药；丹参、泽兰活血化瘀共为佐药，增强利胆退黄的作用。青黛、血竭、琥珀、明矾，共研末内服，有解毒邪、活血散瘀、退黄之功。

**加减**：伴大便稀溏、次数偏多者，加莲子肉 10g，肉豆蔻 4g，健脾止泻；腹胀满者，加橘核 6g，乌药 10g，温中理气；呃逆者，加丁香 0.6g，降逆理气和胃；呕吐者，加半夏 6g，化橘红 6g，和胃降逆止呕；伴腹胀满、青筋暴露、胁下痞块者，加生牡蛎 15g，鳖甲 10g 等，活血化瘀，软坚散结。

典型病例：

患儿，女，5 个月。2008 年 9 月 7 日初诊。发现皮肤黄染 4 个月，并逐渐加重，波及全身，1 个月前出现白陶土色大便。就诊时患儿皮肤巩膜明显黄染，颜色晦暗，精神稍弱，哭声无力，进食奶量每日 800 ～ 900mL，时有吐奶，大便稀溏，呈白陶土色，每日 4 ～ 5 次，肚腹胀满，右肋下 3.5cm 可触及肝下界，左肋下 4cm 可触及脾下界。质中，边钝。舌质偏淡，苔白滑，指纹淡。辅助检查：总胆红素 335.5 μmol/L，直接胆红素 198 μmol/L，谷草转氨酶 432 IU/L，谷丙转氨酶 176 IU/L，巨细胞病毒抗体（CMV–IgM）（＋），巨细胞病毒抗原（CMV–pp65）（＋）；腹部 B 超：肝肋下 3.5cm，脾肋下 4cm。肝脾大，肝实质脏器损害。放射性核素肝胆系统扫描提示肝功能极差，24 小时胆囊、肠道未见放射性物质出现。西医诊断：巨细胞病毒性肝炎。中医诊断：黄疸，脾虚湿困、气血瘀积证。治则：健脾化湿，活血化瘀。予健脾活血方加减，处方如下：

| | | | |
|---|---|---|---|
| 生麦芽 10g | 茵陈 12g（后下） | 麸炒白术 10g | 茯苓 10g |
| 金钱草 10g | 通草 3g | 泽兰 10g | 丹参 10g |

14 剂，水煎服。

另：青黛、血竭、明矾、琥珀各 0.3g，共研细末，合汤剂冲服。

二诊（2008 年 9 月 21 日）：患儿黄疸减轻，食欲仍欠佳，大便色淡黄，肝脾同前，舌质偏淡，苔白滑，指纹淡。继守原方服 14 剂。

三诊（2008 年 10 月 12 日）：患儿皮肤巩膜黄染明显减轻，复查血清总胆红素 75.2μmol/L，直接胆红素 43.5 μmol/L，谷草转氨酶 200 IU/L，谷丙转氨酶 181IU/L。继用前方加生山楂 10g，生谷芽 10g，生稻芽 10g，加强健脾开胃，生发胃气。服 14 剂。

四诊（2008 年 10 月 26 日）：皮肤黄染消退，大便色黄，左肋下 3cm 可触及脾下界，质中边钝，肝不大，舌淡，苔白，指纹稍青。血清总胆红素、直接胆红素正常，谷草转氨酶 72 IU/L，谷丙转氨酶 64 IU/L。继用"益肝降酶方"21 剂。后复查肝功能，谷丙转氨酶、谷草转氨酶均恢复正常。

（整理者）

柳静：主任医师，第二批全国老中医药专家裴学义学术经验继承人；

幺远：主任医师，第三批全国老中医药专家裴学义学术经验继承人。

# 验方 3　益肝降酶方

**组成：**茵陈 10g，马齿苋 10g，败酱草 10g，虎杖 10g，五味子 6g，甘草 4g。

**功能：**清热解毒，益肝降酶。

**主治：**湿毒蕴结肝胆，肝胆疏泄失职。症见婴儿黄疸病后期，黄疸消退，仍有胁肋胀痛，厌食腹胀，口苦、恶心，小便短赤，大便不调，舌红苔白黄厚腻，脉滑数，指纹青紫。肝功能结果示谷丙转氨酶、谷草转氨酶等高于正常值。

**用法：**每日 1 剂，水煎服 100mL，分 2 ～ 3 次服用。

**方解：**益肝降酶汤是裴老治疗小儿肝病的代表方剂。乳儿黄疸已退、肝功能中胆红素趋于正常，但各种转氨酶仍然居高不下；或感染性肝损伤、药物性肝损伤等均在治疗范围。裴老认为湿热过盛便是毒，湿毒内阻肝胆，疏泄失职，气机不畅，湿热郁蒸，胆汁不循常道而外溢则出现诸多症状。此时当以清热解毒、利湿泻火为主，兼以养阴固精、保肝护肝，达到标本兼治的目的。方中茵陈为君药，清热利湿退黄，现代药理学研究表明茵陈具有利胆抗炎、保肝护肝的作用；马齿苋、败酱草、虎杖三药共为臣药，清热解毒，消痈排脓，散血止痛；五味子为佐药，养阴固精，保肝护肝，降转氨酶；甘草为使药，调和诸药，防苦寒伤胃，又可解毒。诸药合用，共奏清热解毒、利湿泻火、养阴固精、保肝降酶之功。

**加减：**若见神疲乏力、大便溏软者，加党参 6g，茯苓 10g，炒白术 4g；恶心呕吐者，加法半夏 3g，化橘红 3g，竹茹 10g；纳少腹胀者，加炒谷芽 10g，炒神曲 10g，木香 3g；肝脾肿大者，加生鳖甲 10g，生牡蛎 15g，泽兰 10g。

**典型病例：**

患儿，女，6个月。黄疸5个月，经裴老"金黄利胆方加减"治疗，现面色、巩膜黄染基本消退，精神稍弱，纳食正常，腹胀便溏，小便深黄，舌质暗红，舌苔白腻，脉滑，指纹滞。复查肝功能：总胆红素22μmol/L，直接胆红素6.94μmol/L，间接胆红素15.06μmol/L，谷丙转氨酶235U/L，谷草转氨酶110U/L，碱性磷酸酶680U/L。中医诊断为黄疸，辨证为湿毒蕴结，肝胆疏泄失职。治宜清热解毒，疏肝利胆，补气健脾，益肝降酶。予益肝降酶汤加减。处方如下：

| | | | |
|---|---|---|---|
| 茵陈10g | 马齿苋10g | 败酱草10g | 虎杖10g |
| 五味子6g | 党参6g | 茯苓10g | 炒白术4g |
| 甘草4g | | | |

上方根据症状变化，不断调整处方服用3个月，患儿症状明显好转，体重增加，身高增长，食欲正常，二便调。复查肝功能正常。

（整理者）

裴胜：副主任医师，第三批全国老中医药专家裴学义学术经验继承人。

## 验方4　除湿益肾固精汤

**组成：**石韦30g，苦参15g，凤尾草9g，土牛膝30g，生山药30g，芡实9g，肉桂4g，生地黄9g，熟地黄9g，生牡蛎30g。

**功能：**除湿益肾，固涩下焦。

**主治：**以蛋白尿为主要表现的肾系病证，辨证属脾肾不足，下焦湿热证。表现为蛋白尿，遇外感或劳累易反复发作，舌质红、苔厚，脉滑数。

**用法：**每日1剂，每剂煎2次，每次煎100mL，分2～3次服。8周为一疗程。

**方解：**针对小儿蛋白尿发病特点，裴老积多年经验，筛选出一些药对。如方中石韦配伍苦参：苦参，味苦，性寒，其燥尤烈，直入肾经，可除湿热；石韦味甘、苦，性凉，入肺、膀胱经。二者配伍可缓苦参之寒燥，又能脏腑上下相交、表里相合，使水精上濡肺气下化，小便通利、湿热消除。凤尾草配伍倒扣草：二者均为苦寒之药，凤尾草入肾，可清热利湿，凉血止血；倒扣草走表，可解表利水、活血。二者同用可表里相助，通里达外，血行不妄，血止不凝，气血畅达，下窍通利。生山药配伍芡实：二者味甘，性平，入脾、肾经，功效健脾固肾；芡实补中祛湿，可防山药滋腻助湿，又能助其健脾涩精补肾。二者相辅相成。生地黄配伍熟地黄可滋阴固肾。裴老常喜欢在清热祛湿的苦寒药中加少量肉桂来宣通血脉，导引阳气，调和荣卫，使气血通行，阳长阴消。昔人云此药"体气轻扬，即能峻补命门，复能宣上达表，以通营卫"，又可兼入后天脾胃之用。因小儿为纯阳之体，阴常不足，故方中裴老选用生牡蛎，既可滋肾阴、固护下焦，又能清热。《本草纲目》中曾提到"牡蛎补阴则生捣用，煅过则成灰，不能补阴"。

**加减：** 血尿明显者，加鲜茅根 30g，大蓟 9g，小蓟 9g，莲须 9g，豆豉 12g，三七粉 3g；血尿日久，舌质偏淡者，加血余炭 9g，蒲黄炭 9g；下肢肿甚者，加防己 9g，泽泻 9g，车前子 15g；腹水明显者，加大腹皮 9g，茯苓皮 9g，橘核 9g，木香 4g；阴囊肿甚者，可加抽葫芦 30g；头晕、脉数、血压偏高者，加石决明 18～30g，白蒺藜 9g，菊花 9g。

**临床应用：** 本方主要用于治疗以蛋白尿为主要表现的肾系疾病，中医辨证属于脾肾不足、下焦湿热证。伴有血尿、浮肿者需要临证加减。

典型病例：

患儿，男，12 岁。1999 年 5 月 27 日初诊。浮肿伴尿蛋白 8 个月。既往经泼尼松、环磷酰胺冲击以及尿激酶、白蛋白、利尿剂等治疗，效果不佳。遂请裴老会诊。会诊时患儿高度浮肿，腹部膨隆，腹水征阳性，阴囊肿胀如皮球，面色㿠白，神疲气促，眼睑虚浮，喜暖怕冷，食欲不振，尿少（200～300mL/d），大便溏泻。舌淡红，苔白，脉沉无力。尿常规示尿蛋白（+++），24 小时尿蛋白定量 >3g。中医诊断：水肿。辨证属脾肾阳虚，三焦气化失常。治以温肾健脾，调畅三焦。方药为五皮饮加减。处方如下：

| | | | |
|---|---|---|---|
| 肉桂 4g | 草豆蔻 4g | 砂仁 4g | 浮萍 9g |
| 大腹皮 9g | 姜皮 9g | 茯苓皮 15g | 车前子 15g |
| 橘核 9g | 炙甘遂末 4.5g（分冲） | | |

7 剂，每日 1 剂，水煎服。

二诊（1999 年 6 月 5 日）：周身浮肿较前消退，能下地活动，腹稍膨隆，腹水征（+），阴囊仍肿。舌淡红，苔白根厚，脉滑数。尿常规示尿蛋白（++），红细胞满视野。原方加滑石6g，生薏苡仁30g，抽葫芦30g，清热利水消肿。14剂。

三诊（1999年6月19日）：患儿浮肿进一步消退，精神明显好转，小便量可，食欲可。尿常规示尿蛋白（++）。加川草薢10g，土牛膝30g，清利下焦湿热，利水消除尿蛋白。14剂。

四诊（1999年7月4日）：患儿浮肿已不明显，精神可，纳食佳，二便正常，舌红，苔白，脉滑。复查尿常规示尿蛋白（+）。调整方药为除湿益肾固精汤加减。处方如下：

| | | | |
|---|---|---|---|
| 石苇30g | 苦参9g | 凤尾草15g | 土牛膝30g |
| 生山药30g | 芡实10g | 草薢10g | 生牡蛎30g |
| 炮姜9g | 橘核9g | 乌药9g | 生海蛤30g |

14剂，每日1剂，水煎服。

五诊（1999年7月18日）：患儿无浮肿，复查尿常规示尿蛋白（-），24小时尿蛋白定量<1g。

（整理者）

胡艳：主任医师，第二批全国老中医药专家裴学义学术经验继承人。

# 张震验方

## 【名医简介】

张震（1928—），云南省昆明人，主任医师，硕士研究生导师，中共党员。中医界知名耆宿，第三届国医大师，第四批全国老中医药专家学术经验继承工作指导老师，享受国务院政府特殊津贴。云南省中医中药研究院研究员。曾任国家自然科学基金委员会中医药与中西医结合学科审评成员，原卫生部第三届药品审评委员会委员，国家中药品种保护审评委员会委员，中华全国中医药学会中医理论研究委员会委员，中国中西医结合学会理事及中医外语专业委员会委员。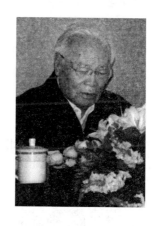

张老从事中西医结合临床诊疗与科研工作50余年，医术精湛，学术造诣精深。临床诊疗经验丰富，对常见病的治疗有独到之处，善治疑难杂证，潜心研究疑难病症的中医药治疗规律。先后发表学术论文80余篇，编写医学著作5部，其科研成果曾多次获省级奖。

张老于1945年考入云南省立英语高级专科学校学习外语，1948年考入云南大学医学院6年制医疗系本科学习西医，1956年被选派到成都中医学院（现成都中医药大学）参加3年制全国首届西医离职学习中医研究班学习中医学。张老认真钻研四大经典及各家学说，并继承蜀中多位名师名医的学术思想与诊疗经验。1959年以优异成绩毕业，获卫生部（现国家卫生健康委员会）颁发的成绩优异奖状与继承发扬祖国医学遗产银质奖章，毕业论文《中医临床思想方法之初步探讨》曾发表于1959年第9期《中医杂志》，受到国内中医界的重视和好评。1979年受命组建云南省中医研究所（现为云南省中医中药研究院），任所长；同年亲手创办《云南中医药杂志》，任该刊主编。张老带领研究所内人员积极开展中医研究，取得显著成绩，有4项研究成果分别获得卫生部（现国家卫生健康委员会）和云南省科技进步奖一、二、三等奖。

张老是开创我国中医证候学系统研究的先驱学者之一，曾对证候的层次结构等原理提出独到的见解与理论，是国内知名的研究中医证候学的资深学者。其多项研究成果获云南省级科技进步奖，并先后撰写5部中医学术专著：《疑似病证的鉴别与治疗》（上海科学技术出版社，1983年），《中医症状鉴别诊断学总论》（人民卫生出版社，1984年），《中医证候鉴别诊断学总论》（人民卫生出版社，1987年），《中医疾病诊疗纂要总论》（云南科技出版社，1990年），《中医中药科研方法撷要》（云南科技出版社，1991年）。其中《疑似病证的鉴别与治疗》一书，经日本学者阵内秀喜等主动译成日文版，在日本交流传播。

# 验方1　疏调气机汤

**组成：**柴胡8g，香附8g，郁金8g，丹参8g，川芎8g，枳壳8g，白芍8g，茯苓8g，薄荷6g，甘草6g。

**功能：**调和肝脾，理气止痛。

**主治：**肝脾不和，气机失调所致的小儿腹痛、腹胀等。

**用法：**每日1剂，三煎成150mL（每煎至沸后10分钟），分2～3次服用。1～2周为一疗程。

**方解：**张老认为"肝"的偏旁"月"为肉，而"干"字似剑，肝好似人体内部肉质宝剑，维持人体五脏六腑的正常功能及气机的舒畅。小儿肝常有余，脾常不足。木旺乘土，肝气横逆；或中土壅滞，木郁不达；或肝火亢炽，迫灼脾胃；或肝血瘀阻，胃失滋养均可引起腹痛，故小儿腹痛仍多与肝有关，主要病理因素为气滞。疏调气机汤是张老自创方，临床上常化裁使用。疏调气机的核心是疏调肝气，恢复人体气机的正常运行。方中柴胡，辛行苦降，可升发清阳，疏解肝郁，调畅气血，为君药。香附芳香走窜，无寒热偏胜，可通行三焦，尤长于祛瘀通滞；郁金辛开苦降，性寒能清郁热，善入气分行气导滞，能入血分以凉血破瘀，且可利胆，与香附共为臣药。丹参性微寒，主入肝经血分，活血化瘀；川芎性温，行气活血；枳壳长于破滞气、除积滞，与柴胡配伍，二者一升一降，可调畅气机，升清降浊；白芍敛阴养血，柔肝止痛，与甘草配伍，增强柔肝养血止痛作用；茯苓健脾补土抑木，与白芍同为匡扶正气之品。因此丹参、川芎、枳壳、白芍、茯苓五者均为佐药。薄荷辛凉芬芳，透肝经郁热；甘草使方中诸药补而不骤，泻而不速，与薄荷共为使药。

**临床应用：**以此为基础方治疗肝脾不合、气机失调导致的小儿腹痛如慢性胃炎、消化性溃疡、功能性胃痉挛及肠痉挛、胃食管返流，张力性肠梗阻等。但对于急性胰腺炎及其他急腹症的治疗效果，暂无临床证据支持。

**加减：**如果腹痛明显、血瘀症状轻者，可去丹参加九香虫、甘松。湿邪偏重者加厚朴、薏苡仁、藿香。饮食积滞可以加莱菔子、神曲、炒麦芽等。

典型病例：

患儿，女，4岁。反复腹痛半年，脐周隐隐作痛，伴脘腹闷胀不舒，少气懒言，纳食减少，平素手足偏凉，大便溏，小便正常。舌质淡红，苔白腻，脉弦沉。血常规、尿常规、碳13尿素呼气试验正常。腹部彩超提示肠系膜淋巴结肿大。中医诊断：小儿腹痛病，肝脾不和证。处方如下：

| | | | |
|---|---|---|---|
| 柴胡 8g | 香附 8g | 郁金 8g | 川芎 8g |
| 枳壳 8g | 白芍 8g | 茯苓 8g | 薄荷 6g |
| 姜厚朴 8g | 炒苍术 8g | 陈皮 6g | 神曲 10g |
| 甘草 6g | | | |

5剂后复诊，患儿腹痛明显减少。再服1周后腹痛仅发作1次，隐隐作痛。继服2周后腹痛消失。

# 验方2 启脾汤

**组成：**太子参10g，白术10g，茯苓10g，莲子10g，怀山药10g，陈皮6g，鸡内金10g，炒谷芽10g，炒麦芽10g，玉竹8g，淡竹叶6g，甘草6g。

**功能：**健脾益气，消积导滞。

**主治：**适用于喂养不当或饮食失调所致的小儿疳积证、饮食异常、长期消瘦、烦躁易怒、大便干稀不调或者腹胀等。

**用法：** 每日 1 剂，水煎 150mL（每煎至沸后 30 分钟），分 2～3 次服用。4 周为一疗程。

**方解：** 张老认为治疳积之法宜和宜缓，清热勿过苦寒；消积勿过克伐，调补勿过温峻或滋腻。小儿脾常不足，饮食不节，喂养不当，病后调理不当导致脾失健运，水谷精微不能输布以营养全身，脾胃失健，生化乏源，气血不足，津液亏耗，日久形成疳证。太子参益气健脾为君药。白术、山药加强益气健脾之力，莲子补脾止泻，三药同为臣药。鸡内金、炒麦芽、炒谷芽消食健胃；陈皮理气健脾，增强助运之功；久病脾胃阴虚，玉竹养阴润燥，滋阴清热；淡竹叶清热除烦，上五味共为佐药。甘草调和诸药。

**加减：** 热盛者加胡黄连、地骨皮、青蒿；津伤者加石斛、沙参、麦冬；食欲欠佳者加砂仁、山楂等以醒脾开胃；脾虚盛者加扁豆、黄精。

**临床应用：** 可用于各型疳积的治疗，尤其适于气阴两虚者。临床可用于小儿疳积、厌食、积滞、泄泻、便秘、夜啼、汗证、营养不良及各种疾病恢复期脾虚者。

**典型病例：**

患儿，女，2 岁，体重 9kg。因纳谷不香，体重增长欠佳就诊。症见精神烦躁，夜卧不安，毛发稀疏、腹胀明显。舌质淡胖，苔微腻，脉细，指纹紫。血常规：血红蛋白浓度（HGB）105g/L。甲状腺功能，肾功能，肝功能，25-羟基维生素 $D_2$、$D_3$ 正常。中医诊断：疳积，脾胃虚弱证。处方如下：

| | | | |
|---|---|---|---|
| 太子参 10g | 白术 10g | 茯苓 10g | 莲子 10g |
| 怀山药 10g | 陈皮 6g | 鸡内金 10g | 炒谷芽 10g |
| 炒麦芽 10g | 玉竹 8g | 淡竹叶 6g | 甘草 6g |

服药 2 周后复诊，患儿饮食较前增加，夜间睡眠改善，腹胀好转。继予前方服用 2 个月，患儿体重增长 500g，腹胀消失。

（整理者）

李小珊：主任医师，为国医大师、第三批老中医药专家张震学术经验继承人。

闵晓雪：医学硕士，主治医师。

# 王烈验方

## 【名医简介】

王烈（1930—），男，辽宁省盖州人，中共党员。第三届国医大师，吉林省中医药大学终身教授，二级教授，主任医师。全国首批中医药传承博士后合作导师，博士研究生导师，第一至六批全国老中医药专家学术经验继承工作指导老师，享受国务院政府特殊津贴。曾获得吉林省市劳动模范、先进工作者，吉林省英才奖等荣誉。

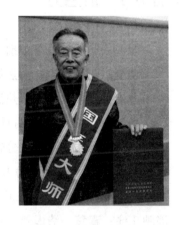

王烈教授是国家卫生健康委员会重点中医专科及国家中医药管理局重点学科和专科学术带头人。兼任世界中医药联合会、中华中医药学会和中国民族医药学会儿科分会名誉会长，全国中医药学会高等教育学会儿科教育研究会名誉理事长，吉林省中医药学会及中西医结合学会儿科专业委员会顾问。

王烈教授于1954年毕业于哈尔滨医科大学小儿科专业，分配至第一汽车厂职工医院主持儿科工作。1958年参加全国首届西医离职学习中医班，1961年毕业后因成绩优秀获得国家卫生和计划生育委员会（现国家卫生健康委员会）嘉奖，1962年调至长春中医学院附属医院（吉林省中医院）工作，1963年始担任首届儿科主任、教研室主任，工作33年。注重科室建设和人才培养，弟子中包括多名国家和省市级名中医，王烈教授也多次被评为全国老中医药专家学术经验继承工作优秀指导老师，省级、市级优秀教师。

王烈教授构建防治儿童哮喘病创新性理论体系，以"三个理论、五方、十四法、五种新药、六个制剂"进行防治研究，形成独具特色的系列诊疗方案并作为适宜技术在全国推广应用。王烈教授发现了白屈菜的止咳作用，对我国防治百日咳起到了至关重要的作用，最终纳入中药饮片使用并被载入《中国药典》(1977 年版)；相关研究被《人民日报》《光明日报》《中国中医药报》等媒体报道，于 1978 年获得吉林省重大科技成果奖；学术观点纳入国家规划教材，获得中华中医药学会科学技术奖和吉林省科技进步奖；主编婴童系列丛书 13 部，协编、参编 8 部；审订儿科专著 5 部；评审科研成果 15 项；发表论文 200 余篇；科普作品 61 篇。获得国家专利 3 项，发明新药 7 种、院内制剂百余种。

# 验方 1　清感方

**组成**：柴胡、黄芩、射干、重楼、野菊花、金莲花、紫草、青蒿、蝉蜕。

**功能**：疏风解表，清热解毒。

**主治**：外感发热，风热感冒。

**用法**：水煎两次。两日 1 剂，分 6 次温服，每日 3 次，于早、中、晚饭前 20 分钟服，或饭后 30 分钟服。

**方解**：王烈教授认为发热乃因毒起，无毒不生热。方中柴胡、黄芩表里双解，为君药。射干解表退热、消痰利咽；重楼、野菊花、金莲花清热解毒，消肿止痛；青蒿，清虚热、退湿热，共为臣药；紫草解毒凉血，活血，透疹为佐药；蝉蜕清热止痉、利咽化痰，为使药。诸药合用，共奏疏风解表、清热解毒之功。

**加减**：高热者，加石膏；久热者，加寒水石；便秘者，加枳实；呕吐者，加竹茹、芦根。

**临床应用**：用于外感发热、风热感冒，可随症加减。

典型病例：

患儿，男，10 岁。发热 3 天，最高体温为 39℃，伴咽痛，偶咳少痰，纳少，寐欠安，大便、小便如常。面赤唇红，咽红。心肺无异常。舌红，苔白，脉数。中医诊断：感冒，风热证。治宜疏风解表，清热解毒。处方如下：

| | | | |
|---|---|---|---|
| 柴胡 20g | 黄芩 20g | 重楼 6g | 射干 20g |
| 金莲花 20g | 野菊花 20g | 紫草 5g | 青蒿 20g |
| 生石膏 20g | 蝉蜕 20g | | |

服上方热势逐渐降低，2天后体温正常，诸证痊愈。

（整理者）

孙丽平：医学博士，主任医师，第三批全国老中医药专家王烈学术经验继承人。

# 验方2　止哮汤

**组成：** 紫苏子、地龙、前胡、白屈菜、苦杏仁、射干、黄芩、白鲜皮、川芎。

**功能：** 止哮平喘，活血化瘀。

**主治：** 哮喘发作期的热哮。用于小儿喘息性支气管炎、支气管哮喘、毛细支气管炎等。

**用法：** 水煎两次。两日1剂，分6次温服，每日3次，于早、中、晚饭前20分钟服，或饭后30分钟服。

**方解：** 王烈教授认为小儿哮喘发作时病理改变为"气滞、血瘀、痰阻"。立法制方应止哮平喘，活血化瘀。血活络自通，瘀自去，瘀去气可行，壅可散，痰自化。方中紫苏子、射干、前胡通宣开肺，降气平喘；白屈菜、杏仁止咳祛痰平喘；地龙开肺解痉；黄芩、白鲜皮宣肺清热；川芎、地龙合用活血通络。方中一宣一降，一清一活，功在止哮平喘，全方开宣肺气，除痰化瘀。

**加减：** 小儿哮喘发作期分为寒、热、虚、实四型。以止哮平喘为大法，方用止哮方。依据证型不同加减，寒性哮喘加细辛、紫菀；热性哮喘加石膏、桑白皮、川贝母；实性哮喘加桃仁、枳实、葶苈子；虚性哮喘加侧柏叶、五味子、黄芪。

**临床应用：** 用于哮喘急性发作期，急则治标以攻其邪，可迅速稳定病情。

典型病例：

患儿，男，6岁。反复咳喘2年，加重3天。症见咳嗽气促，喉间哮鸣，早晚尤甚，痰多而黏。食欲尚可，大便稍干，小便略黄。查体：神烦，面微赤，口唇略青，舌尖暗红。双肺满布哮鸣音。舌红，苔黄，脉沉微数。中医诊断：哮喘，热哮。治法：止哮平喘，活血化瘀。处方如下：

| 紫苏子20g | 地龙20g | 前胡20g | 白屈菜10g |

| 苦杏仁 5g | 射干 20g | 黄芩 20g | 白鲜皮 20g |
|---|---|---|---|
| 川芎 20g | 全蝎 2g | 葶苈子 6g | |

服用上方治疗 4 天，喘止，无哮鸣，咳减，有痰。继服 2 剂治疗 4 天，症稳。以"防哮汤"（见验方 5）收功。

（整理者）

孙丽平：医学博士，主任医师，第三批全国老中医药专家王烈学术经验继承人。

# 验方 3　哮咳饮

**组成：**苏子、地龙、前胡、白屈菜、芦根、冬瓜子、射干、锦灯笼、黄芩、莱菔子、川贝母、杏仁、桃仁。

**功能：**降气镇咳，清肺化痰。

**主治：**小儿咳嗽变异性哮喘，发作期实证。

**用法：**水煎两次。两日 1 剂，分 6 次温服，每日 3 次，于早、中、晚饭前 20 分钟服，或饭后 30 分钟服。

**方解：**哮咳是王烈教授对日久不愈咳嗽的首创病名。源于临床上部分小儿咳嗽迁延难愈，具有早晚及遇冷后咳重的特点，应以哮喘论治方可取效，建议病程超过半个月即可名之曰哮咳。所谓哮指其本质为哮病，咳是指临床表现。咳嗽变异性哮喘即可按哮咳论治。哮咳饮方中白屈菜理肺镇咳；苏子降气平喘；前胡清肺止咳化痰；地龙开肺活血通络；桃仁、杏仁活血调气，与冬瓜子、莱菔子同用，润肠通便，使肺之痰热从大肠导出；黄芩苦寒，泻肺中实火；射干、锦灯笼利咽止咳；芦根清肺胃之热；川贝母润肺止咳。诸药合用，共奏降气镇咳、化痰止哮之功。

**加减：**鼻不利者，加苍耳子、辛夷；腹胀、大便干硬者，加枳实、决明子。

**临床应用：**咳嗽变异性哮喘、过敏性咳嗽、慢性咳嗽等疾病。

典型病例：

景某，女，5 岁。咳嗽 2 个月，抗生素治疗无效。晨起、夜间为重，痰少，饮食、睡眠及大、小便正常。肺部听诊无异常。舌红苔黄，脉数。中医诊断：哮咳，发作期实证。西医诊断：咳嗽变异性哮喘。治法：降气镇咳，清肺化痰。处方如下：

| | | | |
|---|---|---|---|
| 苏子 20g | 地龙 20g | 前胡 20g | 白屈菜 10g |
| 芦根 20g | 冬瓜子 20g | 射干 20g | 锦灯笼 20g |
| 黄芩 20g | 莱菔子 20g | 川贝母 3g | 杏仁 5g |
| 桃仁 5g | | | |

经治 4 天，咳嗽大减；8 天后不咳。后以防哮汤（见验方 5）等收功。

（整理者）

孙丽平：医学博士，主任医师，第三批全国老中医药专家王烈学术经验继承人。

# 验方 4　缓哮方

**组成：**苏子、前胡、白前、白屈菜、莱菔子、款冬花、胆南星、沙参、清半夏、杏仁、桃仁、茯苓。

**功能：**理肺调脾，止咳化痰。

**主治：**哮喘缓解期。

**用法：**水煎两次。两日 1 剂，分 6 次温服，每日 3 次，于早、中、晚饭前 20 分钟服，或饭后 30 分钟服。

**方解：**哮喘缓解期，不喘、仍咳有痰。方中苏子、前胡、白前降气化痰，与白屈菜合用加强宣肺止咳之功。款冬润肺除痰，清半夏、胆南星燥湿化痰，莱菔子降气消积，上药均有除痰之效。沙参益胃生津，茯苓利湿健脾。桃仁活血祛瘀，杏仁止咳平喘。诸药合用，共奏理肺调脾、止咳化痰之功。

**加减：**汗出者，加煅牡蛎、浮小麦；大便干者，加枳实、番泻叶。

**临床应用：**哮喘缓解期，或气管、支气管炎，证见咳嗽，有痰。

**典型病例：**

患儿，男，4 岁。咳嗽 5 天，病初曾喘促哮鸣，服用止咳平喘定哮之药缓解，不喘，但仍咳嗽有痰难咯，手足心热。咽淡红，双肺可闻及痰鸣音。舌淡红，苔薄白，脉缓。中医诊断：哮喘，缓解期。治以降气镇咳，清肺化痰。处方如下：

| | | | |
|---|---|---|---|
| 苏子 20g | 前胡 20g | 白前 20g | 莱菔子 20g |
| 白屈菜 10g | 茯苓 20g | 冬花 20g | 胆南星 5g |
| 沙参 20g | 清半夏 5g | 杏仁 5g | 桃仁 5g |

4 剂，服 8 天，咳止，无痰，继服防哮汤（见验方 5）巩固疗效。

（整理者）

孙丽平：医学博士，主任医师，第三批全国老中医药专家王烈学术经验继承人。

# 验方 5　防哮汤

**组成：** 黄芪、玉竹、女贞子、补骨脂、五味子、太子参、佛手、牡蛎、山药、大枣。

**功能：** 健脾益肺，固肾抑痰。

**主治：** 小儿哮喘稳定期，无临床症状。

**用法：** 水煎两次。两日 1 剂，分 6 次温服，每日 3 次，于早、中、晚饭前 20 分钟服，或饭后 30 分钟服。

**方解：** 王烈教授认为哮喘稳定期，即治疗后的无症状期，采用"去根除痰"法是预防哮喘反复发作的关键。方中黄芪补肺脾肾气，为君药，补骨脂、女贞子补肾纳气定喘为臣药。五味子、太子参、玉竹、牡蛎共为佐药，具有敛肺滋肾、补气敛汗、养阴润燥、软坚化痰之功。大枣补中益气，缓和药性，为使药。诸药合用以达到益肺实卫、健脾益气、固肾纳气、祛痰截哮之效。

**加减：** 第 2 周加熟地黄；第 3 周加何首乌；第 4 周加海螵蛸。

**临床应用：** 王烈教授将哮喘分为发作期、缓解期及稳定期，即哮喘"三期分治"理论。稳定期即哮喘缓解期后无任何临床症状与体征的特殊时期，此期虽无临床表现及阳性体征，但伏痰留饮和肺脾肾虚两种内因仍在，易使疾病反复发作，运用防哮汤可固肾抑痰，扶助正气，减少复感次数，防止哮喘反复发作。完成一疗程后分别休药 3 个月、6 个月，再重复稳定期治疗。

**典型病例：**

患儿，男，9 岁。哮喘病史 4 年。因"喘促 3 天，加重 1 天"就诊。选用止哮汤加减治疗 8 天后喘缓解，仍咳嗽有痰，更为缓哮方加味服 8 天，其后无临床表现及阳性体征。进入哮喘稳定期，更法为健脾益肺、固肾抑痰，选方防哮汤加减如下：

| | | | |
|---|---|---|---|
| 黄芪 20g | 玉竹 20g | 女贞子 20g | 补骨脂 20g |
| 太子参 5g | 五味子 5g | 牡蛎 20g | 大枣 20g |
| 佛手 10g | 山药 20g | | |

4 剂，服 8 天。第 2 周加熟地黄 20g，第 3 周加何首乌 10g，第 4 周加海螵蛸 20g。疗程 4 周。之后休药 3 个月，继服防哮汤加味 4 周；后休药 6 个月，继服防哮汤加味 4 周，停药。随访 1 年未见反复。

（整理者）

丁利忠：医学硕士，副主任医师，第六批全国老中医药专家王烈学术经验继承人。

## 验方 6　开胃进食汤

**组成：** 佛手、焦山楂、炒麦芽、苍术、石菖蒲、龙胆草、枳壳。

**功能：** 健脾益气，开胃进食。

**主治：** 小儿厌食脾虚食积证。症见食欲不振，食量减少，纳呆懒言，面色萎黄，脘腹胀痛，大便不调。

**用法：** 水煎两次。两日 1 剂，分 6 次温服，每日 3 次，于早、中、晚饭前 20 分钟服，或饭后 30 分钟服。

**方解：** 王烈教授认为小儿厌食症病机关键为脾虚食积，病因主要为素体脾虚，加之喂养不当，偏食嗜食，饮食失节以及病后失调等诸多原因所致。病位在脾胃，"脾主运化，胃主受纳"，厌食病初在胃，久则及脾，脾失运化，胃失和降，水谷精微不能正常输布，气机不畅，乳食积滞，食积日久，复又损伤脾胃，脾胃虚弱，运纳失常，进一步加重乳食停滞。中医药治疗重在调理脾胃。方中佛手开胃理气为君药，上可进食，中可止痛，下可除胀，为治厌食的必选之品。焦山楂、炒麦芽健脾消食化积，苍术燥湿醒脾、和中调胃，石菖蒲开胃宽中，龙胆草健脾清热除烦，共为臣药。枳壳行气宽中开胃，为佐使药。全方消补兼施，温而不燥，使脾气充，胃气开，饮食自入，共奏健脾助化、开胃进食之功。

**加减：** 脘腹胀满者，加厚朴、莱菔子；大便偏干者，加枳实、莱菔子；大便偏稀者，加山药、薏苡仁；口渴烦躁者，加芦根、生地黄。

**临床应用：** 本方主要用于治疗对脾虚食积的厌食症，可加减使用。特别是对于长期食欲不振，食量减少，纳呆懒言，面色萎黄，腹胀，大便不调，舌质淡，苔白腻，脉细滑，指纹淡滞者，效果较佳。

典型病例：

患儿，女，6岁。食欲不振4个月，口服多种健脾药物未效。伴气短懒言，恶心呕吐，饮食稍有不慎则脘腹胀痛，大便干稀不调，小便正常。查体：精神不振，面色萎黄，形体偏瘦，腹部胀满，舌质淡，苔白腻，脉细滑。中医诊断：厌食，脾虚食积证。治宜健脾消积、开胃进食。予开胃进食汤加减。处方如下：

| | | | |
|---|---|---|---|
| 佛手 10g | 焦山楂 20g | 炒麦芽 20g | 苍术 10g |
| 石菖蒲 20g | 龙胆草 5g | 枳壳 20g | 鸡内金 10g |
| 陈皮 20g | 神曲 20g | | |

4剂，服8天。患儿食欲有所好转，食量增加，时有恶心，大便稀，每日2次，小便正常。面色淡黄少华，舌质淡，苔白腻，脉细滑。前方去龙胆草，加入炒薏苡仁 10g，茯苓 10g。继服4剂，食欲明显好转，食量较前增加，无恶心，大便、小便正常。前方加党参、炒白术各 20g。继服4剂，食欲、食量如常。嘱注重饮食调理，避食肥甘厚味之品，多食蔬菜水果。

（整理者）

段晓征：医学硕士，副主任医师，第六批全国老中医药专家王烈学术经验继承人。

# 验方7 调神汤

**组成：** 当归、远志、郁金、徐长卿、茯神、夜交藤。

**功能：** 养心安神，调理情志。

**主治**：注意力缺乏多动障碍、多发性抽动症、夜啼、善太息等。

**用法**：水煎两次。两日 1 剂，分 6 次温服，每日 3 次，于早、中、晚饭前 20 分钟服，或饭后 30 分钟服。

**方解**：王烈教授认为上述疾病的发生与心、肝、肾、脑等有关。心藏神，肝主筋，肾主骨生髓，而脑为髓之海，心、肝之气有余，肾气不足，心脑功能失调，临床表现多样，可随病随症加减。方中君药为当归，治心、治血、安神；臣药远志定心智而调情志，茯神安神益智；夜交藤、郁金为佐药，养心安神，行气活血开郁，调理气血；徐长卿为使药，入肝经祛风散邪。

**加减**：多动症者，加牡蛎、龟甲、紫贝齿；抽动症者，加生铁落、伸筋草、木瓜；夜啼者，加蝉蜕、白芍；善太息者，加旋覆花、代赭石。

**临床应用**：主要用于注意力不集中、情绪不稳定及以抽动症或夜啼、抑郁等神经精神疾病等。

**典型病例**：

患儿，男，8 岁。间断瞬目、咧嘴 1 年。伴耸肩、咽不利、噤鼻，甩手等，舌红，苔薄黄，脉细数。诊断：儿童抽动障碍。治以养心安神，调理神志。方药以调神汤加减如下：

| | | | |
|---|---|---|---|
| 当归 20g | 远志 20g | 郁金 20g | 茯神 20g |
| 徐长卿 20g | 白芍 20g | 僵蚕 20g | 夜交藤 20g |
| 地龙 20g | 木瓜 10g | 伸筋草 10g | 蝉蜕 15g |

4 剂，服 8 天，无甩手，余症均减轻。前方加生铁落 20g，玄参 15g，继服 8 天。仍有瞬目，前方加菊花、石决明各 20g，调整服用 2 周，患儿诸症消失。嘱减轻压力，保证睡眠，家长及老师多加关爱，随访半年未见反复。

（整理者）

孙丽平：医学博士，主任医师，第三批全国老中医药专家王烈学术经验继承人。

# 倪珠英验方

## 【名医简介】

倪珠英（1931—），女，上海人，汉族。湖北省中医院主任医师，湖北中医药大学儿科教授、硕士研究生导师。第二批全国老中医药专家学术经验继承工作指导老师，"十五"国家科技攻关计划项目——"名老中医学术思想、经验传承研究"研究对象，享受国务院政府特殊津贴。2010 年被国家中医药管理局确定为"全国名老中医药专家"。首届"湖北中医名师"。曾任中国中西医结合研究会湖北分会常务理事，中华儿科学会湖北分会常务理事等职。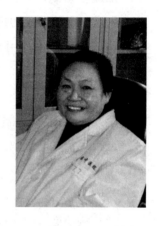

倪教授在长达 50 余年的儿科临床、科研及教学工作中积累了丰富的经验，尤其在小儿肺系、肾系、脾系、疑难病方面有独到见解及诊治观，形成了系统的专业学术思想，积累了临床验方集，提出小儿尿血"热因论"、小儿脾胃"抑木扶土论"等学术观点，开创了"复方中药静脉注射液"治疗急危重热病、小儿痰热壅肺证中医证型分度量化的先河；主持和参与国家、部、省级科研课题 10 余项，分获部、省级科学技术进步奖二、三等奖 4 项；研制的多种院内制剂，广泛应用于临床，使众多病患受益。指导培养硕士研究生 8 名，授徒 2 人，培养了一批中医高级人才。公开发表论文 20 余篇，主编《中西医结合防治流行性乙型脑炎》，参编《中西医结合防治流行性脑脊髓膜炎》等专著，2001 年被中国中西医结合会授予"中西医结合贡献奖"，在业界享有盛誉。

## 验方 1　麻杏化痰方

**组成**：麻黄 6g，石膏 24g，杏仁 10g，前胡 12g，枳壳 10g，胆南星 5g，二丑 5g，海蛤粉 15g，甘草 6g。

**功能**：清热化痰，宣肺平喘。

**主治**：各种原因所致的痰热壅肺证。症见发热烦躁，咳嗽喘促，咳痰黄稠或喉间痰鸣，鼻翼扇动，声高息涌，胸高胁满，张口抬肩，口唇发绀，面赤口渴，舌红，苔黄，脉滑数，指纹紫滞等。

**用法**：每日 1 剂，水煎 200mL，分 2 ～ 3 次温服。

**方解**：痰热壅肺证为肺系外感热病，属中医学"肺炎喘嗽""咳嗽""哮喘"范畴，为小儿咳喘之常见证型。倪教授认为，小儿咳喘肺部闻及啰音，此乃有形之痰与无形之气相互作用的结果。究其因，多为肺脾不足，感邪从阳化热，痰壅则气滞，气郁则痰停。二者互为因果，相互影响，痰随气动，气因痰阻，搏击有声，而为肺部啰音。故而，痰阻、热郁、气滞是肺部闻及啰音的病理关键，故治疗宜化痰清热，宣肺理气。本方由"麻杏石甘汤"化裁而来。《本草正义》曰："麻黄轻清上浮，专疏肺郁，宣泄气机，是为治外感第一要药。虽曰解表，实为开肺；虽曰散寒，实为泄邪。风寒固得之而外散，即温热亦无不赖之以宣通。"方以麻黄为君药，味辛、微苦，性温，归肺、膀胱经，宣肺开表，使里热之邪外达肌肤，取"火郁发之"之义，兼散表邪，配伍甘辛大寒之石膏。石膏为臣药，归肺、胃经，既制约麻黄之温，又可透热生津、清泄肺胃，君臣二药相合，寒温相制，石膏用量数倍于麻黄，可使肺气宣通而不助热，清泄肺热而不畅表，共成辛凉宣泄之功。杏仁味甘、苦，性温，有小毒，入肺、大肠经；前胡味苦、辛，性微寒，归肺经，二者降气化痰，与麻黄配伍，宣降得宜，且前胡亦可疏散风热，宣发肺气。枳壳味苦、辛、酸，性温，归脾、胃经，理气宽中，共疏胸膈之满闷。胆南星性苦，味凉，有毒，入肺、肝、脾经，用胆汁炮制后，既减低其毒副作用，又使其药性由温变凉，变温化寒痰药为清化热痰之用。二丑性寒，味苦，消痰涤饮，归肺、肾、大肠经，泄水通便以助肺气宣通，且助痰从大肠外泄。海蛤粉为软体动物帘蛤科多种海蛤的贝壳，捣末后水飞所得，味咸，性平，入肺、肾经，具清肺化痰、软坚散结之功。甘草味甘，性平，归肺、脾、胃、心经，益气和中，与麻黄配伍，宣散肺邪而无耗气之忧。诸药合用，使肺气得宣，痰热得清，咳喘得平，而疗效更著。

**加减：** 热盛者，加黄芩、金银花；痰盛者，加陈皮、法半夏、茯苓；气郁者，加薤白、瓜蒌皮、细辛、青皮、陈皮。若痉咳不止或喘甚者，可加全蝎、蜈蚣，但由于其攻邪力强，用于小儿应详辨其证，中病即止。若病程较长者，通利同时还可少佐化瘀之品，如川芎、赤芍、桃仁等以化瘀理气。根据肺部闻诊不同，立法择药有所侧重。

**临床应用：** 本方对于诸咳喘之属痰热实证者，可加减使用。祛邪为先，利气为急，化痰为要，有湿啰音者重化痰利水，有干啰音者宜调畅气机，啰音未消者慎用补法。

**典型病例：**

患儿，女，3 岁 9 个月。咳嗽 1 周伴发热 3 天，1 周前感寒后出现咳嗽，喷嚏，鼻塞，流清涕。口服阿莫西林、氨酚黄那敏颗粒、百蕊颗粒后，咳嗽逐渐加重，昼夜均咳，咳剧易呕，流涕减轻，3 天前高热，纳减，静滴抗生素和氨茶碱后，现热稍退，然咳不减，喉中痰鸣，微有喘息，轻微鼻塞，鼻流清涕，纳减，大便干，小便黄。患儿 8 月龄时开始出现反复咳喘，冬季多发，有"湿疹"和多次"腹泻"病史，母亲有"过敏性鼻炎"病史。刻诊：精神尚好，形态稍胖，呼吸稍促，唇周微绀，咽红偏暗，扁桃体 Ⅱ 度肿大，双肺呼吸音粗，满布中小水泡音，少许哮鸣音，心脏无异征；四肢末温。舌质红，苔中根黄，脉滑数。中医诊断：肺炎喘嗽病，痰热闭肺证。治宜清热宣肺，降气化痰。予麻杏化痰方加减。处方如下：

| | | | |
|---|---|---|---|
| 炙麻黄 5g | 石膏 20g | 杏仁 6g | 前胡 10g |
| 枳壳 10g | 白芷 10g | 黄芩 10g | 金银花 15g |
| 地龙 15g | 瓜蒌皮 15g | 青皮 10g | 降香 15g |
| 鱼腥草 10g | 钩藤 20g（后下） | 胆南星 5g | 蔓荆子 10g |
| 陈皮 10g | | | |

服 3 剂，咳喘缓解，鼻窍得通，热退，痰多，纳食好转，大便调，仍有咽红，肺部大水泡音，舌质红苔白腻，脉细滑。前方去降香、地龙、钩藤、蔓荆子、地龙，减石膏用量至 15g，加神曲、山楂各 10g，蛤粉 30g，5 剂后咳

消，喘止。拟宣肺理气、祛风调脾方治之。

## 验方 2　金水清方

**组成：**漏芦 10g，连翘 10g，生甘草 10g。

**功能：**清热解毒，利湿止血。

**主治：**适用于湿热及实热证的小儿血尿。急性肾炎、紫癜性肾炎、迁延性肾炎、肾炎型肾病、尿路感染等各种原因所引起的血尿。

**用法：**每日 1 剂，水煎 150mL，分 2～3 次服。8 周为一疗程。

**方解：**倪珠英教授根据小儿生理病理特点和自己的临床实践，提出"以热为先，因湿为重，因实致虚，先实后虚"的小儿血尿病机发展规律。倪珠英教授强调"热邪"是小儿血尿的主要致病因素，湿热是其加重且缠绵难愈的病理关键，湿热、虚热、瘀热等均因热而起，或与热相合，热邪贯穿于小儿血尿的始终，提出"小儿血尿热因论"。《灵枢·经脉》曰"足少阴之脉，从肾上贯肝膈，入肺中，循喉咙，挟舌本"，说明了肾与舌之经脉联系，咽喉不仅是肺胃之门户，更为肾经所循绕，可提示肾经病变。倪教授重视小儿生理病理特征，认为咽部的红、肿、痒、痛与血尿的发生、发展、加重、持续不愈关系密切，咽喉病症长期难愈，则伏邪羁留，亦是血尿缠绵不愈的主要原因，故临证强调咽部观察常可辅证望舌之偏差，如咽喉持续暗红，提示阴虚或血瘀。根据这一思想，倪教授认为清热利湿应为小儿血尿的基本治疗大法。以漏芦为君药，性寒而味苦，归肾、肺、胃经，能泻三焦尤其是下焦之热而止血。连翘，性微寒而味苦，入肺、心、胆经，方中取其清散上焦邪热、清血热、散血结、利水湿之用，加强漏芦清热解毒之效，为臣药。生甘草，味甘，性平，归心、肺、脾、胃经。方中生甘草为佐使，以清热泻火解毒、调和诸药。该方配伍严密，组方精练，上清肺金，下清肾水，共奏清热解毒、利湿止血之功。

**加减：**阴虚者，加百合 10g，阿胶 6g；热毒甚者，加栀子 10g，金银花 10g；血尿明显者，加小蓟 15g，茜草 10g；脾虚者，加茯苓 10g，党参 10g，神曲 6g；湿热明显者，加土茯苓 10g，滑石 15g；瘀血者，加花蕊石 10g，琥珀 1～3g，三七 5g。

**临床应用：**本方对于湿热及实热证血尿均可加减使用。或小便黄赤而少，尿频，尿急，尿痛，咽喉红肿痛；或伴头面肢体浮肿，舌红苔黄腻，脉滑数者，效果较佳。但对于肺脾气虚或脾肾阳虚者，疗效欠佳。

**典型病例：**

张某，男，13 岁。持续血尿 4 年。患儿 4 年前患过敏性紫癜，在当地医院经激素、抗生素、中药等治疗，紫癜消失，但镜下血尿持续，尿常规：Pro（－），RBC（＋～＋＋＋）。在此期间患儿始终无任何不适，饮食二便如常。查体见面色显白，精神尚好，咽不红，肺、心、腹、肾无异征。舌稍红，苔淡黄稍腻，脉细滑。尿检 Pro（－），RBC（＋＋＋）。西医诊断：紫癜性肾炎。中医诊断：血尿；湿热内阻，气滞血瘀证。治以清热解毒，凉血化瘀。以金水清方加减，处方如下：

| | | | |
|---|---|---|---|
| 漏芦 10g | 连翘 15g | 生甘草 15g | 马鞭草 20g |
| 白及 15g | 泽泻 15g | 茵陈 15g | 三七粉 5g（冲服） |
| 瞿麦 30g | 萹蓄 30g | 益母草 20g | 琥珀粉 3g（冲服） |

上方根据症状不断调整服用 6 个月后停药。门诊随访，一般情况好，每遇感冒，尿检偶见 RBC，平时无异常。

# 验方 3　化湿清肠止泻方

**组成：**葛根 10g，藿香 10g，茯苓 10g，泽泻 10g，车前草 15g，马齿苋 15g，石榴皮 10g，神曲 10g。

**功能：**芳香化湿，清肠止泻。

**主治：**用于轮状病毒感染引起的水湿腹泻（秋季腹泻），以起病急，病程短，大便清稀，甚或水样、夹泡沫，伴脘闷食少，苔白腻或滑为辨证要点。

**用法：**每日 1 剂，水煎 150mL，分 2～3 次温服。

**方解：**经云"清气在下，则生飧泄"。患儿脾胃素虚，运化失职，湿浊内生，清浊不分，并走大肠发为泄泻。方中葛根味甘、辛，性平，归脾、胃、肺、膀胱经，升清止泻，解肌退热；藿香味辛，性微温，归脾、胃、肺经，芳香化湿；茯苓味甘、淡，性平，归心、肺、脾、肾经，泽泻味甘，性寒，归肾、膀胱经，二者利水渗湿；车前草味甘，性寒，归肝、肾、膀胱经，马齿苋味酸，性寒，归心、肝、脾、大肠经，二者清肠化湿；石榴皮味酸、涩，性温，归大肠经，涩肠止泻；神曲味甘、辛，性温，归脾、胃经，消食助运。全方共奏运脾化湿、清肠止泻之效。倪教授融升清、芳化、温化、清解、收敛、消导诸法于一方，脾虚湿盛为泄泻之基本病机，治脾贵在运脾，治湿宜用温化，待湿浊去，则脾运健，脾气自复。

**加减：** 热象重者，加黄芩、黄连清热燥湿；风寒象重者，加苏叶、防风、白芷祛风化湿；腹痛者，加白芍缓急止痛；脾虚者，加党参、白术健脾止泻。

**临床应用：** 本方对于轮状病毒感染引起的水湿腹泻（秋季腹泻），可加减使用。但细菌性痢疾引起的腹泻者慎用。

典型病例：

王某，女，1岁6个月。患儿腹泻5天，每日4～5次，为黄稀水样便，伴发热，呕吐胃内容物。经治疗后（用药不详），现热退，无流涕，无咳嗽，昨日大便5次，为稀便，纳食减少。检查：一般可，精神一般，口唇稍干，咽红。心肺正常，肠鸣音不亢进。舌红，舌中部苔白腻；指纹不显。检查：大便轮状病毒阳性，大便常规正常。中医诊断：泄泻；湿热泻，湿重于热证。治以运脾化湿、清肠止泻。化湿清肠止泻方加味：

| | | | |
|---|---|---|---|
| 葛根 10g | 厚朴 3g | 藿香 10g | 云苓 10g |
| 陈皮 6g | 车前草 15g | 乌梅 10g | 薏苡仁 10g |
| 芡实 10g | 马齿苋 15g | 石榴皮 10g | 神曲 10g |

共3剂，温水冲服，每日1剂，分3次口服。

禁食生冷油腻，避风寒，频服口服补液盐。追访结果，服药1剂即效，3剂后大便恢复正常。


（整理者）

刘晓鹰：主任医师，第二批全国老中医药专家倪珠英学术经验继承人；

张雪荣：医学博士，副主任医师。

# 李士懋验方

## 【名医简介】

李士懋（1936—2015），男，山东省黄县人。曾任河北医科大学中医学院教授、主任医师、博士研究生导师，北京中医药大学博士研究生导师，中国中医科学院传承博士后合作导师。中华中医药学会内科学会委员会委员，国家药品审评委员会专家，第二、三、四、五批全国老中医药专家学术经验继承工作指导老师，2008年被河北省卫生厅、人事厅、河北省中医药管理局授予"河北省首届十二大名中医"。2014年被授予第二届"国医大师"称号。

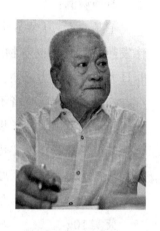

李教授于1956年毕业于北京101中学，1956年考入北京中医学院（现北京中医药大学），成为新中国首届高等中医院校的学生。李教授怀着满腔的热情和热血，投入到中医的学习中，六载寒暑岐黄之学，亲聆当时任应秋、秦伯未、赵绍琴、余无言、陈慎吾、刘渡舟、董建华等名师教诲，废寝忘食，刮摩淬励，奠定了扎实的中医理论根基，为今后的成才之路铺垫了坚实的根基。1962年毕业后，积极响应国家的号召，奔赴创业初期的大庆油田总医院。石油大会战初期，自然环境恶劣、工作条件极其艰苦，李士懋教授任儿科大夫的8年中，每天都接诊大量的患者，儿科共有3个病区，200多张病床，患者多时常加至三四百张。在麻疹、流行性脑脊髓膜炎、细菌性痢疾等肆虐的年代，急危重症患者占了2/3，尤其冬春麻疹流行时，白天黑夜在病房，半个月亦难得回家一次，日夜坚守在临床第一线，诊治和抢救患儿。面对如此之多的危重患者，李士懋教授努力学习温病著作，遍及历代温病名著，治好了许多急难危重的患儿，突显了中医治疗急危重症的优势，积累了丰富的第一手临床实践资料，为今后的临床、教学、科研尤其是开展中医急症的研究创造了得天独厚的条件。《麻疹治疗的体会》即是李教授当时抢救患儿麻疹合并肺炎、肠炎、心力衰竭等经验的总结，后被收入《北京中医学院三十年论文选》。1979 年调入河北中医学院从事教学、临床、科研工作。李教授从医 50 余载，身体力行，心悟笔耕，厚积薄发，大医精诚，学研具丰，集学术思想、临床经验和思辨特点，撰写了《脉学心悟》《濒湖脉学解索》《溯本求源·平脉辨证》《火郁发之》《温病求索》《相濡医集》《中医临证一得集》《汗法临证发微》等多部学术著作，古籍校勘 3 部，教材 3 部；发表论文 76 篇。获省级科技进步奖三等奖 2 项，厅级科技进步奖 5 项；研制中药新药 5 项。李教授遵循和恪守中医学的经典理论，实践和发挥中医学的辨证论治规律，形成了以中医理论为指导的平脉辨证论治的思辨体系。

# 验方　新加升降散

**组成：**僵蚕 8 ～ 12g，蝉蜕 3 ～ 7g，姜黄 5 ～ 10g，大黄 3 ～ 7g，淡豆豉 8 ～ 10g，栀子 7 ～ 10g，连翘 10 ～ 15g，薄荷 3 ～ 5g。

**功能：**畅达气机，清透郁热。

**主治：**儿童气机闭塞，火热之邪被遏伏于内不得透发所引起的诸多疾病。症见烦躁不寐，面红而滞，谵狂昏厥，斑疹疮疡，口舌生疮，四肢厥冷而气喷如火，舌卷囊缩；或舌出寸许，烦渴引饮，二便不畅；或火泻无度，腹痛，肠鸣如雷；或咽痛咳喘，胸闷胸痛；或头晕目眩，胁肋胀痛，烦躁易怒，抽搐瘛疭；或身热倦怠，呕吐下利，脘腹胀满，牙痛龈肿等。

**用法：**每日 1 剂，上八味，以水 600mL 煎取 200mL，分两次服，不效可加服，忌食生冷油腻、辛辣刺激之品。

**方解：**方中以僵蚕为君，味辛、咸，性平，归肝、肺、胃经，气味俱薄，轻浮而升，能升清散火、祛风除湿、清热解郁。蝉蜕，味甘、咸，性寒，归肺、肝经，升浮宣透，可清热解表、利咽开音、宣毒透达、明目退翳、息风止痉，二药皆为阳中之阳，升而不霸，无助热化燥、逼汗伤阴之虞。热邪被郁的关键在于气机郁滞，郁热外出之路不畅，欲使郁热得以透达外解，必须展布气机。姜黄，味辛、苦，根寒茎温，归肝、脾经，善能行气活血解郁；大黄，味苦，性寒，归脾、胃、大肠、肝、心包诸经，清热泻火，通腑逐瘀，凉血解毒，可降浊阴，推陈致新，使里热下趋而解。上三味共为臣，助君以透热解郁。栀子，味苦，性寒，归心、肺、三焦经，清热利湿，泻火除烦，凉血解毒；淡豆豉，味辛、苦，性凉，归肺、胃经，解表除烦，宣发郁热，二药实为栀子豉汤。心、肺居上焦，温邪又易上受，上焦气机畅达，则郁伏之邪热有了外达之通路；若气机阻塞，则逼热入营血，逆传心包，故解决好气分问题尤为重要。连翘，味苦，性微寒，归心、肺、小肠经，清热解毒，消肿散结，疏散风热；重用连翘，受张锡纯之启发，张氏称其"升浮宣散，流通气血，治十二经血凝气聚"。薄荷，味辛，性凉，归肺、肝经，疏散风热，清利头目，利咽透疹，疏肝行气。此四味共为佐使，助君臣清热解毒，透热外达，防止其传变之势。诸药相合，共奏"畅达气机，清透郁热"之功。

**加减：** 因湿遏热郁者，加茵陈、滑石、佩兰、菖蒲等；情志怫逆致热郁者，加玫瑰花、代代花、绿萼梅、川楝子等；瘀血致郁者，加赤芍、牡丹皮、桃仁、红花、紫草等；痰浊蕴阻而热郁者，加瓜蒌、川贝、黛蛤散、杏仁、竹沥等；郁热重者，加石膏、知母、黄芩等；热郁津伤者，加芦根、花粉、石斛等；气血两燔者，加石膏、知母、黄芩、水牛角、生地黄、牡丹皮、赤芍等；热郁兼气虚者，加西洋参、生黄芪、山药等。加减颇多，应用甚广。

**临床应用：** 此方诚为治疗"火郁"的一张名方。经云："火郁发之。"发乃使郁热得以透发而解之意，使气机畅达，热自易透达而解。然临床引起火郁者众多，如何"祛其壅塞，展布气机"？当视阻遏气机之邪不同、部位之异、程度之别分而治之。寒邪者当辛温散之，湿邪者当化之，气滞者当疏之，热结者当下之，瘀血者当活血化瘀，使邪去气机畅达，郁火自易透于外而解。上五法可概括为"清透"二字，"透"有"发"之意，故透邪为其要；有火热内郁，亦当清之，清者即清泄郁伏之火热，然郁火不同于火热燔灼者，不能见热即过用寒凉，以防冰伏气机，使郁热更加遏伏，故必以透为先，佐以清之。若通晓其理，综合患者病史、体征及典型脉象等，不论外感内伤、内外妇儿各科，皆可以此方化裁，疗效显著。

典型病例：

患儿，男，11 岁。1993 年 5 月 12 日初诊。5 天前患腮腺炎，右颊部肿大，高热不退，已住院 3 日，体温仍 40.5℃，昨晚出现惊厥抽搐、谵语、神志昏蒙。其父母异常焦急，与余相识，恳请往院诊视。碍于情急，故以探视身份赴院诊治。大便两日未解，睾丸无肿大。舌暗红苔薄黄而干，脉沉燥数急。中医诊断：发颐神昏，热郁痉厥证。治宜畅达气机，清透郁热。予新加升降散加减。处方如下：

| | | | |
|---|---|---|---|
| 僵蚕 9g | 蝉蜕 3g | 姜黄 5g | 大黄 4g |
| 淡豆豉 10g | 焦栀子 7g | 黄芩 8g | 连翘 12g |
| 薄荷 5g | 马勃 1.5g | 板蓝根 10g | 青蒿 12g |

两剂，诸药以水 1L 煎取 400mL，分两次服，不效可加服，忌食生冷油腻、辛辣刺激之品。回访药后，神清热退，颐肿全消，痊愈。

（整理者）

扈有芹：医学硕士，主任医师，第四批全国老中医药专家李士懋学术经验继承人。

# 黄建业验方

## 【名医简介】

黄建业（1937—2011），男，汉族，贵州省福泉人。贵阳中医学院（现贵州中医药大学，下同）教授、主任医师。1956年考入贵阳医学院（现贵州医科大学）医疗专业，1958年响应党的号召，转入中医学专业，矢志岐黄。1961年毕业后留校任教并坚持临床，成为中华人民共和国成立后首批中医学专业毕业生。黄老曾先后师承贵州省名医许玉鸣教授、黄树曾教授。1965年调至刚成立的贵阳中医学院任教。1984年任贵阳中医学院教务处处长，1987年任

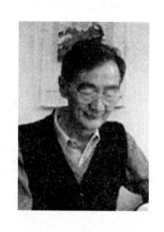

教授、硕士研究生导师。黄建业教授曾兼任全国高等中医药教育管理研究理事、贵州中医药学会儿科专业委员会主任委员等职务。1997年获第二批全国老中医药专家学术经验继承工作指导老师。2009年获贵州省首届"名中医"荣誉称号。2010年"黄建业传承工作室建设项目"成为国家中医药管理局首批获建的老中医工作室之一。

黄建业教授从医执教50载，经典功底深厚，治学严谨。他在系统掌握中西医基础理论、继承先师经验的基础上，苦心探索，知常达变，在中西医结合儿科、中医内伤杂病、老年病等方面形成了自己独特的学术思想和临证思辨方法。他认为小儿多脾病，"理脾当在先"，创立"黄氏理脾七法"，自拟"运脾散"辨治小儿厌食、腹泻等脾病；创立"益气固表汤"，用培土生金之法，辨治小儿复感；化裁古方，创立"清气化痰汤"，健脾泻肺化痰，寒温并用，辨治小儿咳嗽与哮喘病。黄教授临床擅长辨治小儿反复呼吸道感染、哮喘、厌

食、腹泻、痹证以及小儿肾病等肺脾肾系病证。

## 验方 1　益气固表汤

**组成**：黄芪 10g，炒白术 10g，防风 6g，党参 9g，桂枝 6g，大枣 3 枚，茯苓 10g，薏苡仁 10g，白芍 6g，怀山药 6g，枳壳 6g，焦山楂 6g。（剂量以 3 岁儿童为例）

**功能**：益气固表，培土生金。

**主治**：主要用于儿童反复呼吸道感染迁延期与缓解期，证属肺脾两虚、卫外不固。症见反复呼吸道感染，易于感冒，有多汗、少气懒言、食少、面色苍白、山根青紫等。

**用法**：每日 1 剂，水煎 100mL，分 2 ～ 3 次服。2 ～ 4 周为一疗程，可连用两个疗程。

**方解**：反复呼吸道感染（RRTI）又简称为"复感儿"，是儿科常见肺系病证之一。是指小儿发生上呼吸道感染与下呼吸道感染的次数增多，超过一定的范围。复感儿发病形式多样，有咽炎、扁桃腺炎、支气管炎、肺炎、哮喘等。黄教授临床辨治复感儿多以改善补肺健脾、调节小儿免疫力、减少呼吸道感染为主要治法。他认为本病"不在邪多而在正气不足"，指出"益气祛邪"是基本治则。将本病分为急性期、迁延期、间歇期（或缓解期）三期辨治，急性期祛邪为主，按所患疾病辨治；迁延期、间歇期治宜益气扶正祛邪。黄建业教授取黄芪桂枝五物汤、玉屏风、参苓白术散三方之方义，创立益气固表汤。方中黄芪为君药，益气固表，实卫而敛汗，健脾益肺，具有较强的增强机体免疫力的作用；桂枝辛温，甘草甘温，二药相合，有辛甘化阴之功，以鼓舞卫阳；白芍味酸，与甘草合则酸甘化阴，能护阴敛汗，内和营气，并制桂枝之偏温。黄芪得桂枝通阳达表，祛风散寒，驱邪不伤正，和卫不碍驱邪。黄芪合炒白术、茯苓、党参、山药、薏苡仁等健脾益气固表。全方补中有疏，散中寓补，共奏益气祛邪、培土生金、固表之功。培土即健脾益气，助运除湿；生金即脾输精养肺，使正气充沛，卫外得固，邪不可干，达到"从脾治肺"的目的。

**加减**：多汗者，加煅龙骨 10g，煅牡蛎 10g，浮小麦 10g，乌梅 6g；食欲不振者，加鸡内金粉 6g，吞服；大便稀、苔白厚者，加厚朴 6g，蔻仁 10g；

遗尿、小便清长者，加桑螵蛸 6g，桑寄生 6g；易于咳喘者，加五味子 6g，桔梗 9g。大便干结、苔黄厚腻者，加制黄精 4g，肉苁蓉 6g，生地黄 4g。

**临床应用：** 本方主要用于反复呼吸道感染迁延期或缓解期之肺脾两虚证。尤其是平素多汗，少气懒言，感冒迁延不愈患者，服之效佳。

**典型病例：**

刘某，男，3 岁 1 月。2010 年 1 月 5 日初诊易反复感冒 2 年，伴喷嚏 1 周。患儿近 2 年汗多怕风，体质虚弱，喜暖喜抱，易感冒，且缠绵难愈。常因汗多汗出吹风后感冒，每次感冒痊愈数天或接近尾声时又再次复感外邪发生感冒，平均每月感冒 1 ～ 2 次，常用西药治疗。严重影响患儿的日常生活。近 1 周患儿因受凉，出现微咳，喷嚏，鼻塞，无痰，家长给患儿服用"消炎止咳"药（不详）及外院输"青霉素"等药物未奏效而求助中医。病后 2 年来患儿多汗，食少，怕冷，大便不调，体重及身高增长缓慢，精神尚可。近 1 年有"肺炎、支气管炎"病史 2 次，每月感冒 1 ～ 2 次，病情迁延难愈。患儿为早产儿，自幼体弱，食少挑食，易于感冒，现体重 13.5kg，身高 85cm，体温 37℃。体查精神可，面色苍白，山根青筋显露，咽微红，扁桃体Ⅱ度肥大。舌质红，舌根苔稍黄，心脏未见异常，双肺呼吸音粗，未闻及干湿啰音。脉细。

刻下症见易感冒，缠绵难愈，自汗畏风，喜暖怕冷，微咳，喷嚏鼻塞，食少，大便不调。有下呼吸道感染病史。西医诊断：反复呼吸道感染。中医诊断：反复呼吸道感染迁延期，肺脾两虚、复感外邪证。治宜益气健脾为主，佐疏风解表。处方如下：

| | | | |
|---|---|---|---|
| 黄芪 10g | 泡参 6g | 黄芩 10g | 射干 4g |
| 僵蚕 4g | 苍术 6g | 玄参 4g | 浙贝母 6g |
| 海蛤壳 6g | 法半夏 6g | 桔梗 6g | 苍耳子 4g |
| 白术 6g | | | |

4 剂，水煎服，1.5 日 1 剂，每日 4 次，每次 50mL。

二诊（2010 年 1 月 12 日）：喷嚏愈，恶风畏寒消失，仍咳嗽无痰，便干如羊屎，每日 1 次，食少。望之精神好，面色苍白，山根青，咽红，扁桃体Ⅱ度肿大。舌红，根苔稍黄，心肺听诊（－），脉细。外寒祛则嚏止、恶风畏寒消失。但大肠干结如羊屎、咽红、舌红苔黄为里热盛。治宜清热利咽，佐益气宣肺，处方如下：

| | | | |
|---|---|---|---|
| 僵蚕 6g | 射干 4g | 板蓝根 10g | 黄芩 10g |
| 牛蒡子 6g | 玄参 4g | 蝉蜕 4g | 炙紫菀 10g |
| 炙冬花 10g | 桑白皮 6g | 青果 6g | 胖大海 6g |
| 桔梗 6g | 党参 10g | 甘草 6g | |

4 剂。煎服法与医嘱同一诊。

三诊（2010 年 1 月 19 日）：咳减，便干好转，咽红，扁桃体Ⅱ度肿大，舌平。药证相符，治以益气固表、宣通肺窍、化痰散结。处方如下：

| | | | |
|---|---|---|---|
| 僵蚕 6g | 射干 6g | 板蓝根 10g | 黄芩 10g |
| 牛蒡子 6g | 玄参 6g | 百部 10g | 海蛤壳 10g |
| 浙贝母 10g | 薄荷 6g（后下） | 黄芪 15g | 防风 6g |
| 苍耳子 6g | 甘草 6g | | |

4 剂，煎煮法同一诊。黄老用黄芪配防风正是取玉屏风散之意。

四诊（2010 年 1 月 26 日）：微咳，大便先干后稀，精神好，活泼，饮食好，面色转红，余无不适。咽微红，扁桃体Ⅱ度肥大，舌尖红，根苔厚。病情平稳，唯咽微红，扁桃体Ⅱ度肥大。进入反复呼吸道感染缓解期，当扶正治本虚为主，宜益气固表，健脾，佐以清利咽喉，益气固表汤加减：

| | | | |
|---|---|---|---|
| 黄芪 15g | 炒白术 10g | 党参 10g | 射干 6g |
| 僵蚕 6g | 黄芩 10g | 薄荷 6g（后下） | 胖大海 4g |
| 板蓝根 10g | 浙贝母 10g | 海蛤壳 10g | 甘草 6g |

4 剂。煎服法同三诊。

四诊后进入缓解期，用益气固表汤方调理 2 个月。处方：

| | | | |
|---|---|---|---|
| 黄芪 15g | 炒白术 10g | 防风 6g | 党参 9g |
| 海蛤壳 10g | 胖大海 4g | 茯苓 10g | 薏苡仁 10g |
| 白芍 6g | 怀山药 6g | 枳壳 6g | 焦山楂 6g |

感冒明显减少，纳可便调，随访半年治愈。

# 验方 2　清气化痰汤

**组成：** 胆南星 6g，全瓜蒌 6g，黄芩 10g，浙贝母 6g，法半夏 6g，杏仁 10g，茯苓 10g，枳壳 3g，槟榔片 6g，焦山楂 6g，甘草 6g。（剂量以 3 岁小儿

为例）

**功能：** 清气化痰，理气止咳。

**主治：** 痰热内蕴，肺气郁闭之咳嗽、肺炎喘嗽、哮喘等病。临床以咳嗽或咳喘，喉中痰鸣声响如拉锯，咯痰黄稠或喘憋，咽红肿，舌红苔黄腻，指纹紫滞或脉滑数为辨证要点。

**用法：** 每日1剂，水煎100mL，分3～4次服。

**方解：** 本方是黄建业教授为儿童咳嗽病、哮喘病而设。用于证属痰热壅肺、肺气郁闭之急性喘息性支气管炎、毛细支气管炎、肺炎喘嗽、哮喘等疾病。黄教授认为上述疾病虽"病不同，但证相符"，指出"痰"伏于肺，遇外邪诱发是其主要病机；均易于复发，病程长，难于根治，宣肺化痰为其基本治则。但治疗关键不是一味化痰，而是通过对"痰"的宣化，使胶固之痰从根本上化解。黄教授认为"治痰者必先降其火，治火者必顺其气也"，故将《医方考》中"清气化痰丸"去姜汁（因无市售），加浙贝母、焦山楂，用全瓜蒌代瓜蒌仁，枳壳易枳实，化裁为"清气化痰汤"。方中胆南星、全瓜蒌为君药，瓜蒌仁导痰热使之从气道及大便而出，则腑气相通，肺气得降；瓜蒌皮宽中散结，瓜蒌仁既能上清肺胃之热而涤痰，又能宽中下气，以开胸散结，达到利肺气、宽胸膈的目的；胆南星味苦，性凉，功在清热化痰，息风定惊，如汪昂云："气有余则为火，液有余则为痰。"故本方中胆南星、全瓜蒌可疏泄实痰、实火之壅闭，宽胸散结，息风定惊，达到清化肺内痰热，理气止咳目的。法半夏为辛温之品，与苦寒之黄芩、浙贝母相配共为臣药，一化痰散结，一清热降火，相辅、相制又相成。脾为生痰之源，肺为储痰之器，痰阻气道，随气升降，气壅则痰聚，气顺则痰消，故佐以杏仁降利肺气以宣上，槟榔片、枳壳、陈皮理气化痰以宽胸；茯苓健脾渗湿以杜生痰之源，焦山楂消积以助脾运。纵观全方，消补兼施，升降并行，化痰与清热、理气并进，脾气顺则火降，火清则痰消，痰消则火无所附，痰热壅肺诸症悉除，咳喘自愈。黄教授临床应用清气化痰汤治疗急性喘息性支气管炎、毛细支气管炎、肺炎喘嗽、哮喘等痰热壅肺、肺气郁闭之证，能有效减轻咳喘和痰多症状、控制发作、缩短病程、消除肺部痰鸣音，并促进雾化吸入的西药最大程度发挥弥散功效，体现了黄教授"运脾泻肺""从脾治肺"学术思想。

**加减：** 伴食欲不振，或不思食者，加神曲6g，麦芽10g或莱菔子6g；大便稀溏者，加炮姜 6g，补骨脂 6g，升麻 6g；伴喘息，加地龙 6g，蜜麻黄 2g，细辛 2g；伴发热咽痛、咽红者，加青果 6g，淡豆豉 6g，板蓝根 6g；伴痰多喉鸣肺部啰音难消者，加吴茱萸 2g；伴痰黄，苔黄厚腻，大便干结者，加生地黄 3g，桑白皮 6g，川贝母 2g。

**临床应用：** 本方用于痰热壅肺、肺气郁闭之急性喘息性支气管炎、毛细支气管炎、肺炎喘嗽、哮喘等疾病。特别是平素痰多、苔黄厚腻之湿热、痰热体质患儿收效佳。常用于实证。

典型病例：

患儿，肖某，女，6 岁。2009 年 6 月 3 日初诊。反复咳嗽 4 个月，加重伴痰黄黏稠 5 天。

患儿近 4 个月来反复咳嗽，每遇"感冒"加重，每次均服用西药"氨必仙"等治疗，咳嗽时轻时重，但不能彻底治愈，咳嗽早晚明显，晨起咯痰后则咳缓，时有白痰难咯。5 天前受寒咳嗽加重，阵咳频作，咳声重浊，痰多黏稠色微黄，夜低热，纳呆食少，服西药（不详）无效，求助中药就诊。病后神疲，二便调。2 年多汗食少，面色萎黄，形体消瘦，生长发育较慢，易感冒，每月 1～2 次，常用西药抗生素治疗，未系统治疗。有"肺炎""支气管炎"疾病史。查体：体重 20kg，体温 37.8℃，神疲，面色萎黄，体瘦，咽红，舌红苔黄腻，心脏未闻异常，双肺呼吸音粗糙，有少许散在痰鸣音，腹部未见异常，脉数。刻下症见咳嗽频作，咳声重浊，痰多黏稠色微黄，多汗低热，纳呆食少，咽红，舌质红，舌苔黄腻，双肺有痰鸣音。患儿易感冒 2 年，有"支气管炎""肺炎"病史。中医诊断：咳嗽病，痰热蕴肺证；反复呼吸道感染，肺脾两虚证。西医诊断：急性支气管炎。治以清热化痰，理气止咳，予清气化痰汤加减：

| | | | |
|---|---|---|---|
| 胆南星 6g | 黄芩 10g | 全瓜蒌 6g | 炙紫菀 10g |
| 款冬花 10g | 茯苓 10g | 杏仁 10g | 地龙 6g |
| 蝉蜕 6g | 陈皮 6g | 枳实 10g | 前胡 6g |
| 浙贝母 6g | 甘草 6g | | |

3 剂。水煎服，每次服 50mL，每日 4～5 次，每日 1 剂。

二诊（2009 年 6 月 6 日）：咳嗽减轻，热退，涕黄稠。精神可，面色萎黄无华，咽红，舌红，舌苔稍黄腻，肺部闻及少许散在痰鸣音。药证相符，痰热渐化，但余邪未尽，治以清热理气止咳，佐以辛夷花、苍耳子宣通鼻窍，处方：

| | | | |
|---|---|---|---|
| 黄芩 10g | 菊花 10g | 前胡 10g | 炙紫菀 10g |
| 桑叶 10g | 桔梗 10g | 蒲公英 10g | 生地黄 10g |
| 玄参 10g | 地龙 6g | 蝉蜕 6g | 苍耳子 10g |
| 辛夷花 10g（包煎） | | 甘草 6g | |

2 剂。煎服法和医嘱同前。

三诊（2009 年 6 月 8 日）：咳愈热退，无涕，但食少多汗，口臭症显，咽微红，舌淡红，舌苔稍腻。心肺未见异常。余热已清。食少多汗乃肺脾两虚显露，脾虚运化无力则食少，肺气虚营卫不固则汗多。法以健脾益气，培土生金。方拟益气固表汤：

| | | | |
|---|---|---|---|
| 黄芪 10g | 苍术 10g | 茯苓 10g | 炒白术 10g |
| 薏苡仁 10g | 枳实 10g | 炒扁豆 10g | 砂仁 6g（后下） |
| 麦芽 6g | 焦山楂 6g | 地龙 6g | 蝉蜕 6g |
| 法半夏 10g | 黄芩 10g | 僵蚕 6g | 甘草 6g |

3 剂。水煎服。医嘱同前。

四诊（2009 年 6 月 12 日）：咳平，仍口臭。前日饱食后大便量多，成形，每日约 2 次。精神可，面色萎黄无华，咽不红肿。舌淡红苔稍白腻。心肺未闻异常。脉沉细无力。患儿脾运未复，过食后更伤脾胃，故致大便量多。法以健脾益气，培土生金。方拟益气固表汤加减：

| | | | |
|---|---|---|---|
| 黄芪 10g | 苍术 10g | 茯苓 10g | 炒白术 10g |
| 薏苡仁 10g | 炒扁豆 10g | 山药 10g | 焦山楂 6g |
| 槟榔片 6g | 蝉蜕 6g | 法半夏 10g | 厚朴 6g |
| 黄柏 10g | 乌梅 6g | 麦芽 6g | 甘草 6g |

3 剂。煎服法及医嘱同前。3 剂后痊愈。

（整理者）

彭玉：医学学士，教授，主任医师，第二批全国老中医药专家黄建业学术经验继承人。

# 王霞芳验方

## 【名医简介】

王霞芳（1937—），女，上海人。上海市中医院主任医师，上海中医药大学客座教授。上海市名中医，世界中医药联合会儿科分会名誉会长；第一批全国老中医药专家董廷瑶学术经验继承人，第三、四批全国老中医药专家学术经验继承工作指导老师；全国名老中医王霞芳传承工作室指导老师；上海海派中医董氏儿科流派传承研究总基地的负责人。享受国务院政府特殊津贴。

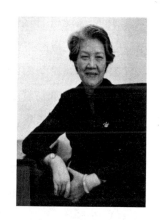

王霞芳教授师从中医儿科泰斗董廷瑶，熟研中医经典著作，重视"天人相应""阴阳五行""整体观"等理论。遵循推崇董老"治病求因""推理论病""辨证论治"的诊治法则，临床擅长以伤寒与温病学说为核心，融会贯通，选用经方诊治小儿各型热病、久热不退等顽疾，药进热退得心应手，享誉上海。王教授崇尚李东垣脾胃学说，常谓小儿稚阴稚阳之体，脾常不足肺常虚，病则每多外邪袭肺，或饮食内伤损及脾胃，形成"肺脾同病"，提出治疗小儿呼吸道和消化道常见病，"治肺为先，肺脾同治，健脾为要"的论点，善用培土生金法治疗小儿反复呼吸道感染疾病，杜绝生痰之源，取得显著疗效，展示了中医药防治结合根治病本的特色。王教授治疗小儿哮喘，指出必须按患儿体质及病因病机，"分期分证、内外兼治"，辨证分型，采用三期施治：哮喘发作期，宣肺豁痰通络平喘为急，经多年实践制成王氏验方"宣肺通络平喘汤"投治，辄能痰化气顺咳喘即平；缓解期健脾化痰肃肺，培土生金；稳定期健脾补肾纳气。夏季采用穴位敷贴，扶元御邪、防病复发；冬季采用膏方调理，益气润肺固卫、健脾补肾培元，如此周期疗法使大部分患儿病情得以控制、痊愈。

王霞芳教授热爱中医，致力于开展临床中医药研究，整理总结小儿各型发热、咳嗽、哮喘、吐乳症、厌食、腹泻及小儿抽动症、多动症、癫痫等病症的分型诊疗和系列方药，疗效显著，形成具有董氏儿科特色的学术思想。从继承进而创新研究，她治疗小儿厌食症，选董廷瑶教授治疳验方，临床实践多年筛选有效药物，组成新方，又为解决小儿服苦药难，进行剂型改革，创新研制出"开胃散"外敷，疗效达90%以上，成为上海市中医特色小儿厌食专科的学术带头人。设计"董氏指压法治疗婴儿吐乳症的疗效观察及机制研究"课题，对其作用机理进行了研究，分别获国家中医药管理局、上海市科学技术委员会、上海卫生局医药科研进步奖。

王霞芳教授全面继承董氏儿科精湛的学术经验，带领董氏流派传承团队，努力钻研，继承前贤，不忘创新，主持设计国家中医药管理局及上海市科学技术委员会科研课题多项，发表论文40余篇，主编专著5部，参编著作30余部。曾获国家中医药管理局科技进步奖，上海市科学技术委员会及卫生健康委员会科技进步奖，中国民族医药学会科技进步奖二等奖，中华中医药学会儿科发展特殊贡献奖，上海白玉兰医学巾帼成就奖。并荣获上海市及卫生局三八红旗手等称号。

# 验方 1　通络平喘汤

**组成：** 炙麻黄 6g，杏仁 9g，甘草 3g，黄芩 6g，辛夷 9g，蝉蜕 6g，炙苏子 10g，半夏 10g，僵蚕 10g，紫菀 6g，炙百部 9g。

**功能：** 宣肺豁痰，通络平喘。

**主治：** 过敏性哮喘发作期，或咳嗽变异性哮喘，肺炎喘嗽。内有痰热蕴伏，复感外邪，络道阻塞，肺失宣肃。症见咳嗽，喘息气促，痰多难咯，甚者呼吸困难，喉有哮鸣音，夜难平卧。

**用法：** 每日 1 剂，水煎 150mL，分 2～3 次温服。

**方解：** 王霞芳认为"风为百病之长"，风邪犯肺，可兼夹寒热，痰浊阻络，肺失宣肃，引发咳喘；正如《证治汇补》所云："哮即痰喘之久而常发者，因内有壅塞之气，外有非时之感，膈有胶固之痰，三者相合，闭拒气道，搏击有声，发为哮病。"本方取三拗汤宣肺降气、化痰止咳平喘之意，以之为基础方；邪居上焦，兼有痰热，取黄芩清肺热；辛夷、蝉蜕散风邪而通窍；合苏子、半夏、僵蚕化痰降逆，疏风通络解痉；紫菀、百部温润，有止痉咳、平喘逆之效。诸药相伍，集疏利肺气、宣降并施、祛风化痰通络于一身，则咳喘自平。

**加减：**如因风寒外束或内有寒饮引发哮喘，上方去黄芩，加细辛、干姜、五味子；痰多加浙贝母 9g，葶苈子 9g；鼻嚏、流涕加苍耳子 5g，白芷 9g；大便干结加莱菔子 9g，连翘 9g，枳实 6g。

**临床应用：**此类患儿哮喘发作皆因内有痰热壅阻肺络，复感外邪，肺失宣肃而咳逆痰上气喘，治当宣肺豁痰通络，止咳平喘。王教授的自拟方"宣肺通络平喘汤"多年来用于小儿哮喘发作期的治疗，并据寒热辨证，灵活加减，常能药下表解，痰化络通气顺，咳止喘平，往往二三剂即获咳喘缓解，临床效捷，屡用屡验。但阴虚舌红苔剥之虚喘儿不宜使用本方。

**典型病例：**

患儿，男，5 岁。咳喘反复 2 年。近 1 周咳喘复作，用喷鼻剂、服抗过敏药（具体不详）后稍有缓解，但仍咳而喘，喉间痰多，咳之不爽，鼻嚏涕阻，有过敏性鼻炎史。舌红苔白腻，脉弦滑。体检：咽红，鼻黏膜苍白肿胀，听诊两肺闻及哮鸣音、痰鸣音。中医诊断：哮喘，辨证痰热壅肺，复感外邪，肺失宣肃。治宜宣肺豁痰清热，通络平喘，王氏通络平喘汤加减。处方如下：

| | | | |
|---|---|---|---|
| 炙麻黄 6g | 杏仁 9g | 炙甘草 3g | 辛夷 9g |
| 黄芩 9g | 炙苏子 10g | 姜半夏 10g | 僵蚕 10g |
| 紫菀 6g | 炙百部 9g | 苍耳子 5g | 款冬 10g |

二诊：服药 5 剂后咳喘均平，喉间尚有痰声，鼻塞嚏涕减少，纳少便干，舌红苔薄白，脉细滑。再拟予星附六君子汤加辛夷、蝉蜕、僵蚕，益气健脾化痰，培土生金通窍，以巩固之。

经治 2 个月，随访半年，患儿咳喘未发。再于夏季三伏行中药穴位贴敷，冬季膏方调理肺、脾、肾三脏功能，扶正御邪而获痊愈。

# 验方2　泻心宁神汤

**组成**：川黄连 3g，竹沥半夏 10g，黄芩 9g，白蒺藜 10g，珍珠母 30g（先煎），石菖蒲 10g，远志 6g，野百合 15g，生地黄 15g，竹叶 10g，龙齿 30g（先煎），赤芍 12g。

**功能**：清心泻火豁痰，平肝息风宁神。

**主治**：小儿多发性抽动症、多动症，心肝火旺型。症见皱眉缩鼻眨眼，肌肉抽动，摇头耸肩，喉有异声，烦躁易怒，体壮面赤，大便干结；或多动不宁，注意力不集中，难以自控。

**用法**：每日 1 剂，水煎 150mL，分 2～3 次服。

**方解**：本方具有清心泻火豁痰，平肝息风宁神的功效。以半夏之辛，散内结之痰；以黄芩、黄连之苦，泻内蕴之湿热，二者配伍可泻火祛痰，对痰热夹湿之证最为合适；生地黄、百合滋阴清热，调和百脉，神魄自宁，王教授常取之用于儿童精神神经系统疾病如抽动症、多动症等；石菖蒲、炙远志豁痰开窍宁心；白蒺藜、珍珠母、竹叶、龙齿等平肝息风，清心安神；赤芍为使，凉血活血柔肝，畅通血脉。

**加减**：抽动严重者，加全蝎 3g，钩藤 9g，琥珀粉 3g；有遗尿者，加益智仁 10g，怀山药 10g；夜寐不安者，加茯神 9g，柏子仁 9g，五味子 3g。

**临床应用**：本方对于心肝火旺，痰热夹瘀，扰动肝风型的小儿抽动症、多动症均可加减使用。特别是对注意力不集中、兴奋多语、难以安静患儿疗效较好。

**典型病例**：

患儿，男，9 岁。眨眼伸颈，咽有痰声 2 年。伴注意力不集中 1 年。以往有反复感冒、扁桃体炎病史，乳蛾肿大如卵，刻下时时哽咽有声，咯痰色白，眨眼伸颈，学习成绩下降明显，注意力集中时间短，脾气暴躁易怒，纳可便干，舌红苔薄腻，脉细弦滑。临床诊断：儿童抽动症合并多动症。辨证为心肝火旺，痰热上扰动风。治宜泻火化痰息风。泻心宁神汤加减。处方如下：

| | | | |
|---|---|---|---|
| 竹沥半夏 10g | 姜川连 5g | 黄芩 9g | 白蒺藜 10g |
| 珍珠母 30g | 葛根 10g | 木贼草 10g | 青葙子 10g |

石菖蒲 10g　　　　远志 6g　　　　赤白芍 12g　　　　甘草 3g

琥珀粉 3g（吞）

二诊：服药 7 剂后眨眼减，时伸颈、哽咽有声，苔化薄润，脉弦滑。药症相符，症情有所控制，仍宗前义。处方：

姜川连 5g　　　　竹沥半夏 10g　　甘草 3g　　　　　白蒺藜 10g

珍珠母 30g　　　　葛根 12g　　　　赤白芍 12g　　　木贼草 10g

青葙子 10g　　　　远志 6g　　　　石菖蒲 12g　　　钩藤 10g（后下）

赤白芍 18g　　　　胆南星 6g　　　　琥珀粉 3g（吞）

7 剂。

根据症状不断调整上方，服用 3 个月，患儿情绪好转，能够安静完成作业，抽动动作未现，老师反映患儿注意力较前明显集中，学习成绩有所提高。

# 验方 3　厌食灵

**组成：** 桂枝 3g，炒白芍 6g，甘草 3g，生姜 3g，红枣 5 枚，陈皮 6g，佛手 9g，炒谷芽 15g，炒麦芽 15g。

**功能：** 调和营卫，健脾醒胃，理气消食。

**主治：** 小儿厌食，兼见自汗盗汗、反复感冒、腹软无积、睡时露睛、舌淡红苔薄润、脉细缓和。此乃因营卫不和，腠理疏松，容易汗出受邪，导致脾失健运胃纳失司而厌食。

**用法：** 每日 1 剂，水煎 150mL，分 2～3 次服。

**方解：** 经云"脾胃主一身之营卫，营卫主一身之气血"。小儿营卫不和，汗出反复感冒，常能影响脾胃的气机升降，而致胃纳不振，不思进食。本病消既不宜，补又不合，唯当调和营卫，御邪固卫防病；健脾助运，促醒胃气，使之思食，乃脾肺同治之法。又经云"心气通于舌，心和则舌能知五味矣"。桂枝汤又善通心气，心气和调，则舌能知五味，自可增进食欲。本法即董氏儿科著名的倒治法代表方。方中加入陈皮、佛手芳香理气和胃，谷芽、麦芽消食化积。全方共奏调和营卫，预防感冒，醒脾开胃，健脾消食之效。

**加减：** 体虚易感者，加太子参 9g，白术 9g，防风 5g；腹痛便软者，加

煨木香 6g，砂仁 3g（后下），炒扁豆 9g；大便偏干者，加天花粉 9g，火麻仁
10g。

**临床应用：** 本方适用于脾肺两虚，体弱汗出，反复感冒，食欲不振之厌
食儿。但因积滞苔腻口臭，或胃阴不足、舌红苔剥之不思食患儿均不宜。

**典型病例：**

患儿，男，8 岁。厌食已 3 年。体弱汗出量多，经常感冒，或发热咳嗽，
面色苍白少华，形体瘦小，大便偏软。舌淡红苔薄白，脉细软。中医诊断：厌
食。辨证为营卫不和，脾胃失调，肺脾同病。治宜调和营卫，健脾醒胃，处方
如下：

| | | | |
|---|---|---|---|
| 桂枝 3g | 白芍 6g | 炙甘草 3g | 生姜 3 片 |
| 红枣 5 枚 | 太子参 9g | 焦白术 9g | 茯苓 9g |
| 浮小麦 15g | 炒谷芽 15g | | |

7 剂药后胃纳增加，大便转调，汗出减少。上方调整续服 2 周，食欲
好转。

# 验方 4　荆蝉祛风汤

**组成：** 荆芥 6g，蝉蜕 9g，金银花 10g，蒲公英 15g，赤芍 9g，牡丹皮
9g，丹参 9g，苦参 9g，白鲜皮 12g，地肤子 12g。

**功能：** 疏风散邪，凉血泻火止痒。

**主治：** 过敏性皮炎、湿疹、皮疹色红瘙痒或渗液。

**用法：** 每日 1 剂，水煎 3 次，第 1、第 2 次所煎药汁内服，第 3 次所煎药
汁凉敷皮疹处。

**方解：**《外科正宗》云"风热、湿热、血热三者交感而生，发则瘙痒无度，
破流脂水"。风热为患，发于肌表则皮疹红痒；湿邪夹滞则搔之汁出。或因饮
食不节，伤及脾胃，导致脾运失健，水湿内滞，湿热泛于肌表；或素体血热妄
行发于肌表则红痒。以荆芥、蝉蜕祛风止痒；金银花、蒲公英清泄肺热解毒，
赤芍、牡丹皮、丹参活血凉血；苦参、白鲜皮、地肤子清利湿热止痒，共奏祛
风清热利湿止痒之效。

**加减：** 皮疹瘙痒难忍者，加乌梢蛇 9g，豨莶草 10g；皮疹红肿赤热，加

生石膏 30g，紫草 9g；有渗液出者，加黄柏 6g，薏苡仁 15g，土茯苓 30g；皮肤干痒者，加生地黄 10g，当归 6g。

**临床应用：**本方适用于风热、湿热、血热型皮炎、湿疹；对辨证属脾虚血虚型的疾病无效。

**典型病例：**

患儿，女，13 个月。面部、躯干皮疹泛发 10 天。先有流涕转黄，继之面、躯干部出现红色皮疹，瘙痒难忍，哭吵睡眠不安，纳佳，大便干结，肛门裂痛，舌尖红苔薄腻，指纹紫红。患儿嗜饮奶粉，每日奶量 1000mL。诊断：皮炎。辨证：风热外袭，里热蕴郁。治拟疏风清热，凉血止痒。处方：

| | | | |
|---|---|---|---|
| 荆芥 6g | 蝉蜕 6g | 赤芍 9g | 金银花 10g |
| 苦参 9g | 牡丹皮 9g | 生地黄 9g | 白鲜皮 12g |
| 地肤子 12g | 竹叶 9g | 蒲公英 15g | 乌梢蛇 10g |

服上方 5 剂，肤色转常，皮疹消退痒止。

数日后因进食芒果，皮疹复发，两颊细疹红痒成片 1 周。体胖，鼻塞涕多，纳佳，便调，舌红苔净。再拟疏风祛邪，凉血清热化湿。处方：

| | | | |
|---|---|---|---|
| 荆芥 6g | 赤芍 12g | 蝉蜕 6g | 浮萍 10g |
| 辛夷 6g | 金银花 12g | 白鲜皮 10g | 地肤子 10g |
| 乌梢蛇 9g | 生甘草 3g | 蒲公英 15g | |

服药 7 剂后收效。

患儿为过敏体质，血分有热，新感风邪，又进食热性发物，内外交困，血热妄行，引发宿疾，皮疹红痒又起。再予清热疏风凉血利湿之法获效。

# 验方 5　开胃散

**组成：**胡黄连 3g，青皮 5g，枳壳 9g，木香 6g，煨三棱 6g，炒莱菔子 10g，谷芽 15g，麦芽 15g 等。

**功能：**消积化滞，醒脾开胃。

**主治：**湿食积滞型小儿厌食症。症见乳食失节，脘腹胀满，口臭便结，烦躁不宁，舌质红苔黄腻，脉沉濡或指纹紫红、方达风关。

**用法：**上药研成细末装袋，每袋 15g，分别在袋上滴醋 4～5 滴，放入特制的肚兜，每晚敷"开胃散"于脐部（神阙穴），夜敷昼除。

**方解:**《黄帝内经》云"饮食自倍，肠胃乃伤"。小儿稚阴稚阳，形气未充，脾常不足。现代家长片面强调营养，超量喂以高蛋白、高能量，厚味乳食并进，超出孩子脾胃运化之功能，导致饮食积滞于中，难以消化而厌食。王教授以胡黄连配合枳壳、木香、青皮及三棱、莱菔子、谷芽、麦芽等消食导滞，健脾开胃，正中此证，故奏效快捷。王教授临床上运用本方常灵活变通，改制成散剂外敷脐部，避免口服中药之苦，家长及患儿乐于接受，使药达病所而获奇效。

**临床应用:** 舌红苔剥、胃阴不足，或脾虚不实大便软烂，或汗多易感营卫不和的厌食患儿均不宜。

**典型病例:**

患儿，女，1岁半，嗜奶拒饭1年。患儿自断母乳后，每日喂进口奶粉1000mL、两个鸡蛋、另加果汁，拒吃米饭及蔬菜，脘腹胀满，大便秘结，3～5天一次，常用"开塞露"通便。烦躁易怒，夜寐易醒，面红口臭。舌质红，苔黄腻，指纹紫红，未达风关。诊断：厌食证。辨证：湿食里滞，运化失司。治拟：消积化滞，醒脾开胃。处方：

| | | | |
|---|---|---|---|
| 胡黄连 5g | 青皮 5g | 枳壳 9g | 木香 6g |
| 煨三棱 6g | 炒莱菔子 10g | 谷芽 15g | 麦芽 15g |

上药研成细末装袋，每袋15g，每晚敷于脐部（神阙穴）。

另：针刺四缝穴有6指黄黏液。

复诊：胃纳渐复，已知饥索食，少食即饱。处方：

| | | | |
|---|---|---|---|
| 胡黄连 3g | 青皮 5g | 枳壳 9g | 木香 6g |
| 煨三棱 6g | 炒莱菔子 10g | 谷芽 15g | 麦芽 15g |

另：针刺四缝穴有4指黄黏液。

随访：开胃散连续治疗4周为1个疗程，患儿胃纳甚佳，便调，每日1行，面色转润，口气已清。

（整理者）

丁惠玲：医学硕士，主任医师，第四批全国老中医药专家王霞芳学术经验继承人。

# 陈昭定验方

## 【名医简介】

陈昭定（1938—2015），男，中共党员，主任医师，教授，博士研究生导师。1938年生于福建省福州市，1963年毕业于上海中医药学院（现上海中医药大学），毕业后一直在首都医科大学附属北京儿童医院工作，原任中医科科主任。国家级名老中医，第二届"首都国医名师"，全国中医儿科脾胃病诊疗中心学术带头人。第三、四批全国老中医药专家学术经验继承工作指导老师，全国名中医。曾任北京中医药学会儿科专业委员会主任委员、名誉顾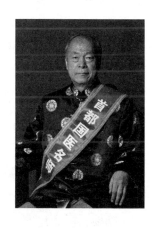
问，国家及北京食品药品监督管理局新药评审委员，中华中国医药学会科技成果评审委员，兼任《北京中医药》《中医儿科》《中国中医急症》编委。2011年、2014年成立陈昭定名医工作室（站）。主持的科研项目有中药治疗小儿肺炎、小儿胃炎、小儿消化性溃疡、小儿腹泻病、幼女外阴阴道炎的临床与实验室研究5项，分获北京市科学技术委员会及国家中医药科技进步奖。发表论文30余篇，主编、参编著作20余部。他带领科室不断建设，使首都医科大学附属北京儿童医院中医科成为首都医科大学硕士研究生培养基地、全国中医儿科脾胃病诊疗中心、中西医结合临床重点学科、全国及北京市综合医院示范中医科、国家临床重点专科、全国"十一五""十二五"重点专科。

1974年与1984年，陈昭定两度代表北京儿童医院参加了"援几内亚中国医疗队"和"卫计委赴利比亚国伤针灸科专家组"（时任副组长）的援外工作，并获得卫生和计划生育委员会颁发的荣誉证书。陈昭定主任在北京儿童医院师从北京地区祖传三代的著名小儿科大家王鹏飞，在多年的临床跟师学习中，收益颇丰。他在临床中不断地总结经验，丰富小儿脾胃学术思想，医治疑难病症，促进中医儿科的发展。1990年，陈昭定担任中医科科主任，首先在北京儿童医院创建了胃镜检查室和胃肠电图室，建立了中医儿科脾胃病病区，开辟了小儿胃脘痛病症（胃炎、溃疡病）辨证与辨病相结合的研究领域，并探索用中成药进行治疗的实验室与临床研究。在临床门诊中，陈昭定发现我国对少女生殖系统疾病的治疗领域缺少专业人员，而中医妇科诊疗方法独特、疗效显著，故成立了中医儿科第一个小儿妇科专业门诊。陈昭定从事中医、中西医结合儿科临床和科研工作50余年，对儿科疾病的诊治经验非常丰富，对儿童常见病和疑难病的治疗疗效显著。50多年来，他把全部精力投入到促进儿童身体健康的医疗工作中，有着丰富的中医儿科临床与科研、教学、管理等工作的经验。

# 验方1    活血散结方

**组成：** 青黛3g，紫草9g，乳香6g，三棱6g，莪术6g，灵仙6g，焦山楂10g，黄精9g，白芷6g，赤芍10g，白芍10g。

**功能：** 活血化瘀，理气消导。

**主治：** 小儿班替氏综合征，表现为腹满、面黄、左胁下痞块即脾脏肿大，属于中医气滞血瘀所致的癥瘕积聚范畴。

**用法：** 每日1剂，水煎200mL，分2次服。每次服100mL。3～4周为一疗程。

**方解：** 小儿班替氏综合征在中医属积聚、癖积范畴。陈昭定认为治法以活血化瘀、理气消导为主，用三棱、莪术为君药，二药均归肝、脾经，有活血破瘀、消积行气的功效，临床主要治疗气滞血瘀所致的癥瘕积聚之证，和饮食不节、脾运失常所致的食积不化、脘腹胀满之症；臣药乳香活血通经，行气散滞，加强三棱、莪术的功效，并用威灵仙、白芷善行通窍之品，以助活血行气之功。同时考虑小儿为稚阳之体，阳常有余，阴常不足，故用青黛、紫草、赤芍为佐药活血化瘀，清热凉血，与三棱、莪术、乳香等药物相辅相成，加强活血化瘀的功效，并避免阴液耗伤。本病还有饮食所伤之因，除用三棱、莪术外，再选用焦山楂消食积，化瘀滞，健脾胃。小儿为稚阴稚阳之体，用药需固护小儿胃气，选用白芍养血和营，缓急止痛，焦山楂与白芍配伍，可调其中以耐攻伐。后期于方中加用黄精，取其甘平质润，滋阴，补益脾气的作用，使正气健运，利于去邪，去邪而不伤正，攻补兼施。

**加减：**伴有食欲不振者，加炒谷芽 10g，炒稻芽 10g，砂仁 3g；夜寐不安者，加酸枣仁 10g，夜交藤 15g；坐立不宁，心烦易怒，手足心热者，加龙胆 6g，钩藤 10g，莲子心 4g。

**临床应用：**小儿班替氏综合征表现为腹满、面黄、左胁下痞块即脾脏肿大，发病原因尚不明确，本病发病隐匿，病程进展缓慢，直至出现消化道症状及脾脏肿大才能确诊。陈昭定认为小儿班替氏综合征属中医的积聚、癖积范畴。积聚先因气滞而成聚，日久则血瘀而成积，小儿一般无典型的气滞血瘀的舌脉表现，但根据痞块的形成，判断有气血瘀滞存在。而在小儿，除了气滞血瘀，还有饥饱不知、饮食无节的原因。临床遇到此类疾病可以运用本方，活血化瘀，兼顾脾胃，缓图慢治，将收到良好的临床效果。

典型病例：

李某，女，4 岁，1999 年 12 月 23 日因发现脾大两个半月来北京儿童医院就诊。患儿平素反复感冒，间断腹胀腹痛，无鼻衄、齿衄，无吐血、便血、尿血，无黄疸，但有乏力，食欲不振。阳性体征：腹部略隆起，腹水征阴性，肝浊音界右第 5 肋间，肝右肋下 1cm，剑突下 2cm，边锐质软，脾脏Ⅰ线 15cm，Ⅱ线 16cm，Ⅲ线 –1cm，边锐质中硬，表面光滑。入院后查腹部 B 超、CT 均证实脾脏肿大，肝功能正常，血常规：白细胞 $3.0 \sim 5.4 \times 10^9$/L，红细胞 $4.76 \sim 4.92 \times 10^{12}$/L，血色素 $120 \sim 123$g/L，血小板 $39 \sim 70 \times 10^9$/L。骨穿检查骨髓增生活跃，粒红比值及形态未见明显异常，巨核细胞分类：原始巨核 5%，幼稚巨核 7%，成熟未释放巨核 63%，成熟释放巨核 18%，裸核 7%，血小板散在。最后确诊为班替氏综合征。因患儿出现白细胞、血小板减少等脾功能亢进的表现，建议行脾切除术，因家长拒绝外科手术治疗，转诊中医。

初诊（2000 年 1 月 12 日）：左肋下痞块，腹痛，食欲不振，乏力，面色萎黄，神疲，腹略大，脾肋下 9cm，舌质暗红，苔薄白，脉弦数。血小板 $39 \times 10^9$/L。辨证：瘀血内结。治以活血化瘀散结。处方：

| 青黛 3g | 紫草 9g | 乳香 6g | 三棱 6g |

莪术 6g　　　　威灵仙 6g　　　　赤芍 10g　　　　白芍 10g

焦山楂 10g。

20 剂。

二诊（2000 年 2 月 18 日）：药后腹痛明显减轻，偶有不适，精神纳食好转，血小板 $90×10^9$/L，体重增加。上方去白芍 10g，加黄精 10g，白芷 6g。20 剂。

三诊（2000 年 4 月 5 日）：药后腹痛缓解，体重增加 2kg，血小板正常，脾肋下 6cm。再服 10 剂后，制成小丸，每日 2 次，每次 3g。

四诊（2000 年 12 月 20 日）：患儿自服中药后一直未感冒，体重自 16.5kg 增至 20kg，精神纳食好，脾缩至肋下 4cm。血常规：白细胞 6.3 ～ 8.1×$10^9$/L，血小板正常。治疗 1 年后，症状、体征、化验结果明显好转。

# 验方 2　运脾止泻方

**组成**：肉豆蔻 6g，丁香 2g，赤石脂 15g，茯苓 10g，莲肉 6g，伏龙肝 10g。

**功能**：运脾止泻，温中固肠。

**主治**：小儿泄泻，表现为排便次数增多，大便性状改变，临床上伴有其他症状的综合征，由于病因不同，临床表现也不尽相同。

**用法**：每日 1 剂，水煎 100 ～ 150mL，分 2 ～ 3 次服。8 周为一疗程。

**方解**：陈昭定认为方中肉豆蔻味辛，性温，入脾、胃、大肠经，以温中行气，固涩止泻。肉豆蔻温而不燥，不仅能温煦脾胃，而且兼有行气涩肠之功；丁香温中散寒，下气降逆，通血脉；赤石脂性温，味酸、涩，入胃、大肠经，涩肠止血、收敛生肌，用治久泻久痢；三者一温一行一涩，相互配合，为君药。茯苓既利水渗湿，又健脾和胃，能协助上药恢复脾胃运化之职，为臣药。莲肉、伏龙肝二药均为收涩之品，可助赤石脂涩肠止泻、健脾和胃。全方标本兼顾，故临床效果明显。

**加减**：临证患儿呕吐重者，可用本方加旋覆花 10g，代赭石 10g，竹茹 6g；腹胀腹痛尿少者，加赤小豆 15g，车前子 10g；伴发热者，加寒水石 10g，地骨皮 10g；大便带血者加地榆 10g，椿根皮 10g；烦躁不安者，加钩藤 10g，珍珠母 15g；伴咳嗽者，加银杏 6g，乌梅 6g；体虚目陷者，加官桂 3g，黄芪 10g。

**临床应用**：小儿泄泻以脾胃虚弱为本，外邪、饮食、药物、情志等诱发因素为标。病位在脾、胃、大肠，久及伤肾，寒热虚实，小儿病情易发生演变。陈昭定在辨证论治方面注重分型论治，强调治病求本；指出小儿泄泻临床宜辨寒热虚实，谨守病机，中西医并重。治疗上他强调掌握中药性味归经，通过配伍用药体现分型辨证思想；并重视中药现代药理研究，从而指导临床用药，收到很好的疗效。

典型病例：

患儿张某，女，2 个月。因腹胀 1 个月，间断解黄绿色大便 20 天。患儿出生时体重 3000g，吃奶不多，体重增加不好，满月后，即出现腹胀，伴有大便次数增加，每天腹泻 7～8 次，为黄绿色黏液便，无脓血，最多可达每日 10 余次，但体温正常，测体重 3500g，血常规、血生化检查基本正常，血气分析提示代谢性酸中毒，全腹立位片：双膈下未见游离气体，小肠气多，可见液气平面。大便常规：夹杂脂肪球。查体见营养不良貌，无贫血，皮肤无黄疸，皮疹及出血点，皮肤粗糙，弹性差，皮下脂肪菲薄，浅表淋巴结无肿大，头颅、颈部、胸部、心脏、肺脏、神经系统检查正常。腹部膨隆，腹水征阴性，肝脾未及肿大。双下肢无浮肿。舌淡苔薄白，脉细。中医诊断：脾虚泄泻。治宜运脾止泻，温中固肠。方药：

| | | | |
|---|---|---|---|
| 肉豆蔻 6g | 丁香 2g | 赤石脂 15g | 茯苓 10g |
| 莲肉 6g | 伏龙肝 10g | | |

服药 3 剂后大便次数减少每日 4～5 次，腹胀减轻，大便转黄。继服中药 5 剂，大便次数减至每天 2～3 次，腹胀缓解，吃奶量增加。病情平稳。

（整理者）

侯林毅：医学博士，主任医师，第四批全国老中医药专家陈昭定学术经验继承人。

# 丁象宸验方

## 【名医简介】

丁象宸（1938—），男，黑龙江省依安县人。中共党员，中西医结合主任医师，教授。1963年毕业于中国医科大学儿科学系，同年就职于原宁夏人民医院（现宁夏医科大学附属总医院）儿科。1972年调任现宁夏人民医院工作至退休。2000年退休后返聘于宁夏回族自治区人民医院中医科至今工作在临床一线。曾于1973年2月至1974年10月参加宁夏新医学校组织的西医离职学习中医班课程学习，毕业后开始从事中医临床和中西医结合临床工作。公开发表医学论文40余篇。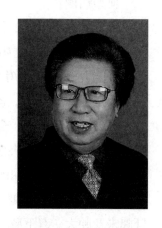1989年10月至1991年10月带队中国（宁夏）第七批援贝医疗队在贝宁开展援外医疗工作，主要从事儿科诊疗。2013年，在宁夏援贝医疗队35周年先进事迹报告会中荣获"全区援外医疗工作先进个人"称号。

2012年8月遴选为第五批全国老中医药专家学术经验继承工作指导教师。2014年9月成为国家中医药管理局"丁象宸全国名老中医药专家传承工作室"建设项目专家。2015年荣获宁夏"自治区名中医"称号。2016年荣获"全区优秀离退休干部党员"称号。

学会任职：中华中医药学会中医康复专业委员会理事，中华中医药学会儿科专业委员会理事，中国残疾人康复协会中医康复专业委员会理事，宁夏中西医结合学会常务理事，宁夏中医药学会常务理事，银川中医药学会副会长，中华医学会银川儿科学会委员，银川市残疾儿童鉴定委员会委员。

# 验方 1　小儿虚秘方

**组成：** 人参、沙参、麦冬、玉竹、白术、当归、枳壳、枳实、厚朴、三棱、莪术、炒玉片、焦山楂、炒麦芽、神曲、甘草。

**功能：** 益气养血，行气导滞。

**主治：** 小儿便秘气阴两虚型。症见大便干燥，排便困难，神疲乏力，手足心热。

**用法：** 水煎蜂蜜调服，每日 1 剂，分 2～3 次服用。

**方解：** 中医认为小儿便秘有虚实之分。实证多为气滞、食积、燥热相结。丁象宸教授认为小儿乃稚阴稚阳之体，易见到气血阴精亏少，津液枯竭，水不行舟而成燥结不下，又加治疗时过用下法易伤正气。故治疗时宜益气滋阴、行气导滞。人参补气生津；沙参、麦冬、玉竹养阴生津，滋阴解燥；白术除湿益燥，和中益气；当归、枳壳、枳实、厚朴、炒玉片理气除痞，消积导滞；莪术破气消积，三棱为血中气药，长于破血中之气，二药伍用，气血双施，行气活血，化积消块；焦山楂、炒麦芽、神曲健脾理气消食；甘草补脾益气，调和诸药。

**加减：** 实证便秘，上方去人参，加太子参、瓜蒌、黄芩、黄连清肺润燥，重用行气滋阴之品，不用泻下法。

**临床应用：** 临床用于小儿便秘，需辨明虚实，灵活应用。

**典型病例：**

黄某，2 岁，于 1979 年 8 月初诊，其父代诉病史。患儿近半年来经常便秘，每 10～15 天排便 1 次，每次排便从肛门灌注植物油，排出大便如同鸡蛋大"硬球"，家长将带来的"硬球"摔在门诊地上，发出响声，大便球完好无损。余视患儿形体偏瘦，面色㿠白，腹部柔软，腹壁脂肪厚度不足 1cm。舌质淡红，舌苔薄白，指纹淡红。中医诊断：便秘，气阴两虚证。治以益气养阴，行气导滞。处方如下：

| | | | |
|---|---|---|---|
| 人参 3g | 沙参 9g | 麦冬 9g | 玉竹 9g |
| 白术 9g | 当归 9g | 枳壳 6g | 枳实 6g |
| 厚朴 6g | 三棱 3g | 莪术 3g | 炒槟榔 6g |

| 焦山楂 9g | 炒麦芽 9g | 神曲 9g | 甘草 3g |

上方水煎蜂蜜调服，每日 1 剂。患儿先后来诊两次，服药 6 剂后大便调。嘱托家长改善患儿的饮食结构，养成按时排便习惯。

## 验方2　痰瘀腹痛方

**组成：**金银花、连翘、生地黄、赤芍、桔梗、陈皮、青皮、半夏、浙贝母、香附、三棱、莪术、土鳖虫、白芍、甘草。

**功能：**清热解毒，涤痰散结，活血祛瘀。

**主治：**痰热瘀阻，气滞血瘀型腹痛。症见腹胀腹痛，食少纳呆，口干口苦，夜寐不安，易惊多梦。

**用法：**水煎服，每日 1 剂，分 2～3 次服用。

**方解：**本病因风热淫邪，乘虚而入，伤及正气，脾气虚损，痰自内生，痰热互结，结为痰核，瘀阻脉络，气滞血瘀而腹痛。方中金银花、连翘清热解毒，生地黄、赤芍凉血活血，桔梗、陈皮、青皮、半夏、浙贝母、香附理气涤痰散结，三棱、莪术、土鳖虫破血散瘀，白芍、甘草缓急止痛。

**加减：**发热者，加石膏；咽痛者，加山豆根。

**临床应用：**用于小儿肠系膜淋巴结炎所致腹痛。症见腹痛时作，疼痛较重，以脐周为主，痛处固定，可自行缓解。无反跳痛。

**典型病例：**

李某，女，7 岁，2016 年 6 月初诊。主诉腹痛 1 周。患儿近 1 周不明诱因出现脐周阵发性腹痛，不发热，无咽痛，检查咽充血，双侧扁桃体不大，全腹软，脐周压痛，舌质红舌苔薄白，脉滑。B 超示右下腹肠系膜可见 2 个 2cm×2cm 大小的淋巴结。西医诊断：肠系膜淋巴结炎。中医诊断：腹痛，辨证属外感风邪，痰热互结，痰核瘀阻，气滞血瘀。处方如下：

| 金银花 12g | 连翘 12g | 生地黄 9g | 赤芍 9g |
| 桔梗 9g | 陈皮 9g | 青皮 9g | 半夏 6g |
| 浙贝母 12g | 香附 9g | 三棱 6g | 莪术 3g |
| 土鳖虫 3g | 白芍 12g | 甘草 3g | |

以上方施治服药 6 剂，腹痛缓解，临床治愈。

## 验方 3　紫癜消

**组成：**金银花、连翘、黄连、竹叶、玄参、生地黄、牡丹皮、赤芍、茜草、紫草、乌梅、党参、黄芪、白芍、当归、甘草。

**功能：**清热解毒，凉血活血，益气摄血，养血滋阴。

**主治：**小儿热邪炽盛，血热妄行型过敏性紫癜。症见皮肤出现斑点或斑块色多鲜红，大小不等，此起彼伏，伴有鼻衄，齿衄，甚或便血、尿血，或有发热，口渴，便秘。

**用法：**水煎服，每日 1 剂，分 2 次服用。

**方解：**紫癜可归属中医学"血证""肌衄""发斑"或"葡萄疫"范畴。因外感风热邪毒，病及血脉和胃腑。火热熏灼，血热妄行，溢出脉外，少成点，多成片，淤积于肌肤，形成紫癜。或热邪入胃，胃热炽盛，薰蒸脉府，血溢脉外而成瘀斑。《丹溪手镜》言："发斑，热炽也。"热邪伤阴伤气，阴虚火旺，迫血妄行；气不统血而出血。治则以清热解毒、凉血活血，兼顾益气摄血、养血滋阴以扶正。本方中金银花、连翘、黄连、竹叶清热解毒，玄参、生地黄、牡丹皮、赤芍凉血活血，茜草、紫草凉血止血，党参、黄芪、甘草益气摄血，白芍、当归、乌梅养血滋阴。

**加减：**腹痛者，加蒲黄炭、五灵脂；关节肿痛者，加秦艽、木瓜、桑枝；血尿者，加白茅根、三七粉。

**临床应用：**适用于因热邪炽盛，伤及脉络，血热妄行所致小儿过敏性紫癜者。体弱虚寒者慎用。

**典型病例：**

张某，女，8 岁，2014 年 6 月就诊。双下肢散在出血性皮疹 5 天，无咽痛、无发热。双下肢小腿皮肤散在出血点，压之不褪色。舌质淡红，舌苔薄白，脉滑。血常规和尿常规正常。西医诊断：过敏性紫癜。中医诊断：肌衄，辨证属热邪炽盛，伤及脉络，血热妄行。处方如下：

| | | | |
|---|---|---|---|
| 金银花 12g | 连翘 12g | 黄连 3g | 竹叶 9g |
| 玄参 9g | 生地黄 9g | 牡丹皮 9g | 赤芍 9g |
| 茜草 9g | 紫草 9g | 乌梅 12g | 党参 9g |

| 黄芪 20g | 白芍 12g | 当归 9g | 秦艽 9g |
| 木瓜 6g | 甘草 6g | | |

上方服药 5 剂后没有新出紫癜，继服 5 剂而愈。

# 验方 4　升血小板时方

**组成：** 人参、黄芪、当归、白芍、生地黄、巴戟天、肉苁蓉、枸杞子、女贞子、山萸肉、甘草。

**功能：** 益气摄血，滋阴养血，补肾填精。

**主治：** 气阴两虚型特发性血小板减少性紫癜。症见全身皮肤出现暗紫色片状瘀斑，或伴复发性鼻衄、齿衄，神疲乏力、面色苍白或萎黄，口干、口渴、心烦、手足心热。

**用法：** 水煎服，每日 1 剂，分 2～3 次服用。

**方解：**《景岳全书·血证》言："盖动者多由于火，火盛则逼血妄行。损者多由于气，气伤则血亦无存。"本病多由外邪伤及气血而致。邪为火邪，有实火和虚火之分，实火为淫邪所化。虚火为淫邪伤阴、伤气。气虚不摄，阴虚火旺，均可出血、瘀血。该病出血因素为气虚、血瘀、虚火、实火。出血是该病主症，瘀血是病理产物，出血和血瘀互为因果。有学者认为瘀血贯穿疾病的全过程，而丁象宸教授认为血小板减少属血虚范畴，故本病为血虚是贯穿于疾病全过程。丁象宸教授临床上将本病分为实热证和气阴两虚证。实热证为本虚标实证；气阴两虚证中，气虚指气阳虚损，阴虚指阴血亏虚。治则为实者泻之，虚者补之。实热炽盛者，治以清热泻火，凉血滋阴，佐以扶正祛邪。气阴两虚者，治以益气摄血、滋阴养血、补肾填精。方中人参、黄芪、甘草健脾益气，生血摄血；当归、白芍补血，养血；巴戟天、生地黄、肉苁蓉、女贞子、山萸肉、枸杞子均为补肾填精之品。

**加减：** 火热炽盛者，选加金银花、连翘、黄芩、竹叶、玄参、赤芍；潮热、盗汗者，选加太子参、沙参、旱莲草、鳖甲、龟甲；出血者，选加仙鹤草、三七粉。

**临床应用：** 用以治疗特发性血小板减少性紫癜气阴两虚证者，实热证者不可用。

典型病例：

赵某，女，1岁，2010年7月就诊。患儿于2个月前以"特发性血小板减少性紫癜"于某医院儿科住院治疗，经"泼尼松"正规治疗12天好转出院，目前每日服泼尼松10mg。近一周来全身皮肤出现出血点、瘀斑，血小板计数30×10⁹/L。余诊视患儿神清，形体略胖，面色红润，四肢皮肤散在出血点，瘀斑，压之不褪色，舌质红，舌苔薄白，指纹暗紫。西医诊断：特发性血小板减少性紫癜。中医诊断：肌衄，辨证为气阴两虚，气虚不摄，阴虚火旺。治以益气养阴，凉血止血。处方如下：

| | | | |
|---|---|---|---|
| 人参6g | 黄芪15g | 当归9g | 白芍9g |
| 生地黄9g | 巴戟天6g | 肉苁蓉6g | 枸杞子9g |
| 女贞子9g | 旱莲草9g | 山萸肉6g | 沙参9g |
| 甘草6g | | | |

服用上方时，每周检测血常规。泼尼松仍以每日10mg，顿服。服药4周后，复查血小板40～76×10⁹/L。予泼尼松减量至每日5mg，守上方中药继服；2周后血小板计数80～120×10⁹/L，嘱泼尼松隔日1片，2周后停服，单纯服中药治疗。继服中药20剂后，复查血小板计数＞100×10⁹/L。随访2年无复发。

## 验方5　温肾健脾止泻方

**组成：**西洋参、白术、茯苓、炙甘草、补骨脂、肉豆蔻、吴茱萸、五味子、防风、白芍、陈皮、干姜、大枣。

**功能：**温补脾肾，固肠止泻。

**主治：**小儿泄泻，脾肾阳虚型。症见泄泻日久不愈，大便清稀，或完谷不化，腹痛肠鸣，腹部发凉，神疲乏力。

**用法：**上药常温水浸泡30分钟以上，水煎2次，混合均匀，早晚温服。

**方解：**泄泻患儿多素体羸弱，脾气虚损，脾阳不足。脾与肾，乃后天与先天，可相互资生。《医宗必读·虚劳》言："脾肾者，水为万物之元，土为万物之母，两脏安和，一身皆治，百疾不生。夫脾具土德，脾安则肾愈安也。"丁象宸教授治疗慢性腹泻，重在健脾益肾助阳、调理脏腑气机，侧重扶正，佐以祛邪，但也重视疏肝。若肝性条达则脏腑和谐，所以方中重用西洋参以健脾益气；白芍配伍陈皮、防风柔肝行气而止痛，并佐以燥湿之品，故健脾获良效。方中西洋参、白术、茯苓、大枣、炙甘草健脾养胃，补骨脂、肉豆蔻、吴茱萸、干姜、五味子温补脾肾固涩，防风、白芍、陈皮柔肝止痛。

**加减：** 腹胀者，加厚朴、木香；纳呆，舌苔白腻者，加苍术、焦山楂。

**临床应用：** 适用于小儿慢性腹泻，消化不良引起腹泻。

**典型病例：**

黄某，女，2岁，1984年8月因"鼠伤寒沙门氏菌肠炎"于宁夏人民医院儿科住院治疗。治疗2个月仍每日腹泻4～6次稀糊状大便，不发热、便前阵发性哭闹，便后安静入睡。大便外观黄色稀糊便，镜检白细胞6～8/HP，多次便培养无细菌生长。患儿神萎，面黄肌瘦，舌红少苔，指纹暗红。西医诊断：小儿慢性腹泻。中医诊断：泄泻，脾肾阳虚证。治以温补脾肾、固肠止泻。处方如下：

| | | | |
|---|---|---|---|
| 西洋参 12g | 白术 9g | 茯苓 12g | 炙甘草 6g |
| 补骨脂 9g | 肉豆蔻 9g | 五味子 6g | 防风 6g |
| 白芍 12g | 陈皮 12g | 干姜 3g | 大枣 1 枚 |

上方服9剂痊愈出院。

# 验方6  温肾固泉汤

**组成：** 人参、黄芪、白术、仙茅、淫羊藿、巴戟天、益智仁、金樱子、五味子、桑螵蛸、女贞子、枸杞子、甘草。

**功能：** 培补肾元。

**主治：** 小儿下元亏虚、肾气不固型遗尿。症见睡中遗尿，甚者一夜数次，尿清长而频多，熟睡不易唤醒，面白少华，神疲乏力，智力较同龄儿稍差，肢冷畏寒。

**用法：** 上药常温水浸泡30分钟以上，水煎2次，混合均匀，早晚温服。

**方解：** 小儿先天禀赋不足，后天失养，肾气不固，下元虚寒，肾关开阖失司因而易出现遗尿，尿失禁。治以培补肾元，温肾固摄，方中人参、白术、黄芪健脾益气，以后天养先天；仙茅、淫羊藿、巴戟天、女贞子、枸杞子、益智仁、金樱子、五味子、桑螵蛸固肾涩溺；甘草和中。

**加减：**食欲不振、便溏，加砂仁、焦神曲；智力发育较差，加菖蒲、远志等。

**临床应用：**下元亏虚、肾气不固证。

**典型病例：**

杨某，男，11 岁，2016 年 7 月 26 日初诊。1 周前患儿因学习成绩差，被奶奶恐吓和打骂，至此 1 周不能控制排尿，尿液自然流出，睡眠时无尿失禁，无遗尿症状。舌质红，苔薄白，脉滑。西医诊断：小儿遗尿症。中医诊断：遗尿，肾气不固证。治以培补肾元，温肾固摄。处方如下：

| | | | |
|---|---|---|---|
| 人参 9g | 黄芪 20g | 白术 9g | 仙茅 9g |
| 淫羊藿 9g | 巴戟天 9g | 益智仁 12g | 金樱子 12g |
| 五味子 9g | 桑螵蛸 9g | 女贞子 9g | 石菖蒲 9g |
| 甘草 6g | | | |

服上药 6 剂，复诊时已能控制排尿，但尿频，每次尿量少。上方加肉桂 6g，继服 6 剂，电话回访 3 个月来无复发。

# 验方 7　急性肾炎验方

**组成：**人参、黄芪、白术、茯苓、当归、白芍、仙茅、淫羊藿、女贞子、山萸肉、仙鹤草、紫草、益智仁、桑螵蛸、金樱子、乌药、甘草。

**功能：**健脾益气，固肾涩精。

**主治：**小儿脾肾亏虚而引起的血尿和蛋白尿。症见注意力不集中，情绪急躁，头晕，神疲乏力，四肢不温，少气懒言，纳少腹胀，腹痛绵绵，时大便溏稀。

**用法：**水煎服，每日 1 剂，分 2 ～ 3 次服用。

**方解：**丁象宸教授认为，依据中医学的气血津液理论学说，可以对血尿和蛋白尿重新认识和辨证论治。气血津液是人体生命活动的基本物质，与五脏六腑的功能活动密切相关。脾统血，主运化，运化水谷之精微，输送到全身，此谓"脾气散精"。肾藏精，主水，水液的代谢、输布、排泄依赖肾气的气化作用。血尿、蛋白尿发生的病理过程与脾肾相关，脾气虚损、气不摄血而溺血。肾气亏虚，则藏精不固、水谷之精微物质丢失。方中人参、白术、黄芪、茯苓、当归、白芍、甘草益气摄血，养血；仙茅、淫羊藿、女贞子、山萸肉、益智仁、乌药、金樱子、桑螵蛸固肾涩精；仙鹤草、紫草凉血止血。

**加减：**浮肿者，加猪苓、泽泻；便溏者，加炒白扁豆。

**临床应用：**适用于小儿慢性肾炎而引起的血尿和蛋白尿，中医辨证属脾肾亏虚者。

**典型病例：**

高某，男，7 岁，患儿以"急性肾炎"于 1980 年 4 月住宁夏人民医院儿科。住院 3 个月余痊愈出院。出院后定期门诊复查。1 年后尿检有时正常，有时出现蛋白尿（+ ～ ++）、红细胞 8 ～ 10/HP。诊视患儿一般状态佳，舌质红，苔薄白，脉滑。中医诊断：溺血，脾肾两虚证。治以健脾益气，固肾涩精。处方如下：

| | | | |
|---|---|---|---|
| 人参 6g | 黄芪 20g | 白术 12g | 茯苓 12g |
| 当归 9g | 白芍 12g | 仙茅 9g | 淫羊藿 9g |
| 山萸肉 3g | 仙鹤草 9g | 紫草 9g | 益智仁 12g |
| 桑螵蛸 9g | 金樱子 9g | 乌药 9g | 甘草 6g |

治疗 2 个月余，多次尿检常规正常。目前患儿已成人娶妻生子，20 余年再无复发。

# 验方 8　脱敏通窍方

**组成：**羌活、防风、白芷、川芎、杏仁、白芍、桂枝、辛夷、苍耳子、薄荷、乌梅、甘草。

**功能：**疏风通窍。

**主治：**外感风寒型过敏性鼻炎。症见恶风寒、鼻塞音重、流清鼻涕、头痛、肢体酸痛，咽喉痒、咳嗽、咳白稀痰。

**用法：**水煎服，每日 1 剂，分 2 ～ 3 次服用。

**方解：**丁象宸教授多年来习用乌梅治疗过敏性疾病，如支气管哮喘、荨麻疹、过敏性鼻炎等。方中羌活、防风、辛夷、苍耳子祛风寒、通鼻窍；桂枝、白芍辛散酸收，散风寒而育阴血；杏仁止咳平喘；川芎、白芷活血通经止痛；乌梅敛肺生津；薄荷疏风通窍；甘草和中。

**加减：**鼻痒者，加荆芥、蝉蜕；咳痰者，加浙贝母；清涕如水、点滴而下者，加干姜、砂仁等。

**临床应用：**临床诊断过敏性鼻炎、上呼吸道感染，中医辨证外感风寒，均可用。

典型病例：

李某，男，6 岁，2016 年 4 月就医。患儿 1 周前因受凉后出现鼻塞、流清涕、打喷嚏，伴轻咳、干咳、咽痒。一般状态佳，舌质淡红，舌苔薄白，脉滑。西医诊断：过敏性鼻炎。中医诊断：鼽嚏，外感风寒证。治以疏风通窍。处方如下：

| | | | |
|---|---|---|---|
| 羌活 6g | 防风 9g | 白芷 3g | 川芎 6g |
| 杏仁 9g | 白芍 12g | 桂枝 6g | 辛夷 3g |
| 苍耳子 6g | 荆芥 9g | 蝉蜕 6g | 乌梅 9g |
| 甘草 9g | | | |

上方服 3 剂而愈。

（整理者）

侯莉娟：主任医师，第五批全国老中医药专家丁象宸学术经验继承人；

马永剑：主任医师；

崔瑞琴：教授，博士，副主任医师。

# 刘清贞验方

## 【名医简介】

刘清贞（1939—），女，山东省济南人。中共党员，主任中医师，山东省名中医药专家，第二批全国老中医药专家学术经验继承工作指导老师，第三批全国名老中医药专家传承工作室建设项目专家。

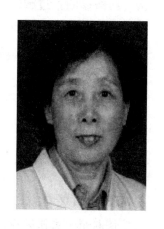

1959年考入山东中医学院，1965年毕业后分配到济南市中医医院儿科，从事临床、科研、教学工作。曾任济南市中医医院儿科主任，济南中医药学会常务理事兼儿科委员会主任委员，山东中医药大学兼职教授。1997年1月被确定为第二批全国老中医药专家学术经验继承工作指导老师，2004年任首批全国优秀中医临床人才指导老师，2007年2月获"济南市名老中医"称号，2007年9月荣获"山东省名中医药专家"称号，2012年成为山东省名老中医药专家传承工作室建设项目专家，2014年成为第三批全国名老中医药专家传承工作室建设项目专家。

刘老擅长诊疗儿童扁桃体炎、发热、厌食、心肌炎、肺炎、哮喘、咳嗽等病症。曾主编《刘清贞儿科学术经验传承辑要》，参编《名老中医之路续编（第五辑）》《方证相应－济南中医儿科方证流派传承辑要》《方药传真》等著作。撰写发表论文30余篇，其中"益胃汤加减治疗小儿厌食证的体会""论小儿惊热与惊风"获济南中医学会优秀论文奖，"对儿科用药剂改的管见"获济南市科学技术协会论文二等奖，"小儿止汗粉外扑治疗小儿盗汗32例"获济南市科学技术协会论文三等奖"，"小儿'善太息'的辨证治疗"获中华中医药学会儿科分会优秀论文。主研项目"乳蛾解毒合剂治疗小儿扁桃体炎的临床及实验研究"于 1996 年获济南市科学技术进步奖二等奖（第 1 名），"泻肺止咳合剂治疗小儿痰热咳嗽的临床及实验研究"于 2000 年 9 月获济南市科学技术进步奖三等奖（第 5 名）；参研项目"黄牛角代替犀牛角药用"获山东省卫生厅科技成果奖三等奖，"小儿消食片的研究"获山东省科学技术进步奖二等奖。

刘老治学孜孜不倦，集古今医家学术之长，见解精辟独特；诊察仔细认真，四诊及辅助检查合参，务求诊断明确；治疗随证制宜，用药奇巧而有章法，价廉安全有效，医嘱耐心周到。因疗效颇高且待人热忱，深受患儿及其家长们的信赖而誉满泉城。2009 年中华人民共和国成立 60 周年时，刘老荣获济南市"医界楷模"称号；2010 年 3 月纪念"三八"国际劳动妇女节 100 周年之际，喜获济南市百名巾帼杰出人物"医界女杰"称号。1992 年曾获山东中医学院单项教学优秀奖。刘老乐于提携后学，通过言传身教把自己丰富的临证经验传授给中青年医生，让他们在医教研活动中锻炼成长，使儿科人才济济，名医辈出，人有专长，科有特色，事业发达，在省内外享有盛誉。

## 验方 1　乳蛾一号方

**组成**：金银花 15g，大青叶 15g，板蓝根 15g，锦灯笼 6g，桔梗 6g，甘草 6g，牛蒡子 6g，玄参 6g，牡丹皮 6g，赤芍 10g，马勃 6g，青蒿 15g，薄荷 6g，蒲公英 10g，黄芩 6g。

**功能**：解毒退热，散瘀消肿。

**主治**：急性扁桃体炎热毒证。症见发热，咽喉肿痛，扁桃体肿大，充血明显，或有分泌物，舌质红或舌尖边红，苔薄黄或黄厚，脉数。或兼见头痛、腹痛、恶心呕吐、打鼾痰鸣、颈部淋巴结肿大。

**用法**：用水泡半小时，第 1 煎煮沸 8 分钟，第 2 煎煮沸 20 分钟，频服，每日 1～2 剂。1 周为一疗程。

**方解**：重用金银花为君，清热解毒。辅以蒲公英、黄芩、大青叶、板蓝根、锦灯笼、牛蒡子、生甘草解毒清热，消肿利咽；赤芍、牡丹皮、马勃凉血活血，化瘀散结，青蒿、薄荷芳香清透，疏风退热。佐用玄参滋阴降火，以防毒热伤阴。使以桔梗宣肺利咽，载药上达病所。诸药相伍，使毒解热退，瘀散肿消，共奏其效。

加减：热盛肉腐者，加石膏 20 ～ 30g 以退热，加僵蚕 10g，全蝎 3g，蝉蜕 10g 以散结去腐；热退纳呆者，加炒山楂 10g，炒麦芽 10g，炒神曲 10g，鸡内金 10g，藿香 10g，厚朴 6g，枳壳 6g 以护胃。

临床应用：本方贵在早期大剂清解，毒热乃除。若毒热不除，则热盛肉腐，蕴结成脓。

典型病例：

张某，男，8 岁。1989 年 6 月 7 日来诊。患儿发热，咽喉肿痛，伴头痛头晕，食欲不振，院外已用麦迪霉素口服、红霉素静滴治疗 3 天，体温不降。查体：体温 38.8℃。咽部充血，扁桃体Ⅲ度肿大，无分泌物，心肺正常，腹软，肝脾未及。舌质红，苔黄燥，脉滑数。化验：白细胞计数 8.9×10⁹/L，中性粒细胞比例 80%，淋巴细胞比例 20%。中医诊断：毒热乳蛾。予乳蛾一号水煎频服，每 2 小时测体温 1 次。药后体温渐降，6 月 8 日最高体温 37.8℃，6 月 9 日复诊体温 36.9℃，咽充血不著，扁桃体Ⅰ度肿大，继服 2 剂以巩固疗效。

# 验方 2　益胃山药三仙方

组成：沙参 10g，生地黄 10g，麦冬 10g，玉竹 10g，山药 10g，炒莱菔子 10g，炒山楂 6g，炒神曲 6g，炒麦芽 6g，甘草 3g。

功能：益胃生津，养阴清热，健脾消食，理气化滞。

主治：厌食胃阴亏损证。症见食少纳呆或者拒食，伴有烦躁，手足心发热，口渴而不欲饮水，或口舌干燥，或生口疮，夜寐不宁，盗汗，大便干燥，小便短少，舌质红或绛，舌苔薄或剥脱或无苔，脉数或细。

用法：水煎服，每日 1 剂。1 周为一疗程。

方解：益胃山药三仙方由益胃汤、保和丸化裁而来。方中麦冬滋养胃阴为君药；辅以沙参养肺阴，生地黄滋肾阴凉血热，玉竹养心益气，山药养脾阴；佐以陈皮理脾气，炒山楂、炒神曲、炒麦芽、炒莱菔子理气消食导滞；冰糖为引。共奏益胃生津，养阴清热，健脾消食，理气化滞之功。

加减：冰糖为引。运用时须注意随症加减，阴复即止，不可过用甘寒滋阴之品，以防阻遏脾阳。

**临床应用**：刘老主张用药以顾阴开胃为主，兼疏邪消导，勿过用温燥之品。

典型病例：

明某，男，3岁。1999年6月29日初诊。纳呆2个月。初起食欲不振，见食不贪，大便偏干，寐安。平素喜甜食及冷饮。已用复合蛋白锌等治疗，症状无明显改善。现仍纳呆，无食欲，大便干。神清，精神好，形体偏瘦，咽微红，心肺未见异常，腹软，舌红，苔少花剥、呈地图状。中医诊断：厌食，胃阴亏损证。治宜益胃生津，养阴清热。药用益胃山药三仙方加减。处方：

| | | | |
|---|---|---|---|
| 沙参 10g | 玉竹 10g | 石斛 10g | 胡黄连 6g |
| 陈皮 10g | 扁豆 10g | 砂仁 6g | 白豆蔻 6g |
| 鸡内金 6g | 炒麦芽 10g | 神曲 10g | 甘草 6g |

每日1剂，水煎服。

3剂后食欲转为正常。

# 验方3　保和芩连二陈方

**组成**：鸡内金10g，炒莱菔子10g，苍术6g，炒山楂10g，炒麦芽10g，炒神曲10g，白豆蔻6g，陈皮6g，半夏6g，槟榔6g，茯苓6g，扁豆10g，黄芩6g，黄连6g，甘草3g。

**功能**：消食导滞，降逆行气，清热祛湿，开胃醒脾。

**主治**：厌食，食湿中阻、胃热滞脾证。症见纳呆，无食欲，食物入口不咽，甚则恶心呕吐，大便偏干，咽红，舌红，苔黄中厚，脉滑或数。

**用法**：水煎服，每日1剂。

**方解**：饮食过度，阻滞脾胃，郁而化热，气机不利，升降失和。治当化积清热，祛湿导滞，调和脾胃。

保和芩连二陈方由保和丸、芩连二陈汤化裁而来。方中君以鸡内金化积消食、健脾开胃；辅以炒莱菔子、苍术、炒山楂、神曲、炒麦芽消食导滞和胃，白豆蔻、陈皮芳香化湿、理气除痞，半夏、槟榔降逆和胃、行气导滞；佐以茯苓、白扁豆祛湿健脾，黄芩、黄连清热燥湿；使以甘草调和诸药。诸药合用，共奏消食导滞、降逆行气、清热祛湿、开胃醒脾之功。

**加减**：腹胀可加厚朴，便秘可加大黄。

**临床应用**：适于因饮食过度致积滞、湿热等实邪困遏，脾胃升降失常而致的厌食。

**典型病例**：

牛某，男，2岁。1999年3月16日初诊。食欲不振1年。初起食欲不振，见食不贪，曾用小儿消食片等，症状可暂时减轻。现仍纳呆，无食欲，食物喂入口中时含很长时间不咽，甚则恶心呕吐，食少，大便偏干，寐安。平素偏嗜肥甘。神清，精神好，营养状况一般，咽红，扁桃体Ⅱ度肿大，肺心未见异常，脐周叩诊呈鼓音，舌红，苔黄中厚，指纹青达气关。中医诊断：厌食，食湿中阻、胃热滞脾证。调理宜节制乳食，纠正偏食；治疗宜消食化湿，清胃运脾。予保和芩连二陈方加减。处方：

| | | | |
|---|---|---|---|
| 陈皮 6g | 半夏 6g | 苍术 6g | 茯苓 6g |
| 黄芩 6g | 黄连 6g | 槟榔 6g | 鸡内金 10g |
| 炒山楂 10g | 炒麦芽 10g | 炒神曲 6g | 炒莱菔子 10g |
| 甘草 4g | 扁豆 10g | 白豆蔻 6g | |

取3剂，水煎服，每日1剂。半年后因感冒来诊，述上方疗效极好，未尽剂就胃口大开。

# 验方4　龙胆泻肝蒲金方

**组成**：龙胆草6g，栀子9g，黄芩9g，柴胡9g，车前子9g，石菖蒲9g，郁金9g，甘草6g。

**功能**：疏郁清肝，泻火除湿。

**主治**：抽动症，肝郁化热扰心证。多因精神因素如所欲不遂、受责气郁、应试紧张等而起病，初起表现多为反复眨眼，眼睑跳动，或伴耸肩，头痛，手足抖动等，可伴有胸闷太息，或心烦躁动，夜寐不宁等。舌质略红或暗红，苔薄白或苔黄腻，脉弦或弦滑。

**用法**：水煎服，每日1剂。

**方解**：龙胆泻肝蒲金方由龙胆泻肝汤合菖蒲郁金汤化裁而成。方中君以龙胆草大苦大寒，上泻肝胆实火，下清下焦湿热，泻火除湿，两擅其功；臣以黄芩、栀子苦寒泻火，车前子清热利湿，使湿热从水道排出；佐以石菖蒲、郁金化浊开窍，理气解郁；使以柴胡，引诸药入肝胆，甘草调和诸药。诸药合用，使火降热清，气郁得解，湿浊分消，心窍通灵，循经所发诸证乃愈。

**加减：**舌质红或嫩、苔少或花剥，或呈地图舌状者，可加白芍、生地黄。

**临床应用：**抽动症肝郁化热扰心证。

典型病例：

田某，男，6岁，1998年2月9日来诊。20天前因顽皮受责后出现挤眉眨眼，揉鼻擦脸，张口吐舌，家长认为是不良习惯，反予严斥。病症日增，频繁眨眼，头痛阵作，时作怪脸，经某医院检查脑电图、CT均正常，予硝西泮等口服未效。现患儿心烦躁动，时有眨眼，眼睑跳动，揉鼻擦脸，口苦咽干，大便不干，小便少。舌质红、苔黄稍厚腻，脉弦滑。中医诊断：抽动症，肝郁化火、上扰清窍证。治用疏郁清肝泻火法。处方：

| | | | |
|---|---|---|---|
| 龙胆草 6g | 栀子 9g | 黄芩 9g | 柴胡 9g |
| 车前子 9g | 石菖蒲 9g | 郁金 9g | 甘草 6g |

水煎服。服3剂后眨眼次数明显减少，烦躁减轻，续服6剂，症状消失。3个月后随访，未再发作。

# 验方 5　补中升陷利湿方

**组成：**党参10g，茯苓6g，炒白术6g，黄芪10g，升麻6g，五味子6g，山药15g，黄连3g，扁豆10g，竹叶6g，益智仁15g，甘草3g。

**功能：**益气举陷，敛阴固涩，分利湿热。

**主治：**尿频，湿热下注气陷证。尿频，量少，可有轻微尿痛。舌淡红，苔白厚，脉沉细。

**用法：**水煎服，每日1剂。

**方解：**补中升陷利湿方由补中益气汤加味化裁而成。方中君以黄芪益气升陷；辅以党参、茯苓、白术补益中气，山药、五味子、益智仁敛阴固涩；佐以黄连、扁豆、竹叶分利湿热；使以甘草调和诸药。诸药共奏益气举陷，敛阴固涩，分利湿热之功。

**加减：**尿量偏多可加白果。

**临床应用：**气陷证因湿热下注过用寒凉之品，或久病耗气导致气虚、气陷而尿频不已者。

典型病例：

战某，女，6 岁。1999 年 6 月 18 日初诊。尿频半年。半年来小便频数，量少，偶尔有轻微尿痛，不热，不吐，不泄，不渴，寐安。曾用抗生素等治疗，症状无明显改善。现仍尿频，量少，偶尔有轻微尿痛。舌淡红，苔白厚，脉沉细。中医诊断：尿频，证属湿热下注，脾虚气陷，下元不固。治宜补脾益气，升阳举陷，清利湿热。处方：

| | | | |
|---|---|---|---|
| 党参 10g | 茯苓 6g | 炒白术 6g | 黄芪 10g |
| 升麻 6g | 五味子 6g | 山药 15g | 黄连 3g |
| 扁豆 10g | 竹叶 6g | 益智仁 15g | 甘草 4g |

3 剂，水煎服。

1999 年 9 月 15 日因感冒来诊时，述上方未服完就尿频症状消失，至今未再反复。

（整理者）

崔文成：医学硕士，主任中医师，第二批全国老中医药专家刘清贞学术经验继承人。

# 刘以敏验方

## 【名医简介】

刘以敏（1939—2018），男，云南省昆明人，教授、主任医师。第三批全国老中医药专家学术经验继承工作指导老师，第五批全国老中医药专家学术经验继承工作指导老师，云南省荣誉名中医，云南省中医儿科学术指导老师。曾任云南中医学院教研室主任、云南中医药大学第一附属医院儿科主任，历任中华中医药学会儿科分会副主任委员、中华中医药学会儿科分会学术顾问、全国中医药高等教育学会儿科分会副理事长、中华人民共和国卫生部临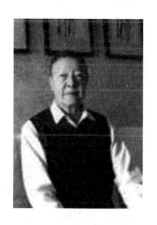床药理基地成员、儿科病类中药临床研究组组长，云南中医药学会常务理事，儿科专业委员会主任委员，任《云南中医药杂志》《中医儿科杂志》编委、《儿科心鉴》顾问等职。

刘教授1962年毕业于云南中医学院，毕业后响应国家号召到"五七干校"工作锻炼，探访了多位当地经验丰富的老药工，积累了丰富的中医药临床经验及知识，后回到云南省中医医院工作。后又师承云南省中医儿科名家康诚之先生学习4年；1979年由卫生和计划生育委员会考试择优录取至上海中医学院"全国高等教育中医儿科高级师资班"学习，得王玉润等教授的指导，在学习期间借读到了王老的几十本亲手笔记。

从事中医儿科60年，潜心研究中医儿科古今著作与文献，吸取名家之长与康、王二师之学术经验，熔儿科寒、温两大学派于一炉。擅长诊治小儿呼吸系统、消化系统、感染性疾病以及儿科疑难杂症，尤对紫癜、肾病、血证、高热、黄疸、小儿弱证等病的诊疗有独到之处。研究整理民间运用"硫黄针"治疗多种疾病的经验，并使之上升为理论；总结个人系列方8首，已通过云南省省级评审投产，经云南省中医药集团生产广泛使用；主持"童宝"等数十个品种的新药的研发和临床观察。

主持的全国"佝偻病中医中药防治"课题获云南省科技进步奖三等奖。发表或指导发表论文100余篇。主编《中医医院管理学》《中医基础与临床》，以及云南在职医师继续教育教材《中医儿科学》。

# 验方1 天麻二陈汤

**组成：** 天麻6g，钩藤6g，防风6g，茯苓9g，京半夏6g，陈皮6g。

**功能：** 祛风散寒，燥湿止泻。

**主治：** 小儿泄泻之风寒泻。症见大便清稀，夹有泡沫，臭气不甚，肠鸣腹痛，或伴恶寒发热，鼻流清涕，咳嗽，舌质淡，苔薄白，脉浮紧，指纹淡红。

**用法：** 每日1剂，水煎150mL，分3次服。3天为一疗程。

**方解：** 刘以敏教授认为，感受风寒之邪所致泄泻，因肺与大肠相表里，风寒入于大肠，引起大肠传导失司。风寒也可直中脾胃，使脾胃受纳运化失常，水反为湿，谷反为滞，发为泄泻。此外，风寒犯肺，卫外失司，肺失宣降，患儿可出现鼻塞流涕、咳嗽有痰等肺系证候。治疗既要针对风、寒、湿之病因，又须兼顾肺、脾、大肠之病位。他结合"风能胜湿"的理论以及"祛风止痉"法，创制了天麻二陈汤。其中天麻、钩藤均入肝经，功能息风止痉，"止痉"的目的是缓解肠蠕动亢进，减轻肠痉挛；防风可入脾、肝二经，辛温解表，祛风胜湿止痉，为祛风健脾要药；半夏、陈皮燥湿化痰，理气和胃；茯苓健脾渗湿，湿去脾旺，痰无由生。诸药合用，外散风寒，内燥脾湿，缓急止泻，方药精简，疗效不凡。

**加减：** 小便少者，加车前子9g，炒薏苡仁9g；大便次数多者加仙鹤草9g，炮姜3g；呕吐者，加公丁香1g，砂仁3g；纳少或大便夹食物残渣者，加焦山楂9g，谷麦芽9g；鼻塞流涕者，加细辛2g；痰多色白清稀夹泡沫者，加桂枝4g，姜南星6g。

　　**临床应用：**风寒泻（包括风寒型病毒性肠炎）或风寒泻兼有流涕咳嗽等表证者均可加减使用本方。尤其对大便清稀、便次多，大便带泡沫，肠鸣音活跃，以及伴有流涕、咳嗽痰多的患儿，疗效甚好。

　　**典型病例：**

　　患儿，男，8个月，2001年10月就诊。家长代诉患儿便次增多2天，来诊时大便每日6～7次，大便色淡黄，质清稀，水分多，有泡沫，无黏液，奶量及辅食减少，鼻流清涕，偶有咳嗽，咳时有痰，无发热，小便较正常时减少。舌淡苔白，指纹淡红，在风关。中医诊断：泄泻，风寒泻。治宜风散寒，燥湿止泻。予天麻二陈汤加减。处方如下：

| | | | |
|---|---|---|---|
| 天麻 6g | 钩藤 6g（后下） | 防风 4g | 细辛 2g（后下） |
| 茯苓 9g | 陈皮 4g | 京半夏 6g | 炮姜 1.5g |
| 仙鹤草 6g | 车前子 6g | 焦山楂 9g | 炙甘草 3g |

　　2剂药服完后患儿便次减为每日2次，水分明显减少，已呈糊状，胃纳增加，流涕咳嗽基本消除，小便正常。嘱饮食调理善后，无须再服药。


　　（整理者）

　　何平：医学学士，教授，主任医师，第三批全国老中医药专家刘以敏学术经验继承人；

　　唐彦：医学博士，教授，主任医师，第五批全国老中医药专家刘以敏学术经验继承人。


## 验方2　疏肝降火汤

　　**组成：**柴胡10g，白芍15g，当归10g，旱莲草10g，女贞子10g，茯苓10g，白术6g，薄荷6g（后下），夏枯草10g，穿山甲珠6g（兑服）（临床根据情况酌情选用替代药品），甘草6g。

　　**功能：**疏肝降火，健脾益肾。

　　**主治：**性早熟，阴虚火旺、肝郁化火证。症见女性乳房发育及内外生殖器发育，或有月经来潮，男孩睾丸及阴茎增大，声音低沉，或有阴茎勃起。伴乳房胀痛、口渴、烦躁易怒、五心烦热、盗汗、便秘、舌质红。

**用法：** 每日1剂，水煎300mL，分2～3次服。4周为一疗程。

**方解：** 刘以敏教授认为性早熟的发生多因疾病、过食某些滋补品，或误服某些药物，或情志因素，使阴阳平衡失调，阴虚火旺，相火妄动或肝郁化火，导致"天癸"早至。其病变部位主要在肾、肝二脏。方中柴胡，味苦、辛，性微寒，归肝、胆二经，疏肝解郁，使肝气条达为君药。当归味甘、辛，性温，入心、肝、脾经，养血和血，为血中气药；白芍味苦、酸，性微寒，入肝经，养血敛阴，又平肝柔肝；旱莲草味甘、酸，性寒，入肝、肾二经，能益肾、养血、养肝；女贞子味甘、苦，性平，入肝、肾经，补肾滋阴养肝。当归、白芍与柴胡同用，补肝体而助肝用，使血和则肝和，血充则肝柔；旱莲草、女贞子补肝肾养阴血而不滋腻。以上四味药共为臣药。木郁不达致脾虚不运，故以白术、甘草、茯苓健脾益气，既能实土以御木侮，又能使营血生化有源；薄荷疏散郁遏之气，透达肝经郁热，疏散条达功能，共为佐药。甲珠通经络，活血化瘀，夏枯草清泻肝火；炙甘草调和诸药，兼为使药。诸药合用，使肝郁得疏，血虚得养，可达肝、脾、肾并治，共奏疏肝清火、益肾养血之功。

**加减：** 乳房肿痛者，加金樱子10g，荔枝核6g，王不留行10g；阴道流血者，加茜草10g，仙鹤草10g，荆芥9g；阴道有分泌物者，加莲须10g，臭椿皮6g；伴有五心烦热者，加淡竹叶6g，莲子心6g；潮热盗汗者，加地骨皮6g，五味子6g；伴带下色黄而味者，加黄柏6g；乳房胀痛者，加香附10g，郁金10g。

**临床应用：** 阴虚火旺、肝郁化火证的性早熟均可加减使用本方；有不同程度的乳房胀痛、畏热、口渴、烦躁易怒、五心烦热、盗汗、便秘、舌质红者，使用本方疗效甚佳。

**典型病例：**

患儿张某，女，6岁，2005年10月24日就诊。发现乳房包块2个月，家长未予重视，近1周感觉乳房胀痛明显，症见乳房胀痛、口渴、烦躁易怒、五心烦热、盗汗、便秘、舌质红，苔黄，脉弦细数。一般情况可，形体适中，双侧乳房大小约1.4cm×1.6cm，乳晕着色，外生殖器呈幼女型，未见分泌物；妇科B超显示子宫、卵巢轻度增大；左手X射线片显示骨龄8岁。诊断：性早熟（特发性性早熟）。辨证属肝郁化火，阴虚火旺。治宜疏肝降火，益肾养血。方予疏肝降火汤加减。

| | | | |
|---|---|---|---|
| 柴胡 10g | 白芍 15g | 当归 10g | 旱莲草 10g |
| 女贞子 10g | 茯苓 10g | 白术 6g | 薄荷 6g（后下） |
| 夏枯草 10g | 甲珠 6g（兑服） | | 甘草 6g |
| 佛手 6g | 荔枝核 9g | 生地黄 15g | 泽泻 10g |

上方根据症状不断调整服用 2 个月，来院复诊，乳房包块缩小，手心烘热不明显，乳晕较前色淡，舌质红，苔薄白，阴毛、腋毛未见，阴道未见分泌物，诸症皆消。复查 B 超示乳房、子宫、卵巢明显缩小。性激素检查各项指标水平均恢复正常。

（整理者）

何平：医学学士，教授，主任医师，第三批全国老中医药专家刘以敏学术经验继承人；

王艳芬：医学学士，副教授，副主任医师，第五批全国老中医药专家刘以敏学术经验继承人。

# 陈宝义验方

## 【名医简介】

陈宝义（1940—），男，汉族，中共党员，天津人。天津中医药大学第一附属医院儿科主任医师、教授、研究生导师。曾任天津中医药大学第一附属医院儿科组副组长、儿科主任（儿科教研室主任）。天津市中医药学会副秘书长、儿科分会主任委员，兼任天津市中医药学会常务理事。陈宝义教授为全国第二批老中医药专家学术经验继承工作指导老师，国家中医药管理局"优秀中医临床人才研修项目"指导老师，"十一五"科技支撑计划名老中医临证经验、学术思想传承研究的全国百名专家之一。2009年被评为天津市名医，享受国务院政府特殊津贴，为当代著名中医儿科专家。

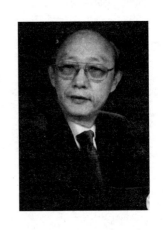

陈宝义教授1957—1962年于天津中医学院（现天津中医药大学）学习中医，大学毕业后于天津中医学院附属医院（1978年更名为天津中医学院第一附属医院，现天津中医药大学第一附属医院）儿科临床工作，师从著名儿科专家李少川教授。陈教授于1980年在国内较早创建小儿心肌炎专科，对小儿病毒性心肌炎进行了深入的研究，形成了一整套以中医药治疗为特色的小儿病毒性心肌炎的辨证论治体系；开发研制了小儿病毒性心肌炎系列中成药心复康口服液、通脉口服液、清心解毒口服液、安心律胶囊。目前这一专科已成为全国重点专科专病，诊疗水平达到国内领先水平，日接诊人次达数十人次，患者来自全国二十几个省市，临床有效率达到95%，为许多患儿解除了痛苦，在社会上赢得了广泛的赞誉。1990年，在陈教授的主持下，天津中医学院第一附属医院儿科恢复设立中医儿科病房，床位数达到 30 张，使儿科成为具备门诊、急诊、病房的综合性科室，在全国范围内享有很高的声誉。1995—1997 年，天津中医学院第一附属医院儿科先后成为天津市重点发展学科和国家中医药管理局重点专科。

在近 50 年的医疗实践中，陈教授始终注重理论与实践结合，不断探索疑难病症和危急重症的治疗规律和有效方药。除病毒性心肌炎外，对高热、哮喘、抽动症、肾病、脑积水等疑难病症的诊治有深入的研究和独到的经验，取得了很好的临床疗效。

# 验方 1　通脉方

**组成：** 当归、三七粉（冲）、片姜黄、降香、赤芍、山楂。

**功能：** 活血化瘀，养心通脉。

**主治：** 适用于小儿病毒性心肌炎，心脉瘀阻证。症见面色晦暗，或口唇发青，心前区不适或疼痛，胸闷不舒，心悸怔忡，乏力盗汗，心脏扩大，或有腹痛、关节痛、肌肉痛，或有肝脏增大，舌质略紫，或有瘀斑，脉弦细或兼数，或沉涩，或结、代、促。

**用法：** 以"通脉合剂"命名，成为医疗机构制剂。每瓶 100mL，每 1mL 药液含生药 0.3g。口服。1～2 岁，一次 15mL；3～6 岁，一次 25mL；7～13 岁，一次 50mL。每日 2 次，服用前摇匀。

**方解：** 重用当归为君药，当归味甘，性温，活血、补血、和血，"除客血内塞"（《名医别录》），"破恶血，养新血"（《日华子诸家本草》），使气血各有所归。辅以三七，味甘、微苦，性温，活血补血，化瘀定痛，以助其力，《本草纲目拾遗》指出："人参补气第一，三七补血第一，味同而功也等。"片姜黄味辛，为血中气药，化瘀兼行气；降香味辛性温，为气中血药，降气而散瘀，两药均内寓"气行则血行"之意，以加强活血通脉之效；赤芍味苦，性凉，既能活血散瘀，"通顺血脉"（《名医别录》），又具清热凉血之功，佐制诸药之温；山楂味酸、甘，性微温，用之既可健胃悦脾，又能助散瘀之力，同为佐使之药。诸药合用，药性平和，不温不凉，寓柔于刚，效专力宏，祛瘀而不伤正，共奏活血化瘀、养心通脉之功。

**加减**：属热壅血滞证者，加牡丹皮 10g，野菊花 10g，大青叶 10g，川连 5g，贯众 10g，射干 10g；属气虚血瘀证者，加黄芪 10g，太子参 10g；属阴虚血涩证者，加麦冬 10g，元参 10g；属阳虚血凝证者，加制附子 10g，桂枝 10g，淫羊藿 10g；属气滞血瘀证者，加香附 10g，郁金 10g，乌药 10g。脉结代者，酌加苦参 10g，川连 5g，甘松 5g，常山 10g，羌活 10g 等；脉细涩者，酌加阿胶珠 10g，大枣 5 枚；胸闷者，加瓜蒌皮 15g，半夏 10g；心痛者，加延胡索 10g，乳香 5g，没药 5g；肝大者，加青皮 10g，鸡内金 10g，五加皮 10g（7～10 岁小儿临床用量）。

**临床应用**：可用于各临床分期小儿心肌炎的辅助治疗和心肌炎后遗症的长期治疗。

**典型病例**：

郑某，男，11 岁。1993 年 8 月 20 日初诊。患儿既往诊断心肌炎 2 年余。就诊时表现为偶有长呼气、心悸，无其他明显不适主诉，纳食尚可，二便正常，舌质淡红，苔薄白，脉结代。查体精神好，呼吸平稳，咽部轻度充血，双肺呼吸音清，心音有力，律不齐，可闻及频发早搏，每分钟 10～15 次，腹软。近数十次查心电图均提示频发室性早搏；超声心动图、心肌酶检查均正常。西医诊断：心肌炎后遗室性早搏。中医诊断：心悸，气血留滞、心脉瘀阻证。治以活血化瘀，养心通脉。予成药通脉合剂（当归、三七、赤芍、姜黄、山楂、降香等）口服，每次 25mL，每日 2 次。

服药 3 个月后，自觉症状消失，复查心电图示期前收缩明显减少，每分钟 2～3 次。继服上药 7 个月后期前收缩消失。随访 1 年，仅感冒时偶发期前收缩，平素心电图正常。

# 验方 2　清心解毒方

**组成**：金银花 10g，连翘 10g，野菊花 15g，贯众 10g，苦参 10g，虎杖 10g，赤芍 10g，牡丹皮 10g，丹参 15g，生地黄 12g，麦冬 15g，黄芪 10g，炙甘草 5g。

**功能**：清心解毒，益气护阴。

**主治**：适用于小儿病毒性心肌炎，邪毒侵心证。

**用法**：口服。1～3 岁，每次 25mL；3～7 岁，每次 50mL；7～10 岁，每次 75mL；10～14 岁，每次 100mL。每日 2 次。

**方解**：方中金银花、连翘清热解毒，除心经热；野菊花清热解毒，舒利血气，共为君药。辅以苦寒之贯众、苦参、虎杖，清解热毒、行消瘀滞，以助其力，佐用药性偏凉之牡丹皮、丹参、赤芍清热散瘀，以从速解散在心热毒；另辅生地黄、麦冬、黄芪、炙甘草滋阴生津益气，既补气阴之虚，又防热毒损阴耗气；炙甘草尚能缓和诸药，亦以为使药。诸药合用，共奏清心解毒、顾护气阴、散瘀通脉之功。

**临床应用**：心肌炎急性期，病程短，或迁延期复感热毒，病情波动，伴咽红、低热、咳嗽患儿。

**典型病例**：

于某，女，12 岁。2009 年 2 月 9 日就诊。患儿 20 余天前患"感冒"后出现胸闷、憋气，偶感心慌，活动后明显，无头晕、心前区不适及明显乏力，曾于某医院查心电图示 I 度房室传导阻滞，P–R 间期 0.24～0.26 秒，心肌酶 CK–MB 29U/L，予以营养心肌治疗 1 周，疗效不明显。现症见患儿间断胸闷憋气，偶感心慌，活动后明显，咽干不适，纳食尚可，二便调。查体精神可，咽部红肿充血，心音有力，心律齐，心率 85 次 / 分，双肺呼吸音清，腹软。舌红苔黄，脉数。心肌酶增高；心电图提示 P–R 间期 0.24 秒；24 小时动态心电图（Holter）监测可见 I 度房室传导阻滞及 II 度 I 型房室传导阻滞；超声心动图正常。西医诊断：急性心肌炎。中医诊断：心悸，热壅心脉、气血不畅证。治以解毒散瘀，予清心汤加减，处方如下：

| | | | |
|---|---|---|---|
| 野菊花 15g | 大青叶 15g | 贯众 10g | 连翘 10g |
| 金银花 10g | 生山楂 15g | 丹参 10g | 益母草 10g |
| 甘草 5g | | | |

治疗 14 天，患儿症状明显减轻，偶有胸闷憋气，无心慌发作，咽稍红。心电图 P–R 间期 0.16～0.18 秒，心肌酶恢复正常，继予上方治疗 1 月。

随访 6 个月，未见复发。

## 验方 3　暑热宁方

**组成**：藿香、香薷、滑石、金银花、豆豉、黄芩、黄连、生石膏、大青叶、葛根、半夏、厚朴、炙甘草。

**功能**：清暑泄热，利湿化浊。

**主治**：适用于小儿夏令感冒发热，症见发热恶寒，肢酸，咽肿，头昏重、胀痛，胸闷不舒，或伴呕吐，泄泻，舌红苔白微腻，脉浮数。亦可治疗小儿湿热吐泻。

**用法**：以"暑热宁合剂"命名，成为医疗机构制剂。每瓶 100mL，每 1mL 药液含生药 0.925g。口服。每次 20～30mL，每日 2～3 次，温开水送服，用时摇匀。

**方解**：小儿夏令感冒，古代医家又称之为"手太阴暑温""冒暑"等，属于"暑病"范畴。依据"暑邪必夹湿""夏暑发自阳明"等理论，陈教授认为本病的发生为暑湿之邪侵郁肠胃，复为风寒之邪外束肌表所致，故提出了清暑化湿、宣透表邪的治疗大法。方中藿香、香薷、金银花、滑石发散表邪，清暑化湿，共为君药；辅以豆豉宣透表邪，黄连、黄芩清泻胃肠湿热，大青叶、生石膏清热涤暑，以助其力；佐以半夏燥湿降气，和胃止呕，厚朴行气化湿，宽胸除满；葛根既可发表解热生津，又能升发脾胃清阳之气而治下利；甘草既与滑石相配清热和中，又可调和诸药，亦为使药。诸药合用，既可解表邪以退寒热，又能清湿热以止吐泻，切中暑月发热之病因病机。

**加减**：恶寒重者，可加荆芥穗 10g，苏叶 10g；发热甚者，可加薄荷 5g，豆豉 15g；咽红肿痛者，加射干 10g，元参 10g；周身困重，肌肉酸痛者，加柴胡 10g，葛根 10g；伴咳嗽声重者，加桔梗 10g，杏仁 10g；汗出淋漓不断者，加知母 10g 甘寒；午后低热，缠绵不绝者，加青蒿 10g。（7～10 岁小儿临床用量）

**临床应用**：用于夏令感冒，暑湿兼寒证。

典型病例：

李某，男，11 岁，1996 年 8 月 24 日初诊。天气酷热，患儿 1 天前户外运动后周身大汗，贪凉于空调冷风下直吹，继而暴食冷饮，随即出现高热，恶寒，身痛，无汗，头晕困重，时有呕恶、脘腹胀痛，叩之如鼓，大便 1 次，质稀如水。舌质红，苔薄腻，脉滑数。查体：体温 39.7℃，咽部轻度充血，心音可，律齐，双肺呼吸音清，腹胀。西医诊断：急性上呼吸道感染。中医诊断：感冒，暑湿兼寒证。立法清暑散寒解表，兼以和中。处方如下：

| | | | |
|---|---|---|---|
| 香薷 10g | 藿香 10g | 大青叶 10g | 薄荷 6g（后下） |
| 豆豉 10g | 柴胡 10g | 葛根 10g | 黄芩 10g |
| 黄连 3g | 半夏 6g | 厚朴 10g | 生姜 2 片 |

六一散 10g

服药 1 剂后，大汗出，无恶寒，热退泻止，仍有恶心纳呆，舌红苔黄腻。此为外寒已解，渐成入里化热之势，上方减薄荷、柴胡，香薷减为 6g，加生石膏 20g，知母 10g 以清气分实热。再服 2 剂，诸症平和。


（整理者）

刘虹：主任医师，第二批全国老中医药专家陈宝义学术经验继承人。

# 贾六金验方

## 【名医简介】

贾六金（1941—），男，山西省昔阳人。中共党员，教授，主任医师，博士研究生导师，全国名中医，第三、五、六批全国老中医药专家学术经验继承工作指导老师，全国名老中医药专家传承工作室建设项目专家，全国中医优秀临床人才研修项目导师，山西省首批名中医，山西贾氏儿科学术流派创始人。曾先后担任山西中医学院附属医院儿科主任、大内科主任，兼任山西省优秀中医临床人才研究项目教学委员会副主任，山西省突发公共卫生事件专家咨询委员会专家等职务。获评为"百姓心中的好中医"，被百姓誉为"三晋小儿王"。

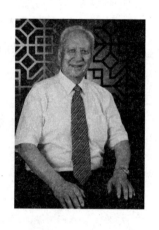

贾老于1956年开始学习中医，1961年从山西中医学院毕业后进入山西省中医药研究所工作，进所伊始便被时任研究所所长、山西四大名医之一的李翰卿先生和儿科名家张光煜先生同时选中收为徒弟，成为两位名师的学术继承人，学习数年，尽得两位大师真传。1966年初，响应毛泽东主席"六二六"指示到绛县人民医院工作。为了满足当地患者的诊疗需求，他植根临床，立足于中医、西医两种不同的理论体系中，勤学苦练，练就了过硬的基本功。同时博览诸家，尤其对《幼科发挥》《丹溪心法》《脾胃论》《小儿药证直诀》《幼幼集成》《医宗金鉴》《医学衷中参西录》等古籍反复研读，临证研精覃思，精勤不倦的努力收获了累累硕果，不但儿科临证经验日渐精纯，在内科、妇科及中医外科疮疡疖肿等方面，也积累了丰富的经验，被业界和百姓誉为"精儿科、通全科、接地气、有大爱”的贴心医生。1974 年被评选为运城地区名中医。1988 年调入山西中医学院附属医院，成为儿科的创建人和学科带头人。贾老善治小儿急性感染性疾病及内科杂病，指出时令之病，古病渐少，常证易逝，新证迭出，须不断创新才能与时俱进，提出“缓输液，慎抗生，重祛邪，防传变”理念，创立了“紧抓主症，紧扣病机，紧追余邪”治法，机动灵活地化裁古方，善用复方，创制新方 20 余首，如银柴退热汤、复感灵等临床疗效显著，其中“银柴退热汤”已列入山西省重点研发计划。贾老还承担山西省省内重大传染病（如重症急性呼吸综合征、甲型 H1N1 流感）防治方案制定的任务。贾老共带徒 60 余人，无不倾其所学悉心指导，大多数徒弟在工作岗位中发挥了重要作用，其中两人获省级名中医称号。贾老常告诫年轻人要具备丰富的知识储备和完善的知识结构，学会从不同的角度认识问题、分析问题，倡导大家要“读经典增深度，学哲学提高度，参西医拓宽度，勤临证获真知”。

## 验方 1　银柴退热汤

**组成：**金银花 8g，连翘 8g，柴胡 8g，黄芩 8g，牛蒡子 8g，桔梗 8g，荆芥 8g，大青叶 8g，板蓝根 8g，紫花地丁 8g，焦三仙各 10g，半夏 6g，生甘草 6g。

**功能：**辛凉解表，祛风退热，和解消食。

**主治：**外感发热，无汗或汗出不畅，头痛，口渴，咳嗽，咽痛，或兼见胸闷脘痞，不欲饮食，甚或呕吐，舌尖红，苔薄白或薄黄，脉浮数。

**用法：**每日 1 剂，水煎 150mL，分 2～3 次服。

**方解：**外感发热是人体感受的外邪或温热疫毒之气，与体内正气相搏，正邪交争于体内，引起脏腑气机紊乱，阴阳失调，阳气亢奋。所谓“阳胜则热”，故本病属热属实。贾老依据小儿病理生理特点所创的银柴退热汤是由银翘散合小柴胡汤化裁而成。方中金银花味甘，性寒，能“散热解表”“清络中风火湿热，解瘟疫秽恶浊邪”。连翘善清心火，理肝气，如张锡纯所云：“具升浮宣散之力。流通气血，治十二经血凝气聚，为疮家要药。能透表解肌，清热透风，为治风热要药。”金银花、连翘、大青叶、板蓝根、紫花地丁共同清热解毒，宣肺透邪。荆芥疏风散热、透表达邪，使邪从表散；“通肺气”，可除鼻塞流涕等症；善搜血中之风，剔入营入血之邪，与连翘配伍，可防热扰神明或热陷厥阴之变。牛蒡子被奉为解毒利咽之要药，还可泄热通便，与连翘同用，可通泄热毒、散结消肿，专攻咽喉肿痛，具有初期能透解、中期能消散的功效；与荆芥配伍，增强解表散邪之功。柴胡味苦、辛，"苦以发之"，可散火热之标；黄芩味苦性寒，"寒以胜之"，直折火热之本。二药相须为用，透表泄热，疏半表半里之邪。半夏辛温性燥，为太阴脾经、阳明胃经之要药，入脾能化湿祛痰，入胃能降逆止呕，消痞散结；配伍苦寒之黄芩，苦燥肺中之痰，寒清肺中之热，二药相辅相成，具母子同治、标本兼顾之功。桔梗辛散苦泄，宣开肺气，祛痰涎，止嗽咳，调达利气，与半夏合用，一升一降，宣肃并奏，通上焦瘀滞，宣肺止咳。小儿"脾常不足"，感邪后易成夹滞之候，故用焦三仙开胃健脾，化湿和中，消宿食积滞，化日久顽痰。甘草补脾益气，缓和药性。纵观全方，集辛开、苦降、甘调于一方之中，寒温并用，升降同调，虽治在肺卫，又旁顾心、肝、脾、胃，既清解邪热，又和中消食，使内外宜通，三焦疏达，枢机畅利，脾胃调和，共达辛凉解表、祛风退热之功效。

**加减：**风寒偏重者，加羌活 8g、防风 8g 辛温解表；若高热、便干，里热偏重者，加生石膏；寒热往来者，加柴胡、荆芥、淡豆豉。

**临床应用：**本方用于治疗外感、温病初期，如小儿感冒、急性扁桃体炎、疱疹性咽峡炎及传染性疾病初期以发热为主要临床表现者。

典型病例：

患儿，男，3 岁 8 个月，2006 年 1 月 5 日初诊。患儿 3 个多月来反复发热 5 次，每次体温均在 39 ～ 40℃，伴咽痛、咳嗽、头痛等症。2005 年曾两次因"急性上呼吸道感染"在外院住院治疗，经抗生素治疗痊愈出院。但每间隔 10 天左右又会复发，每次持续高热 3 ～ 5 天，均须输液治疗方可退热。今晨 1 时许患儿无明显诱因开始发热，体温 39.4℃，家长予"泰诺林"后体温暂降，就诊时体温复升，伴轻咳有痰、口渴喜饮、大便干（两日未解）。平素食欲好，喜食肥甘厚味。查体：体温 39.2℃，咽部充血，双侧扁桃体Ⅱ度肿大，双肺呼吸音粗，心、腹无异常，舌质偏红，舌苔白，舌中根部舌苔厚腻，脉浮数。辨证属外感发热夹积。治宜辛凉解表，祛风退热，和解消食。予银柴退热汤加味。处方如下：

| | | | |
|---|---|---|---|
| 金银花 8g | 连翘 8g | 柴胡 8g | 黄芩 8g |
| 牛蒡子 8g | 桔梗 8g | 荆芥 8g | 大青叶 8g |

板蓝根 8g　　　半夏 6g　　　枳实 8g　　　生石膏 10g（先煎）

焦三仙各 8g　　紫花地丁 8g　　甘草 6g

2 剂，每日 1 剂，频服。

二诊：体温降至正常，仍轻咳、大便偏干，遂复诊。查体咽部充血明显减轻，双侧扁桃体Ⅰ度肿大，舌质稍红，厚腻苔已去大半。治以轻宣肺气，清除余邪，调和脾胃。药物组成：

桑叶 8g　　　菊花 8g　　　连翘 8g　　　芦根 8g

桔梗 8g　　　杏仁 8g　　　浙贝母 8g　　板蓝根 8g

牛蒡子 8g　　焦三仙各 10g　炒菜籽 10g　甘草 6g

4 剂后，一般情况良好，遂以"复感灵"7 剂收功。

（整理者）

秦艳虹：医学硕士，教授，主任医师，第三批全国优秀中医临床人才师承继承人。

# 验方 2　六妙汤

**组成**：黄柏 8g，苍术 8g，牛膝 8g，薏苡仁 10g，苦参 6g，金银花 12g。

**功能**：清热祛湿。

**主治**：属湿热互结证的儿科多种疾病。如婴儿湿疹、脓疱疮、银屑病、婴幼儿阴道炎、尿路感染、过敏性紫癜、风湿性关节炎、习惯性擦腿动作、红斑性肢痛症、下肢丹毒、前庭大腺炎、寻常疣、肠炎、痢疾等。症见皮肤斑疹、丘疹（疱疹）或瘀点瘀斑，或伴瘙痒或疼痛；关节的红肿热痛；外阴红肿疼痛或瘙痒，分泌物增多，尿频急痛；腹泻腹痛，大便夹有黏液或脓血等。

**用法**：每日 1 剂，水煎 150mL，分 2 ～ 3 次服。

**方解**：贾老指出，"湿"与"热"皆为致病因素，其中湿为阴邪，其性黏腻；热为阳邪，其性暴烈，一旦湿热勾结为患，外郁肌表，内困脾土，下注膀胱、带脉或前阴，痹阻筋脉关节，导致机体阴阳失衡，气血交阻，从而引发诸多病证；湿热为患具有疾病范围广、病机复杂、病程长、治疗困难、病情缠绵难愈等临床特点，贾老谨守病机，创六妙汤异病同治诸多疾病。六妙汤是在前贤四妙丸的基础上，加苦参、金银花作汤剂而成，组成了治疗湿热证的主方。方中黄柏味苦，性寒，苦能燥湿，寒能清热；性沉降，长于清下焦湿热。苍术味辛、苦，性温，长于燥湿健脾。二者相伍，清热而不助湿，除湿而不助热，虽用苦寒而不伤脾胃之阳。湿性趋下，湿热之邪常流注于下，故以牛膝通血脉利关节，引药下行，兼有强筋骨之效。薏苡仁利湿舒筋，善治湿热下注之经脉不利、关节疼痛等，《成方便读》言其"独入阳明，祛湿热而利筋络"。此四药清热祛湿，尤善治湿热下注之证。金银花味辛、甘、微苦，性寒，清热解毒力宏效专，甘寒则清热不伤胃，辛香则透达可祛邪，既宣散风热，又清解血毒；《本草正》谓其"善于化毒，故治痈疽肿毒，疮癣，杨梅，风湿诸痛，诚为要药"；《本经逢原》说金银花为内外痈肿之要药，解毒祛脓，泻中有补，亦是痈疽溃后之圣药。苦参味苦，性寒，功用清热燥湿，祛风杀虫，内治泻痢、阴痒带下，外治疮痒疥癣。现代药理研究亦证实，金银花对多种革兰阳性和阴性菌均有一定的抑制作用，堪称广谱抗菌药；牛膝、薏苡仁能增强免疫功能，故有明显的免疫调节作用；黄柏有抗菌、消炎和改善微循环作用，也可使炎症局部血管收缩，减少炎症充血和渗出，收敛、消炎、促进肉芽生长和加速伤愈。本方六味合用，清热祛湿，直捣湿热互结之邪，使邪去正安。

**加减：** 皮肤出现丘疹、疱疹者，加防风 8g，白芷 8g，蝉蜕 3g；脓疱疮热毒炽盛者，加黄连 6g，黄芩 8g，栀子 8g；过敏性紫癜早期热邪较盛者，可加牡丹皮 8g，小蓟 8g，连翘 8g；过敏性紫癜后期兼有肾虚者，可加生地黄 8g，山药 8g，山茱萸 8g，茜草 8g，紫草 8g；关节疼痛者，加海风藤 8g，青风藤 8g；尿频急涩痛者，加萹蓄 8g，瞿麦 8g，车前子 8g；腹泻腹痛、下利黏液或脓血者，可加芍药 12g，木香 8g。

**临床应用：** 本方适用于儿科、皮肤科多种病症，如婴儿湿疹、脓疱疮、少儿阴道炎、过敏性紫癜、风湿性关节炎、银屑病、习惯性擦腿动作、红斑性肢痛、下肢丹毒、尿路感染、前庭大腺炎、肠炎、痢疾、寻常疣等见湿热互结证均可加减使用。在辨证皮肤外科病症时要分清湿重、热重、夹瘀、夹风、津伤血燥的不同证情。红肿为热重；含水渗液为湿重；局部痒甚为夹风；疮色暗红为夹瘀；皮肤粗糙为血燥。酌情加减后使用。

典型病例：

**1. 婴儿湿疹**

患儿，男，10个月，体重11kg，2017年7月26日初诊。皮肤湿疹9个月余。自出生后不久即发现面颊、额部有红斑及小丘疹，逐渐发展出现丘疱疹，四肢亦有红斑及小丘疹分布，局部有渗出，有黄痂。患儿夜间哭闹不安，常用手抓患处，便稀，每日5～6次。一直用西药软膏涂患处，但只有短暂的止痒效果，皮损无明显改善。中医诊断：婴儿湿疹，脾胃虚弱、湿热内壅证。治宜清热燥湿，祛风止痒。予六妙汤加减。处方如下：

| | | | |
|---|---|---|---|
| 金银花6g | 黄柏6g | 苦参3g | 炒苍术6g |
| 薏苡仁6g | 怀牛膝3g | 百部4g | 防风6g |
| 白芷6g | 蝉蜕2g | 甘草4g | |

上方根据症状不断微调，共服16剂，斑丘疹全消退，结痂脱落，便已成形，每日1～2次。改用六妙汤合四君子汤巩固。

**2. 风湿性关节炎**

刘某，女性，17岁，2005年10月28日初诊。全身关节疼痛近两个月。患者于九月初入学，为高一新生，宿舍潮湿阴冷。军训后出现高热，体温高达40℃，且持续5天不退，并有心悸及膝关节疼痛。当地医院以感冒治疗不效，即赴西安某医院，诊为风湿热，收住院。抗菌及抗风湿药治疗后，体温恢复正常，关节疼痛未见明显减轻。就诊时双膝、双踝关节仍有肿痛，双膝尤甚，不能下床活动，需家人搀扶才能行走。白细胞$22×10^9$/L，血沉130mm/h。长效青霉素、泼尼松仍继续使用中。舌质红，苔黄厚腻，脉滑数。中医诊断：风湿热痹。治以清热燥湿、祛风通络法。方选六妙汤合白虎加桂枝汤加减。处方：

| | | | |
|---|---|---|---|
| 黄柏12g | 苍术12g | 薏苡仁12g | 怀牛膝12g |
| 苦参10g | 金银花15g | 忍冬藤15g | 桂枝10g |
| 知母12g | 生石膏30g（先下） | | |

上方服至6剂后，电话告知病情大减，下肢疼痛显著改善，已能自行上卫生间。

原方服至22剂后，关节肿痛消失，生活能自理，复查白细胞已正常，血沉下降至65mm/h。前方去白虎加桂枝汤诸药，在六妙汤基础上加海风藤10g，青风藤10g，又连服10剂，诸症消失，血沉18mm/h，恢复上学，泼尼松逐渐减量至停药。

### 3. 少儿阴道炎

患儿，女，9岁，2001年7月4日初诊。家长代诉：发现其女内裤常不干净，每天都需换洗，有淡黄色分泌物，量多且有臭味，外阴有痒痛感。遂到妇幼保健院少儿女科检查。查见外阴、阴蒂、尿道口、阴道口黏膜充血水肿，有脓性分泌物。诊断：阴道炎，肝经郁热、湿热下注证。治以清热利湿，泻肝火。方选六妙汤合易黄汤（《傅青主女科》）加减。处方：

| | | | |
|---|---|---|---|
| 黄柏 10g | 苍术 10g | 薏苡仁 10g | 怀牛膝 10g |
| 苦参 8g | 金银花 12g | 土茯苓 10g | 芡实 10g |
| 车前子 10g | 山药 10g | 龙胆草 6g | 白果 6g |
| 甘草 6g | | | |

6剂，水煎服。

二诊（2001年7月11日）：分泌物明显减少，颜色变淡，外阴疼痛好转，原方10剂继进。

三诊（2001年7月18日）：症状完全消失。

### 4. 习惯性擦腿动作

患儿，女，4岁，2008年3月2日初诊。家长代诉：患儿经常两腿交叉伸直夹紧，或骑跨在床边、凳子上摩擦裆部，发作时脸红、出汗，常躲避家长。做过脑电图检查无异常。体格检查无阳性体征。舌、脉正常。诊断：习惯性擦腿动作，湿热下注、痰热内扰证。治以清热利湿、化痰，方选六妙汤合黄连温胆汤加味。处方：

| | | | |
|---|---|---|---|
| 苍术 6g | 黄柏 6g | 薏苡仁 6g | 怀牛膝 6g |
| 苦参 5g | 金银花 8g | 陈皮 8g | 姜半夏 6g |
| 茯苓 8g | 枳实 6g | 竹茹 3g | 黄连 4g |
| 龙胆草 3g | 甘草 6g | | |

6剂，水煎服。

二诊（2008年3月16日）：患儿药后再未发现上述症状，原方6剂巩固疗效。

（整理者）

刘小渭：医学硕士，主任医师，第三批全国老中医药专家学术继承人。

# 刘保和验方

## 【名医简介】

刘保和（1941—），男，天津人。河北中医学院教授、主任医师。中共党员。1962 年本科毕业于河北中医学院。1980 年作为全国首届中医研究生毕业于北京中医药大学。全国老中医药专家学术经验继承指导老师，全国优秀中医临床人才研修项目学员指导老师，河北省名中医。从事中医教学与临床工作 56 年。

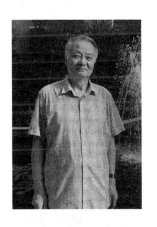

刘老对中医基础理论有独到见解。他指出"阴阳五行学说是中国传统文化的时空观，是宇宙间一切事物的总模型"；提出"人体气运动的基本模式是'枢轴—轮周—辐网'协调运转的圆运动（后天）"以及"人体先后天气运动模式如同陀螺运转"的理论，使中医基础理论上升到一个更高水平；阐明"抓主症"体现了中医治病求本的宗旨，是方剂疗效可以发挥的前提和诀窍；临证重视脉诊与腹诊，较大程度地提高了中医辨证论治水平。尤其阐明了"奇恒之府"与"奇经八脉"属于先天，"奇邪"是先天致病因素，"奇病"是先天性疾病，以此为理论基础，深入研究癌症的治疗，遵循《金匮要略》"大气一转，其气乃散"的指示，采取斡旋气机、升降阴阳的方法，取得了显著疗效。

刘老针对小儿特殊的生理、病理特点治疗小儿疾病，选用经典方化裁，量小力专，价低效宏，深受患儿及家长信赖。

专著《刘保和〈西溪书屋夜话录〉讲用与发挥》得到了读者的广泛好评。

## 验方 1　增食灵

**组成**：陈皮 4g，清半夏 4g，茯苓 6g，炙甘草 3g，焦三仙各 6g，木瓜 6g。

**功能**：疏肝健脾，化滞和中。

**主治**：小儿厌食症辨证属木旺克土，脾失健运证。症见食欲不振，不思饮食，无饥饿感，体型瘦弱，发育欠佳，但活动、玩耍如常。

**用法**：每日 1 剂，水煎取汁 100～200mL，分 2～3 次服。或免煎颗粒，每日 1 剂，分 2～3 次冲服。2～3 周为一疗程。

**方解**：本方由二陈汤加焦三仙、木瓜组成，因治疗小儿厌食症效果明显，刘老名为"增食灵"。组方思路来源于叶天士"培土必先远木"的思想。五行制化中，肝属木，脾属土，在病理状态下肝木常剋犯脾土，因此治疗脾胃疾病，疏肝是重点。

刘老认为小儿本"肝常有余，脾常不足"，加之现代社会家长溺爱，稍有不遂，则滥发脾气或恃宠骄横；或家庭氛围不睦，情志不舒，日久肝失疏泄，疏泄不利则横逆犯脾，脾失健运，胃失和降，纳化失司，发为厌食。方中二陈汤（陈皮、半夏、茯苓、炙甘草）理中气，降胃逆，健脾运，针对脾失健运，水湿运化不利；焦三仙助运化，和中焦，化食滞。该方尤妙在应用木瓜。木瓜味酸，性温，入肝、脾经，既入肝经疏肝平木，又入脾经和胃调中，专为疏肝健脾而设。现代药理研究发现木瓜中含有可消化蛋白质的酶素，有利于人体对食物的消化和吸收。全方补而不滞，疏而不泻，温而不燥，共奏疏肝健脾和胃、助运化滞和中之效。

**加减**：舌尖红赤、心火旺盛者，加黄连；夜寐辗转、三焦热炽者，加焦栀子；大便干结、排出困难者，加火麻仁；便秘不通、数日不解者，加瓜蒌、大黄；寡言少语、心情不畅者，加薄荷、合欢花等。

**临床应用**：凡辨证属于肝旺脾滞之小儿厌食症均可加减使用。对平素性格内向，郁郁寡欢，喜欢独处的患儿尤其适宜。若辨证为气阴两虚证者，不宜使用。

**典型病例**：

患儿，男，5 岁，2016 年 12 月 15 日初诊。

患儿近半年来食欲不佳，饭量少，家长曾给予"助消化"中药汤剂及消化酶制剂，服用 1 个月，服药时食欲增加，停药后症状如初。家长忧虑万分，遂带患儿来就诊。刻诊：患儿不热，不咳，不知饥饿，进餐时稍食即止，饮水亦少，二便可，夜寐尚可。查体：精神欠佳，面色萎黄无华，双下眼睑黯黑，咽不红，扁桃体Ⅱ度肿大，心、肺无异常，腹膨，叩诊为鼓音，全腹无压痛、反跳痛。舌质淡，苔薄白，脉弦细。

与家长进一步沟通，家长诉患儿平素在幼儿园沉默寡言，不擅与其他小朋友交流，喜独自玩耍；在家中则小心翼翼，害怕家长生气；平素容易感冒。

中医诊断：厌食。辨证属木旺克土，脾失健运。治宜疏肝健脾，化滞和中。处方以"增食灵"加味。

| 陈皮 4g | 清半夏 4g | 茯苓 9g | 炙甘草 3g |
| 焦三仙各 8g | 木瓜 6g | 薄荷 6g | 合欢花 8g |

7 剂（免煎颗粒）。

嘱家长营造平和温馨的家庭氛围，多与患儿交流，外出游玩；同时鼓励患儿在幼儿园交朋友等。

二诊：患儿饭量较前稍增加，其余同前。查体见面色仍萎黄，但稍有光泽，双下眼睑黯黑，腹部稍膨，叩诊呈鼓音，舌质淡，苔薄白，脉弦细。效不更方，原方继服 15 剂（免煎颗粒）。

三诊：患儿纳食增加，午餐可食米饭 1 碗，菜 1 碟；晚上在幼儿园用餐后回家仍可喝粥 1 碗。二便调，寐安。查体：面色黄中泛白有光泽，双下眼睑黯黑变淡，腹软，全腹无压痛。舌淡红，苔薄白，脉细。

问诊过程中，患儿可主动回答问题，面部表情生动。家长高兴地告知，患儿在治疗期间未患感冒，可以和小朋友一起玩耍、交流。上方去薄荷、合欢花，继服 7 剂巩固疗效。

# 验方 2　口疮方

**组成：**栀子 6g，豆豉 6g，姜黄 6g，大黄 2g，僵蚕 6g，蝉蜕 6g。

**功能：**清热利咽，疏解郁热。

**主治：**小儿口疮病辨证属于热郁胸膈者。症见发热，口腔内（两颊、舌体、咽喉部、扁桃体等部位）可见疮疡、疱疹，疼痛，哭闹或流涎，进食水时加重，轻咳，夜寐辗转，大便偏干。

**方解：**本经验方由栀子豉汤合升降散组成。

栀子豉汤见于《伤寒论》第 76 ～ 78 条。其中 78 条云："伤寒五六日，大下之后，身热不去，心中结痛着，未欲解也，栀子豉汤主之。"方中栀子性寒，色红入心经，清心火愈疮疡，透郁热除烦躁；豆豉气味轻清，清宣表热，和降胃气。该方清宣郁热除烦止痛，后世多用于治疗热邪入里，郁于胸膈所致胃脘疼痛、失眠烦躁等病证。

升降散出自《伤寒瘟疫条辨》，由姜黄、大黄、僵蚕、蝉蜕四药组成。方中僵蚕，性寒气清，善于宣肺开窍，散热；姜黄行气散瘀；大黄清热凉血通下；蝉蜕清热散风开闭。主治温病表里三焦大热，其症不可名状者，后世称为"火郁"。而"火郁"之证，气机闭塞，内热不能散于外。若纯用寒凉，则气机易凝滞，邪无出路，反成凉遏之势，闭门留寇，易生变证。因此治疗当"发之"，祛其致郁之由，使郁开气达而火自泄，总以调畅气机为原则。

口疮多由风热未解，乘势入里，郁于胸膈，上熏口腔所致。《黄帝内经》云："诸痛痒疮，皆属于心。""结者散之。""火郁发之。"故刘老根据多年临证经验，常处以口疮方。诸药合用，升降相宜，升清降浊，透发郁热，调畅气机，可收散郁火、宣郁热之效。

**加减：**高热反复者，加金银花、青蒿；湿热盛、舌苔黄腻者，加杏仁、蔻仁；夜寐辗转者，加淡竹叶、莲子心；乳蛾脓腐者，加玄参、薏苡仁等。

**临床应用：**小儿常见之急性扁桃体炎、口疮、疱疹性咽峡炎、手足口病等，辨证属于热郁胸膈者均可加减应用，腹诊伴有剑突下及脐上"水分穴"压痛者尤为适宜。

典型病例：

患儿，女，3 岁。2016 年 6 月 21 日初诊。主因发热伴咽痛 2 天就诊。患儿 2 天前出现发热，咽痛，吞咽时疼痛加剧，影响进食进水。曾口服"退热药"及清热利咽中成药，症状反复，前来就诊。刻诊：发热，咽痛，不敢进食水，时有口水流出，不咳，纳可，平素大便干，不易解，夜寐辗转。查体：体温 38.5℃，咽红，咽喉部散在大片疱疹，周围绕以红晕，扁桃体Ⅱ度肿大，剑突下及脐上压痛，心肺腹部无异常。舌红，苔黄，脉浮数。西医诊断：疱疹性咽峡炎。中医诊断：口疮病。辨证为风热袭表，热郁于内，上扰咽喉。治以疏风解表，清宣郁热。予口疮方加味，处方如下：

| | | | |
|---|---|---|---|
| 栀子 6g | 豆豉 6g | 姜黄 6g | 大黄 4g |
| 僵蚕 6g | 蝉蜕 6g | 金银花 9g | 淡竹叶 6g |

3 剂（免煎颗粒）。

二诊：家长诉患儿服药 1 剂即大便通畅，热退，咽痛减轻，可进面条、米粥，不再流口水；3 剂后疼痛消失。现患儿不热，不咳，咽痛消失，疱疹较前明显吸收。纳可，二便调，夜寐安。查体：体温 36.5℃，咽稍红，咽喉部散在数个疱疹，周边色淡红，扁桃体Ⅱ度肿大，剑突下及脐上压痛消失，心肺腹部无异常。舌淡红，苔薄黄，脉数。上方去金银花、淡竹叶，大黄减为 1g，继服 2 剂而愈。

# 验方 3　"入园咳"方

**组成：**陈皮 4g，清半夏 4g，竹茹 6g，枳实 6g，茯苓 9g，炙甘草 3g，蛇胆川贝液 5mL。

**功能：**清胆和胃，宣肺止咳。

**主治：**小儿咳嗽辨证属于胆胃不和，木火刑金者。症见小儿入园、入托时即出现咳嗽，痰少，色黄，纳减，夜寐欠安，伴有气怯懦弱，寡言少语，而回家后症状减轻。咳嗽多缠绵反复，"清肺化痰"中药或抗生素治疗无效。

**方解：**每年 9 月入托、入园之际，许多小儿会出现"入园即咳、回家即止"的现象。刘老称其为"入园咳"。

小儿离开备受呵护的家庭，进入新的环境，面对陌生的老师、其他小朋友，一时不能适应，常出现该症。究其原因，小儿本心胆虚怯，陡然环境变化，独立无依，不能应对，或哭、或闹、或咳，随之而发。

心主神志，为君主之官，神明出焉；胆主疏泄，为中正之官，决断出焉。人体的精神心理活动与胆之决断功能有密切关系。"胆主决断"对于机体抵御某些精神、环境刺激的不良影响，调节气血的正常运行具有重要作用。胆主疏泄，条畅全身气机，使升降出入，并行不悖，以维持脏腑之间的协调平衡。故曰"凡十一脏取决于胆也"。

胆为心之母，胆气一虚，脏腑之气皆无所适从，而心尤无主，君火不明，神志失持，则萎靡不振，神气不爽；胆气怯懦，决断不能，则唯唯诺诺，郁郁不欢；疏泄不能，则气机不畅而壅滞，郁而生热，胆火上炎，木火刑金或横逆犯土则出现咳嗽、纳少等症；而小儿重返熟悉的环境后，心情舒畅，胆气得以舒展，症状自然随之减轻或消失。

本方主要含"温胆汤"，专为胆气怯弱，复由情志不遂，胆失疏泄，胆火上炎剋伐中土，胆胃不和者而设。陈修园云："热除痰清而胆自宁和，即温也。温之者，寒凉之也。"因北方无蛇胆，故用成药蛇胆川贝液代替，取"以胆治胆"之意；且其中含川贝母可化痰止咳，滋阴润肺，加入中药汤剂中正合处方原则。

针对此种咳嗽，家长与老师必须做好与患儿的沟通工作，消除患儿入园的恐惧感，帮助患儿尽快融入集体生活中。

**加减：** 肺热亢盛、舌红苔黄者，加桑白皮、地骨皮；夜寐欠安者，加龙骨；有食滞者，加焦三仙；大便干者，加火麻仁、知母等。

**临床应用：** 本方适用于小儿由于入园、入托等周边环境变化而出现的咳嗽，辨证属于胆胃不和、木火刑金者。其中尤以在家庭中备受宠溺，骄横恣肆，日常少外出，见生人即躲闪、哭闹的小儿最为多见。

**典型病例：**

患儿，女，4岁，2015年9月27日初诊。间断咳嗽近1个月。家长诉患儿今年9月入幼儿园后即出现咳嗽，遂回家休养。然患儿回家后即咳嗽明显减少，玩耍如旧。几日后送入幼儿园又出现咳嗽，如此反复数次。曾陆续口服"阿奇霉素""清肺化痰颗粒"等，疗效欠佳。刻诊：轻咳，有痰，可吐出少许黄痰，身不热，纳可，小便可，大便偏干。舌红苔黄根稍腻，脉双寸关弦滑。查体：咽稍红，扁桃体Ⅱ度肿大。双肺呼吸音粗，未闻及明显干湿啰音。诊断：咳嗽，胆火上炎、肺失宣降证。治以清胆和胃，宣肺止咳。予入园咳方加味，处方：

| | | | |
|---|---|---|---|
| 陈皮 4g | 清半夏 4g | 竹茹 6g | 枳实 6g |
| 茯苓 9g | 桑白皮 6g | 地骨皮 6g | 焦三仙各 8g |
| 炙甘草 3g | | | |

3剂，每日1剂，水煎取汁200mL，分2次服。每次服药兑入蛇胆川贝液

5mL。

二诊（2015 年 9 月 30 日）：患儿咳平，脉静。原方继服 3 剂以巩固。

后患儿未再就诊。电话随访，家长诉患儿已送入幼儿园，入园后未再咳嗽，正常作息。

（整理者）

林燕：医学博士，副主任医师，全国名老中医药专家刘保和传承工作室成员。

# 王道坤验方

## 【名医简介】

王道坤（1941—），男，山西省和顺人，农工党员，教授，主任医师，博士研究生导师，首届甘肃省名中医。享受国务院政府特殊津贴，第三批、第五批、第六批全国老中医药专家学术经验继承工作指导老师，北京中医药大学中医临床特聘专家。曾任全国医史、各家学说委员会委员，甘肃省第八届政协委员，甘肃省人民政府参事。多次获得省级和国家级科技进步奖和优秀教学成果奖，并被评为首届"甘肃省名中医""甘肃省第二届教学名师奖及全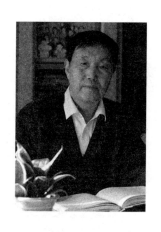国首届中医药传承特别贡献奖"，获得中共中宣部、中华医学委员会、文化部、人民日报社共同评选的"新时代优秀医师"等荣誉称号。

王道坤教授1967年毕业于北京中医药大学，1968年7月参加工作，在甘肃省金塔县大庄子公社卫生院任医师；1976年调入酒泉地区医院任中医主治医师；1983年调入甘肃中医学院。王道坤教授深入研究伤寒、易水、温补等学派，临证衷中参西，既善攻邪，又娴扶正，活用"风火痰瘀"理论辨治疑难病症，临床诊疗涉及内、外、妇、儿，尤对脾胃疾病见解独到。特别是对溃疡病、慢性萎缩性胃炎及胃癌前病变的诊治卓效，闻名海内外。他发掘敦煌医学中的禁秘方研制成的"萎胃灵"系列纯中药制剂，疗效显著，治愈慢性萎缩性胃炎和癌前病变3万多例。2005年王教授专著《新脾胃论》得到国家华夏英才基金的资助，由北京科学出版社出版发行，此书由首届国医大师颜正华教授亲自题写推荐书评。王教授还编著有《医宗真髓》《决生死秘要》等专著，参编《中医各家学说》《中国医学史》《现代中医内科学》等教材。王教授不仅学术成果显著，更是心系国家未来栋梁的发展，2005 年把自己多年积蓄捐献给学院，学院为之设立了"王道坤英才奖学金"，10 多年来已奖励优秀学生 120 多名。

# 验方 1　麻杏芦虎汤

**组成：** 炙麻黄 10g，杏仁 12g，生石膏 30g（先煎），芦根 30g，桃仁 10g，生薏苡仁 30g，冬瓜仁 30g（打），桔梗 10g，虎杖 10g，生甘草 10g。

**功能：** 宣肺涤痰，清热排毒，行瘀止咳。

**主治：** 咯血。症见发热，咳嗽气喘，痰黄黏稠，咽痒则咳，咳甚带血或咳血暗红或有凝血块，汗出，体弱，反复发作，缠绵不愈，舌红脉数等肺阴亏虚、肺火上炎之证。

**用法：** 每日 1 剂，水煎 150mL，分 2～3 次服。8 周为一疗程。

**方解：** 方中炙麻黄辛温，宣肺涤痰，止咳平喘；石膏清泻肺热，并以其辛甘大寒制约麻黄之辛温，使麻黄宣肺涤痰止咳而不助热，共为君药。杏仁、桔梗一降一升宣通气道，助麻黄止咳平喘为臣药；芦根甘寒轻浮，冬瓜仁利湿下行，一浮一沉，清热化痰，使肺中痰浊从大便而解。虎杖、桃仁活血化瘀，与冬瓜仁配合，可使瘀毒从大便而解。甘草调和诸药。诸药合用，共奏宣肺涤痰、清热排毒、行瘀止咳之效。

**加减：** 有坐立不宁、心烦易怒者，加龙胆 6g，淡竹叶 10g，莲子心 3g；夜寐不安者，加酸枣仁 10g，柏子仁 10g，合欢花 12g；舌苔厚腻者，加神曲 12g，炒麦芽 15g，焦山楂 12g。

**临床应用：** 本方对于肺阴亏虚，肺火上炎之上呼吸道感染和支气管扩张、小儿肺炎等，症见咳嗽气喘、痰黄黏稠、咽痒则咳、咳甚带血、舌红、脉数均可加减使用。

**典型病例：**

患儿高某，男，5 岁。1987 年 4 月 6 日初诊。

患者于 1986 年 10 月初次发作，无明显诱因突发咳嗽、咯血伴发热。咳嗽频作，痰黏，内有粉红色血液，其中两次咯血量大，第 2 次出血较重，并出现面色苍白、疲乏无力，多汗，于外院以"上呼吸道感染"急诊收入院。入院后给予抗生素、止咳止血药治疗20余天后发热、咯血等症状明显缓解。出院后病情反复发作2次，经专家多次会诊后，确诊为"肺含铁血黄素沉着症"，给予抗生素、止咳止血药物以及皮质激素、环磷酰胺静脉治疗，症状均有缓解。出院时嘱口服泼尼松20mg/d，连服半年，1个月后开始递减。就诊前2天，患儿无明显诱因再次出现咳嗽、咯血、发热、伴呼吸困难，痰呈铁锈色。刻下症见面色苍白、发热，疲乏无力、汗多，舌体胖大边尖暗红，有瘀点，苔黄白相间，脉细数有力。查体见咳嗽频作，口唇发绀，心律齐，心率84次/分，两肺呼吸音急促，右下肺可闻及细小湿啰音。实验室检查：血清铁蛋白降低。间接胆红素增高。痰涂片普鲁氏蓝染色可见细胞内有蓝色颗粒，为含铁血黄素颗粒。X线检查示肺纹理粗重，左下肺部炎性改变。心电图示ST-T改变。西医诊断：肺含铁血黄素沉着症。中医诊断：咯血，热毒蕴肺、痰瘀互结证。治当以清热解毒，化痰通络。方用麻杏芦虎汤加减，处方：

| | | | |
|---|---|---|---|
| 炙麻黄 10g | 杏仁 12g | 生石膏 50g（先煎） | 芦根 30g |
| 桃仁 10g | 生薏苡仁 30g | 冬瓜子 30g（打） | 桔梗 10g |
| 地骨皮 10g | 白果 12g | 生甘草 10g | 虎杖 10g |

7剂，每日1剂，水煎2次，分3次口服。

《素问·玉机真脏论》云："脉道不通，气不往来。"故咳嗽憋气、口唇发绀；"气血不和，百病乃变化而生"（《素问·调经论》），故见面色苍白，咯血，乏力，汗多等。患儿久咳不愈，反复发热，说明体内有郁火。"火郁则发之"，治当以清热解毒，化痰通络。方用麻杏芦虎汤加减。

二诊（1987年4月13日）：药后咳嗽减轻，咯痰明显减少，仍有血，大便干结。舌淡，苔白腻，脉沉细数，继服上方加川军6g（后下），川贝母12g。7剂。每日1剂，水煎2次，分3次口服。

三诊（1987年4月20日）：咳嗽基本消失，咳血黄痰亦减少，舌淡苔白，脉沉细。再服上方，去地骨皮、虎杖，加太子参15g，龟甲15g（先煎），北沙参12g。14剂，用法同前，以期巩固。

四诊（1987年5月21日）：咳嗽减轻，痰中已无血丝，饮食、二便正常，舌淡苔白，脉细而略数。见病情平稳，建议停服泼尼松。上方去桔梗，加太子参15g，黄芪15g。因回老家探亲，带30剂，每日1剂，水煎2次取汁，合并后分 3 次口服。

五诊（1987 年 6 月 28 日）：回家期间，病情基本稳定，未再发热，仍有咳嗽，二便、睡眠都好，食少。舌淡红苔白，脉细而数。中医诊断：咳嗽，辨为脾肺两虚、热瘀阻络证。古云"脾为生痰之源，肺为储痰之器"，考虑到小儿脏腑娇嫩、易虚易实的特点，西医学认为此病与患者免疫功能低下有关的观点。法宜健脾益肺，清热通络。上方合异功散意，调整如下：

生石膏 30g　　　　杏仁 12g　　　　芦根 30g　　　　生薏苡仁 50g

陈皮 10g　　　　　生甘草 10g　　　赤芍 12g　　　　川贝母 10g

虎杖 10g　　　　　龟甲 20g（先煎）　太子参 15g　　　茯苓 30g

白术 15g

每日 1 剂，水煎 2 次取汁，合并后分 3 次口服。先后服 21 剂。

随症加减，先后共服 210 剂，再未发生咳嗽咳血，身体日渐壮实。嘱再到省人民医院作痰涂片复查。先后查了两次痰涂片，检查结果未见含铁血黄素颗粒。尊"四季脾旺不受邪"之旨，改用钱氏异功散加味间断服了 3 周，以后就停药观察。后随访症状未再发作。

# 验方 2　温中止泻汤

**组成：**党参 15g，炒白术 15 ～ 30g，干姜 6 ～ 10g，炮姜 6 ～ 10g，茯苓 15 ～ 30g，葛根 15 ～ 30g，藿香 15 ～ 30g（后下），木香 12g（后下），石榴皮 15 ～ 40g，仙鹤草 15 ～ 30g，诃子 15g（捣碎），缩砂仁 6g（后下），炙甘草 6g。

**功用：**温中健脾，和胃生津，渗湿止泻。

**主治：**泄泻，脾胃阳虚，湿浊内停证。症见肠鸣泄泻，脘腹冷痛喜温喜按，呕恶频频，烦渴欲饮，面色无华，气短乏力，形体消瘦，舌质淡或淡胖，边有齿痕，苔白腻，脉沉迟或虚缓无力等。

**用法：**水煎服，每日 1 剂，早晚饭后 1 小时温服。

**方解：**《素问·气交变大论》云："中央生湿，湿生土……其令湿。其变骤注，其灾霖溃。"《古今医鉴·泄泻》曰："夫泄泻者，注下之症也，盖大肠为传送之官，脾胃为水谷之海，或为饮食生冷之所伤，或为暑湿风寒之所感，脾胃停滞，以致阑门清浊不分，发注于下，而为泄泻也。"对于感受风寒湿邪和饮食生冷者，均可使脾胃阳气受损，运化失常，湿浊内停，大肠传导失司，发为泄泻。

温中止泻汤是王道坤教授治疗婴幼儿腹泻病的常用经验方。方中干姜味辛，性热，温脾暖胃，配合炮姜加强温中止痛止泻之力，二者实为治疗虚寒性腹泻之主药；四君子汤健脾益气，淡渗利湿；广藿香、广木香、缩砂仁芳香醒脾，和胃化湿；煨葛根味辛、甘，性温，既可升脾胃之清阳，又有生津止渴之功，还有止泻痢之效；煨诃子、石榴皮、仙鹤草味涩收敛，能涩肠止泻；炙甘草补脾和中，调和诸药。诸药配伍，共奏温中健脾、和胃生津、渗湿止泻之功。

**加减：**若见食入即泻者，属脾气虚甚，气不提摄，加大麸炒白术、煨葛根的用量，以红参须代替党参，加黄芪；久泻不愈，腰膝冷属脾肾阳虚者，酌加黑附片（久煎）、补骨脂、肉豆蔻（去油）；若见腹部胀满、冷痛属阳虚气滞者，酌加小茴香、乌药；若见胸胁胀闷，嗳气及矢气频作，腹泻因情志而发，属肝郁脾虚者，酌加柴胡、炒白芍；若见嗳腐吞酸、泻下臭如败卵属食积者，酌加焦六神曲、焦山楂、焦槟榔；若便血见远血，属脾不统血者，血色暗淡宜加仙鹤草、炮姜用量，酌加伏龙肝、棕榈炭、血余炭。若见泻下脱肛者，加升麻、柴胡。

**临床应用：**本方有温中健脾，和胃生津，渗湿止泻之功能。临床凡急性胃肠炎，轮状病毒所致的腹泻、肠炎以及细菌性久痢，只要病机是脾胃虚寒引起的吐泻腹痛，舌淡苔白，脉弱者，皆可加减应用，疗效显著。

**典型病例：**

马某，男，1岁。患儿腹泻6天，每日泻下15～20次，呈水样便，杂有不消化之食物残渣、奶斑。四肢凉，烦躁不安，哭闹不已，眼眶凹陷，肠鸣腹胀，肌肤弹性差，尿少，舌质红，苔干少津。指纹紫滞达命关。中医诊断：泄泻。证属泻下不止，伤及脾阳。治以温中健脾，和胃生津，渗湿止泻。方用温中止泻汤加减，处方如下：

| | | | |
|---|---|---|---|
| 红参须 15g | 炒白术 15g | 干姜 6g | 炮姜 6g |
| 茯神 30g | 葛根 30g | 藿香 15g（后下） | 木香 12g（后下） |
| 石榴皮 30g | 缩砂仁 6g（后下） | | 炙甘草 6g |

3剂。每日1剂，水煎两次，每次多半碗，频频喂之。

进 1 剂后，患儿平稳，能安然入睡，啼闹偶作，泻下减少，四末转温。二诊，效不更方，原方 2 剂，服法同前。服完后，泻止神安而愈。

（整理者）

王君：博士，研究员，副教授，王道坤教授长女，学术传承人；

段永强：博士，教授，第三批全国老中医药专家王道坤学术经验继承人；

杨晓轶：博士，教授，第五批全国老中医药专家王道坤学术经验继承人。

# 欧正武验方

## 【名医简介】

欧正武（1942—），男，湖南省长沙人。教授，主任医师，硕士研究生导师，全国第三批老中医药专家学术经验继承工作指导老师。曾任湖南中医药大学学位委员会委员，《湖南中医药大学学报》编委，《中医药导报》编委，湖南省中医儿科专业委员会主任委员，中西医结合儿科专业委员会副主任委员，全国中医药高等教育学会儿科专业委员会副理事长，国家自然科学基金课题评委，国家食品药品监督管理总局评审专家，国家中医药管理局考试中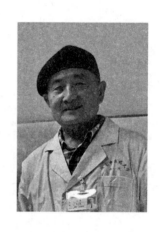心命审题专家，湖南省卫生技术高级职称评审专家，湖南省高等院校高级职称评委，湖南省医疗事故鉴定专家。获得中国中西医结合学会颁发的中西医结合突出贡献奖，湖南中医药大学优秀教师标兵等荣誉。现任湖南省中医儿科及中西医结合儿科学会顾问。

欧正武教授出生于教师家庭。1958 年毕业于长沙市十一中初中部，1961年毕业于长郡中学高中部，考入今南华大学衡阳医学院医疗系，1962 年考入湘雅医学院医疗系，1966 年 9 月毕业。待分配期间在湖南省人民医院临床实习；1968 年分配到湖南边远山区绥宁县寨市医院，分别在乡镇及县医院工作。自学《黄帝内经》，并向当地名老中医学习临证技能。经过 14 年的基层工作历练，能熟练处理休克型大叶性肺炎、小儿重症肺炎、流行性乙型脑炎、病毒性脑炎、中毒型细菌性痢疾、脑型肺吸虫、麻疹合并肺炎、急性肾衰竭等，拔牙，关节复位，剖腹接生，成为名副其实的全科医师。1976 年在湖南省人民医院进修儿科 1 年余，1979 年以优秀成绩晋升为全省第一批西医儿科主治医师。1980 年考入湖南中医药大学西学中班，离职系统学习中医 3 年，毕业后留中医附一院工作。1986—2002 年担任教研室主任及临床儿科主任。1986 年晋升为中西医结合副主任医师，1992 年晋升为主任医师，2014 年被评审为二级教授、一级主任医师。

欧教授将"常见病不逾矩，疑难病不迷向，危重症不误时，主攻病有高招"作为终生追求，善待每一个患儿，注意不断发挥中医儿科优势在常见病防治中的作用，注意中医儿科临床内涵建设，在每一例患者的诊疗过程中锻炼、打造中医和中西医结合儿科队伍。长期担任本科、大专、研究生和其他培训班的教学工作，提出并践行"言之有物，言之有理，言之有据，言之有序，言之有趣"的教学主张，强调高校教师应做到仪表端庄，熟悉教材，思想深邃，表述幽默，为此高校教师必须努力读书，加强修养，积极思考并善于积累。授课受到普遍欢迎和肯定，是第三批全国师承教育项目指导教师。培训硕士研究生和学徒十余人。连续两次主持国家自然科学基金课题，主编国内第一本中医高等院校统一教材《中西医结合儿科学》，主编《实用中西医结合儿科手册》《中医儿科查房手册》《湖湘名医典籍精华·儿科卷》，撰写《论宏观辨证与微观辨证的互补与统一》《论"但见一证便是"的认识论意义》《论中西医学的跨文化认同》《论小儿体质与体质辨证》《论中西医学三个重要的结合会点》《论小儿肾病防治的中西医结合点》《论问诊为小儿四诊之首》等论文数十篇。发表医学科普、散文和诗歌 200 余篇，并多次获奖。

## 验方 1　桑菊二陈汤

**组成**：桑叶 6g，菊花 6g，陈皮 3g，法半夏 3g，茯苓 6g，甘草 3g。

**功能**：疏风清热，化痰止咳。

**主治**：风热犯肺，痰湿内阻之咳嗽。症见咳嗽，痰多，流浊涕或黄涕，喜揉眼鼻。

**用法**：每日 1 剂，水煎 150mL，分 2～3 次服，5～7 天为一疗程。

**方解**：桑菊二陈汤乃桑菊饮中的桑叶、菊花合二陈汤而成。方中桑叶、菊花味苦、甘，性寒，归肺、肝经，有疏散风热、清肺润燥、清热解毒之功，共为君药。陈皮、法半夏、茯苓、甘草即二陈汤，是治疗痰湿咳嗽的基础方，也是燥湿化痰之"圣药"，共为臣药。其中甘草尚具清热解毒、祛痰止咳、调和药性之功，为佐使药。六药相合，既疏风清热，又化痰止咳，使风热去，痰湿消，则咳嗽、痰多之症自除。

**加减：** 痰多色黄者，可加鱼腥草 6g，黄芩 5g；涕多色黄者，可加桔梗 5g，辛夷 3g，苍耳子 3g；夜寐不安者，可加炙远志 5g；纳食不香者，可加麦芽 15g，鸡内金 5g。

**临床应用：** 对于风热犯肺、痰湿内阻之咳嗽均可加减应用。

典型病例：

患儿，女，3 岁 6 个月，因咳嗽月余于 2014 年 5 月来诊。患儿 1 个月前始咳嗽，喷嚏，流清涕，多次服中西药治疗，咳嗽持续，咯黄黏痰，平素易汗出，喜揉眼鼻，纳食欠佳，夜寐尚安。体查：一般状态可，咽充血，后壁淋巴滤泡增生，双侧扁桃体 I 度肿大，心脏未见明显异常，双肺呼吸音粗。舌质红，苔薄黄稍腻，指纹青紫于气关。西医诊断：支气管炎。中医诊断：咳嗽，风热犯肺、痰湿内阻证。治宜疏风清热，化痰止咳。予桑菊二陈汤加味。处方如下：

| | | | |
|---|---|---|---|
| 桑叶 6g | 菊花 6g | 陈皮 3g | 法半夏 3g |
| 茯苓 6g | 蝉蜕 3g | 枇杷叶 6g | 鸡内金 5g |
| 桔梗 5g | 辛夷 3g | 甘草 3g | |

患儿服用 7 剂后复诊，咳嗽偶作，痰量大减，纳食正常。

上方稍做调整，服 5 剂后咳嗽即愈。

# 验方 2　荆防二陈汤

**组成：** 荆芥 5g，防风 6g，陈皮 3g，法半夏 3g，茯苓 6g，甘草 3g。

**功能：** 疏风散寒，化痰止咳。

**主治：** 风寒犯肺，痰湿内阻之咳嗽。症见咳嗽，痰多，流清涕，喜揉眼鼻。

**用法：** 每日 1 剂，水煎 150mL，分 2～3 次服，5～7 天为一疗程。

**方解：** 荆防二陈汤乃荆防败毒散中的荆芥、防风合二陈汤而成。方中荆芥味辛，性微温，归肺、肝经；防风味辛、甘，性微温，归膀胱、肝、脾经，两者均有发表散风之功效，共为君药。陈皮、法半夏、茯苓、甘草取二陈汤之意，燥湿健脾，化痰止咳，共为臣药。其中甘草尚具清热解毒、祛痰止咳、调和药性之功，为佐使药。诸药相合，即疏风散寒，又化痰止咳，使风寒去，痰湿消，则咳嗽、痰多之症自除。

**加减**：痰多色白者，可加前胡 6g，白前 6g；涕多色清、鼻塞头痛者，可加桔梗 5g，辛夷 3g，白芷 5g；夜寐不安者，可加炙远志 5g；纳食不香者，可加麦芽 15g，鸡内金 5g。

**临床应用**：对于风寒犯肺、痰湿内阻之咳嗽均可加减应用。

**典型病例**：

患儿，男，4岁。因反复咳嗽 1 个月，再发 2 天于 2016 年 3 月来诊。患儿 1 个月前受凉后开始咳嗽，不剧，少痰，夜间尤甚。予服抗生素及止咳药后症状有好转，但遇冷空气后易复发。昨日受凉，咳嗽又起，咯白色稀痰，早晚为甚，喷嚏流涕，喜揉鼻，纳食可，夜寐尚安，二便可。既往无喘息史，但 1 年前冬天曾咳嗽 2～3 个月，予服"酮替芬"及中药后好转。有过敏性鼻炎病史。体查：一般状态可，咽稍红，心肺听诊无异常，舌质淡红，苔薄白，脉缓。西医诊断：支气管炎。中医诊断：咳嗽，风寒犯肺、痰湿内阻证。治宜疏风散寒，化痰止咳。予荆防二陈汤加味。处方如下：

| | | | |
|---|---|---|---|
| 荆芥 6g | 防风 6g | 陈皮 3g | 法半夏 3g |
| 茯苓 8g | 紫菀 8g | 桔梗 5g | 白芷 5g |
| 辛夷 3g | 细辛 3g | 白前 6g | 甘草 3g |

患儿服用 7 剂后复诊，咳嗽几无，痰量已减，纳食正常。上方调整，服 5 剂后咳嗽痊愈。

# 验方 3　三拗二陈汤

**组成**：炙麻黄 3g，杏仁 3g，陈皮 3g，法半夏 3g，茯苓 6g，甘草 3g。

**功能**：温肺化痰，止咳平喘。

**主治**：痰湿阻肺之咳嗽、喘促。症见咳嗽，喘促，痰多，喜揉眼鼻。

**用法**：每日 1 剂，水煎 150mL，分 2～3 次服，5～7 天为一疗程。

**方解**：该方实由三拗汤合二陈汤加味而成。两方均出自《和剂局方》，三拗汤辛温开肺，化痰止咳。方中麻黄味辛、微苦，性温，归肺、膀胱经，能发汗解表，宣肺平喘；杏仁味苦，性微温，归肺、大肠经，能止咳平喘，二者一宣一降，共为君药，同奏散寒宣肺、止咳平喘之功。陈皮、法半夏、茯苓、甘草取二陈汤燥湿化痰之意，共为臣药，以化痰止咳。甘草调和诸药，为佐使。

**加减**：痰多色白者，可加前胡 5g，白前 5g；痰多色黄者，可加黄芩 3g，川贝母 3g；涕多色清者，可加桔梗 3g，辛夷 3g；喘促较甚者，可加紫苏子 5g，葶苈子 5g；咳嗽日久，肺气不敛，可加五味子 3g；夜寐不安者，可加炙远志 5g；纳食不香者，可加麦芽 15g，鸡内金 5g；大便稀溏者，可加石榴皮 5g。

**临床应用**：对于痰湿阻肺之咳嗽、喘促均可加减应用。

**典型病例**：

患儿，男，3 岁。因反复咳嗽、喘促 3 个月于 2015 年 2 月来诊。患儿近 3 个月来反复咳嗽，10 天前咳嗽加重伴有喘促，外院诊断为"喘息性肺炎"，输液治疗 9 天，现喘促减轻，仍咳嗽有痰，活动后作喘，眼痒，鼻痒，纳食欠佳，夜寐欠安，大小便正常。查体：咽无充血，双肺呼吸音稍粗，舌质淡，苔白，指纹淡紫于风关。西医诊断：喘息性支气管炎。中医诊断：咳嗽，痰湿阻肺证。治宜温肺化痰，止咳平喘。予三拗二陈汤加味。处方如下：

| | | | |
|---|---|---|---|
| 炙麻黄 3g | 杏仁 3g | 陈皮 3g | 法半夏 3g |
| 茯苓 6g | 前胡 6g | 白前 6g | 细辛 2g |
| 川贝母 3g | 炙远志 5g | 五味子 3g | 鸡内金 5g |
| 甘草 3g | | | |

患儿服药 5 剂后复诊，咳嗽偶作，痰量已减，已无喘促，纳食正常。

处方调整，服 7 剂后咳嗽痊愈。

随诊半年，无咳喘。

# 验方 4　祛风止抽汤

**组成**：荆芥 5g，防风 6g，蝉蜕 3g，钩藤 10g，石决明 15g，白芍 10g，甘草 3g。

**功能**：疏风清热，凉肝息风。

**主治**：风热袭表，肝风上扰之抽动症。症见眨眼、咧嘴、吸鼻、咽红或咽痛等。

**用法**：每日 1 剂，水煎 200mL，分 2～3 次服，4 周为一疗程。

**方解**：该方实乃消风散加减而成。方中荆芥、防风发表祛风，胜湿止痉，共为君药。蝉蜕味甘，性寒，归肺、肝经，既疏散风热，又凉肝息风。石决明味咸，性寒，归肝经，具平肝潜阳之功。钩藤味甘，性微寒，归肝、心包经，可凉肝息风止痉，三者共为臣药。白芍味苦、酸、甘，性微寒，归肝、脾经，有养肝阴，调肝气，平肝阳之效，甘草调和诸药，共为佐使。诸药相合，共奏疏风清热、凉肝息风之功。风热去，内风息，则抽动自消。

**加减**：眨眼明显者，可加菊花 5g，木贼草 5g，谷精草 6g；咧嘴明显者，可加僵蚕 5g，全蝎 3g；吸鼻明显者，可加桔梗 6g，辛夷 5g；清嗓明显者，可加射干 5g，山豆根 3g；夜寐不安者，可加炙远志 5g；纳食不香者，可加鸡内金 5g。

**临床应用**：对于风热袭表，肝风上扰之抽动症均可加减应用。

典型病例：

患儿，男，6 岁。主因眨眼、咧嘴 3 个月，加重 5 天，于 2014 年 11 月来诊。患儿于 3 个月前无明显诱因出现不自主眨眼、咧嘴，未经治疗，5 天前眨眼、咧嘴开始发作频繁，纳食一般，寐欠安，二便可，舌质红，苔薄黄，诊断：抽动症，风热袭表、肝风上扰证。治宜疏风凉肝止抽。予祛风止抽汤加味。处方如下：

| | | | |
|---|---|---|---|
| 荆芥 5g | 防风 6g | 蝉蜕 3g | 僵蚕 5g |
| 全蝎 5g | 木贼 6g | 谷精草 6g | 钩藤 10g（后下） |
| 石决明 15g（先煎） | 菊花 5g | 鸡内金 5g | 炙远志 5g |
| 甘草 3g | | | |

患儿服药 7 剂后复诊，家长诉眨眼、咧嘴症状发作次数明显减少。嘱小儿少看电视，少玩电脑游戏、手机，并嘱家属不要过于关注患儿。处方稍做调整继服 7 剂，前来调理身体，诉已无抽动症状。

## 验方5　健脾息风汤

**组成：**党参5g，茯苓6g，白术5g，山药6g，钩藤10g，天麻6g，白芍10g，甘草3g。

**功能：**健脾益气，柔肝息风。

**主治：**脾虚肝亢之抽动症。症见面色不华，食欲不振，脾气大，身体或肢体抽动，摇头鼓肚等。

**用法：**每日1剂，水煎200mL，分2～3次服，4周为一疗程。

**方解：**该方实乃参苓白术散加减而成。欧正武教授认为脾胃虚弱，肝木偏亢，致虚风内动，应健脾益气，柔肝息风。方中党参、山药益气健脾，共为君药；茯苓、白术助君药加强健脾祛湿之功而为臣；天麻味甘，性平，归肝经，能平抑肝阳，息风止痉，与钩藤、白芍共为佐药；甘草调和诸药而为使。脾胃健，肝木抑，则虚风自控。

**加减：**身体或肢体抖动明显者，可加木瓜5g，伸筋草6g；鼓肚明显者，可加瓜蒌5g；夜寐不安者，可加炙远志5g，龙齿15g；脾气大、注意力难以集中者，可加麦芽15g，大枣5粒。

**临床应用：**对于脾胃虚弱，肝木偏亢，虚风内动之抽动症均可加减应用。

典型病例：

患儿，男，5岁8个月。主因双肩抖动3个月余于2016年4月就诊。患儿于3个多月前出现双肩不自主抖动，时诉脐周疼痛，纳食减少。平素脾气暴躁，注意力难集中，夜寐不安，大小便正常。体面色不华，双下睑眼影明显。舌质淡，苔薄白，脉细缓。诊断：抽动症，脾虚肝亢证。治宜健脾益气，柔肝息风。予健脾息风汤加味。处方如下：

| | | | |
|---|---|---|---|
| 党参5g | 茯苓6g | 苍术5g | 山药6g |
| 薏苡仁10g | 钩藤10g | 炙远志5g | 木香3g |
| 川楝子5g | 麦芽15g | 白芍10g | 伸筋草6g |
| 大枣3枚 | 甘草3g | | |

患儿服药7剂后复诊，患儿双肩抖动稍有减轻，纳食一般，腹痛偶作，仍夜寐欠安，脾气较大，注意力难集中，大便偏干，小便可。舌质淡，苔薄

白，脉细缓。上方加减，随诊3个月，患儿双肩抖动几无，脾气大有好转，注意力不集中改善明显，纳食有增，夜寐尚安，双下睑眼影明显减轻。舌质淡，苔薄白，脉缓。

（整理者）

舒兰：医学硕士，主任医师，第三批全国老中医药专家欧正武学术经验继承人。

# 胡天成验方

## 【名医简介】

胡天成（1942—）男，四川省眉山人。中共党员，成都中医药大学附属医院主任中医师、教授、博士研究生导师，享受国务院政府特殊津贴，第五批全国老中医药专家学术经验继承工作指导老师，胡天成全国名老中医药专家传承工作室指导老师。

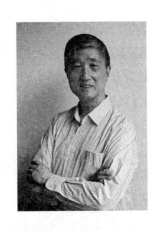

曾任成都中医药大学附属医院儿科副主任、业务副院长，国家药品监督管理局药品审评专家，中华中医药学会科学技术奖评审专家，中华中医药学会儿科分会常务委员，四川省卫生厅离退休高级专家顾问团中医组组长，四川省中医药学会常务理事及儿科专委会主任委员，成都中医药大学学术委员会委员、学位评定委员会委员、校科学技术协会副主席，成都市中医药学会副理事长等职。1998年被评为四川省"首届名中医"。2013年被四川省人民政府授予第二届"四川省十大名中医"称号。现为第一届四川省卫生计生决策专家咨询委员会委员，第二届四川省卫生计生首席专家，四川省中医药学会儿科专委会名誉主任委员。

胡天成教授出身于中医世家，是胡氏儿科第四代传人。学本家传，道由心悟。从医50年，德艺双馨，学验俱丰。擅长治疗小儿肺系和脾胃疾病以及抽动症、多动症、过敏性紫癜、发育迟缓、性早熟等疑难病。应用益气化瘀、泻肺逐水法治疗肺炎合并心衰，涌吐导痰法治疗哮喘持续状态，通里攻下、行气化瘀法治疗中毒性肠麻痹，温补脾肾法治疗肠菌群失调腹泻，补中益气、健脾升清法治疗重症肌无力，养血息风法治疗多发性抽动症等疑难危急重症有独到见解和显著疗效。

胡天成教授指导和培养硕士、博士研究生60多名，全国优秀中医临床人才研修项目学员9名，参加了多种《中医儿科学》专著和教材的编写或审定工作。在国内外学术期刊公开发表学术论文30多篇，合作完成的《苏沈内翰良方校释》获四川省中医管理局科技进步奖二等奖。编写专著《胡天成儿科临证心悟》《川派中医药名家系列丛书·胡伯安》。主研国家"七五"攻关项目"小儿高热及其伴发的惊风厥脱之系列研究"，获部省级科技进步奖三等奖2项、厅局级科技进步奖二等奖2项，参与开发Ⅲ类新药2个。

胡天成教授近10年来潜心研究难治疾病"特发性肺含铁血黄素沉着症"，辨病与辨证结合，以中药为主治疗，取得了较好的疗效。通过临床观察，率先提出该病"肺脾肾虚为本，湿热痰瘀为标，病性本虚表实，虚实夹杂"的观点，归纳了急性期与缓解期七个证型，提出了相应的治法方药。目前国内外百余名患儿正在接受胡天成教授的治疗，现正就减停激素时机、方证效应、控制复发、预防肺纤维化等问题进行深入的临床研究。

# 验方1　苇茎宣痹汤

**组成：**芦根10～15g，冬瓜仁10～15g，薏苡仁10～15g，杏仁6～10g，黄芩6～10g，瓜蒌皮10～15g，信前胡10～15g，射干6～10g，枇杷叶10～15g，郁金10～15g，葶苈子6～10g（本方为3岁以上小儿1日剂量）。

**功能：**化湿清热，开宣肺痹。

**主治：**咳嗽、肺炎、哮喘，湿热壅肺，肺失宣降证。症见咳嗽连声，剧则欲呕，痰少黄稠，气急喘促，小便黄少，舌苔白黄腻。

**用法：**每日1剂，冷水浸泡半小时后，3煎共取汁200～400mL，分3～4次服。

**方解：**邪侵肺卫，宣降失常，肺气痹郁，气郁化热，津凝成湿，湿热壅肺，肺气上逆而为咳喘。治当化湿清热，开宣肺痹。本方以杏仁、枇杷叶宣降肺气，开气分之痹结；郁金行气活血，开血分之痹结；芦根、薏苡仁清利湿热；冬瓜仁、黄芩、射干、瓜蒌皮、前胡清肺化痰，利咽止咳；葶苈子泻肺平喘，通调水道。诸药配伍，俾肺气宣，湿热清，咳喘自平。

**加减：**发热者，加青蒿 10g 清透退热；流稠涕者，加苍耳子 10g 化浊通窍；湿偏盛者，痰多色白，加法半夏 10g 燥湿化痰；热偏盛、痰稠色黄绿者，加鱼腥草 15g 或蒲公英 15g 清热解毒；咳嗽连声、气急喘促者，加地龙 10g 解痉平喘；咯血或痰中带血者，加仙鹤草 15g，蒲黄炭 15g 收敛化瘀止血。

**临床应用：**本方对于湿热壅肺所致之咳嗽、肺炎、哮喘、特发性肺含铁血黄素沉着症等病均可加减使用。以咳嗽连声，剧则欲呕，气急喘促，痰少黄稠，甚或咯血，小便黄少，舌苔白黄腻为证治要点。

**典型病例：**

李某，女，3 岁 9 个月。患儿咳嗽 3 天，伴发热半天（体温 38℃），外院查体：一般情况可，咽部充血，双侧扁桃体Ⅰ～Ⅱ度，未见脓性分泌物，双肺呼吸音粗，右肺闻及中细湿啰音，心脏无异常；血常规检查示末梢血 C 反应蛋白 15mg/L；胸部 X 片提示支气管肺炎。拟收入住院，因家长不愿用抗生素治疗，遂请胡天成教授诊治。刻诊：发热（体温 39.3℃），无汗，咳嗽阵作，连声次频，剧则欲呕，痰鸣气促，大便干，小便黄，咽红，舌红苔白黄腻，脉滑数。中医诊断：肺炎喘嗽，湿热郁肺、肺失宣降证。治宜化湿清热，宣痹止咳。予苇茎宣痹汤加减，处方如下：

| | | | |
|---|---|---|---|
| 芦根 15g | 冬瓜子 15g | 薏苡仁 15g | 苦杏仁 10g |
| 黄芩 10g | 瓜蒌皮 15g | 信前胡 15g | 川射干 10g |
| 滑石 10g | 枇杷叶 15g | 葶苈子 10g | 地龙 10g |
| 青蒿 10g（另包） | | | |

水煎服 3 剂。

二诊：患儿母亲诉服上方第 1 剂后热即退，咳嗽明显缓解，现每次仅咳两三声，每天 10 余次，不呕不喘，鼻塞无涕，大便稀，小便黄，苔白黄薄腻，脉滑微数。据此改用上焦宣痹汤加减，处方如下：

| | | | |
|---|---|---|---|
| 射干 10g | 枇杷叶 15g | 广郁金 10g | 黄芩 10g |
| 瓜蒌皮 15g | 信前胡 15g | 苦杏仁 10g | 滑石 10g |
| 葶苈子 10g | 京半夏 10g | 苍耳子 10g | 地龙 10g |

三诊：服上方 4 剂后，患儿已不咳嗽，亦不流涕，唯胃纳欠佳，苔白脉平，遂处三仁开胃汤加减 4 剂，调理善后。

## 验方 2　宣肺解痉汤

**组成:** 金银花 15g, 连翘 15g, 蝉蜕 10g, 僵蚕 10g, 杏仁 10g, 紫苏叶 10g, 厚朴 15g, 法半夏 15g, 生姜 5g。(本方为 7 岁以上小儿 1 日剂量)

**功能:** 宣肺开郁, 化痰解痉。

**主治:** 多发性抽动症之发声抽动, 肺气不宣, 气滞痰凝, 郁阻咽喉证。症见咽喉不适, 频频清嗓, 或喉中发出咯咯、吭吭声, 或伴秽语、口吃, 咽红或喉核肿大, 舌苔白黄腻。

**用法:** 每日 1 剂, 冷水浸泡半小时后, 三煎共取汁 400mL, 分 3 ～ 4 次服, 4 周为一个疗程。

**方解:** 喉为气息出入之要道, 又为发声出音之器官。喉下连气道以通肺气。肺主气, 主声, 司呼吸, 肺之经脉通于喉咙, 故喉咙的通气和发音直接受制于肺。发声性抽动乃肺气不宣, 气不化湿, 湿聚成痰, 气滞痰凝, 郁阻咽喉, 吸门痉挛使然。治宜宣肺化湿, 行气散结, 化痰解痉。故本方用金银花、连翘宣散风热, 清利咽喉; 杏仁宣降肺气; 紫苏叶、厚朴、法半夏、生姜行气散结, 降逆化痰; 蝉蜕、僵蚕息风止痉。诸药配伍, 共奏行气开郁、化痰解痉之功。

**加减:** 若发声性抽动病情较重, 则加旋覆花 15g, 代赭石 15 ～ 30g 重镇降逆; 更甚者, 加全蝎 5 ～ 10g, 蜈蚣 1 ～ 2 条(两药焙干研细末冲服较煎服疗效更好)息风解痉; 深吸气或鼻中喷气者, 加葶苈子 10g 降泻肺气; 秽语口吃者, 加石菖蒲 10g, 郁金 15g 开窍化湿, 行气解郁。

**临床应用:** 本方除治疗肺气不宣, 气滞痰凝, 郁阻咽喉所致之发声性抽动外, 对喉源性咳嗽, 咽喉异物感等病均可加减使用。

典型病例:

毛某, 男, 8 岁, 患抽动症, 口服硫必利、托吡酯已 1 年有余, 症状时轻时重。现症频频清嗓, 挤眼, 食欲不振, 眠可, 大便干, 舌质微红, 苔中根部白黄薄腻。诊断: 发声性抽动, 肺气不宣、气滞痰凝证。治宜宣肺开郁, 化痰解痉。予宣肺解痉汤加减, 处方如下:

| | | | |
|---|---|---|---|
| 金银花 15g | 连翘 15g | 蝉蜕 10g | 僵蚕 10g |

全蝎粉 4g（冲服）　蜈蚣粉 2g（冲服）　杏仁 10g　　紫苏叶 10g

厚朴 15g　　　　　法半夏 12g　　　刺蒺藜 15g　建曲 10g

水煎服 10 剂，嘱每剂自加生姜 2 片，服中药的同时，硫必利、托吡酯改为每日 1 次，每次各半片，1 周后停服。

二诊：患儿清嗓子较前好转，挤眼减轻，余症同前。效不更方，继服 14 剂。

三诊：患儿偶尔清嗓，少有挤眼，上课注意力不集中，纳眠可，二便调。守方化裁，去法半夏、建曲，加石菖蒲 10g，郁金 15g，水煎服 14 剂。

服药后患儿已不清嗓、不挤眼，家长要求停药观察。嘱注意忌口，预防感冒，避免精神刺激。随访 1 年，情况良好。

# 验方 3　三仁醒脾汤

**组成：**苦杏仁 10g，薏苡仁 15 ～ 20g，白蔻仁 5 ～ 10g，法半夏 10 ～ 15g，厚朴 10 ～ 15g，滑石 10g，黄芩 10g，藿香 10g，生麦芽 15g，生稻芽 15g。（本方为 5 岁以上小儿 1 日剂量）

**功能：**宣畅气机，利湿清热。

**主治：**厌食，气机不畅，脾胃湿热，湿重于热证。症见胸闷不饥，不思饮食，口淡无味，喜有味食物，汗多口臭，小便黄少，舌苔白黄腻。

**用法：**每日 1 剂，冷水浸泡半小时后，三煎共取汁 300 ～ 400mL，分 3 ～ 4 次服。

**方解：**小儿饮食不节，过食生冷瓜果，酸奶饮料，损伤脾阳，脾湿不运，湿郁化热，或嗜食肥甘厚味，湿热内蕴，以致脾胃不和，升降失调，故舌苔多腻，胸闷不饥，不思饮食。治当宣畅气机，利湿清热。胡天成教授常用三仁开胃汤，方中杏仁宣利上焦肺气，气化则湿化；白蔻仁、藿香芳香化湿，行气宽中；法半夏、厚朴燥湿行气，助白蔻仁、藿香调畅中焦；薏苡仁、滑石甘淡渗湿，疏导下焦；竹叶、黄芩清热燥湿；生麦芽、生稻芽消食健胃，启脾和中，诸药合用，集辛开、燥湿、芳化、淡渗于一体，宣上、畅中、渗下，俾三焦通畅，湿热分消，脾健胃和，则腻苔减退，知饥思食。

**加减：**腹胀者，加大腹皮行气导滞；腹痛，大便干结者，去滑石、通草，加木香 10g，槟榔 15g，瓜蒌仁 15g 行气止痛，润肠通便；舌苔厚腻者，加佩兰 10g，苍术 10g 化湿燥湿；午后身热者，加青蒿 10g 配黄芩清透退热。

**临床应用**：本方治疗湿热内蕴，湿重于热，不饥不食者，无论小儿、成人皆宜，对湿热内蕴所致发热、泄泻、淋证等病均可加减应用。

**典型病例**：

江某，男，7 岁，食欲不振 3 个月。平时喜吃生冷瓜果、甜食。刻诊：不知饥，纳食少，口淡无味，喜味重食物，晨起口臭，腹胀便溏，小便黄少，舌苔白黄厚腻，脉滑微数。中医诊断：厌食，脾胃湿热证。治宜宣畅气机，利湿清热。予三仁醒脾汤，处方如下：

| | | | |
|---|---|---|---|
| 苦杏仁 10g | 白豆蔻 5g（打碎） | 薏苡仁 15g | 法半夏 10g |
| 厚朴 15g | 淡竹叶 10g | 滑石 10g | 通草 10g |
| 黄芩 10g | 藿香 10g | 大腹皮 15g | 生麦芽 15g |

二诊：服上方 6 剂后，腻苔减退，有饥饿感，纳食略增，口微臭，转矢气，腹不胀，大便成形。遂守方加减，上方去大腹皮，加生稻芽 15g。

三诊：继服 6 剂，腻苔退，诸症悉除，饮食如常。

# 验方 4　消风解毒汤

**组成**：金银花 10 ～ 15g，连翘 10 ～ 15g，牛蒡子 10g，黄柏 10g，苦参 10g，白鲜皮 10g，土茯苓 10 ～ 15g，地肤子 10 ～ 15g，赤芍 6 ～ 10g，蒲公英 10 ～ 15g。（本方为 3 岁以上小儿 1 日剂量）

**功能**：祛风燥湿，清热解毒。

**主治**：小儿湿疹。

**用法**：每日 1 剂，冷水浸泡半小时后，三煎共取汁 200 ～ 400mL，分 3 ～ 4 次服。每剂药渣加生艾叶 30g，干茶叶 6g 熬水外洗患处，洗后擦干即可，不再用清水清洗。

**方解**：湿疹是小儿常见皮肤病，乃风热湿毒，郁于肌腠，发于皮毛为患。治当祛风清热，除湿解毒。方中金银花、连翘、牛蒡子、蒲公英清热解毒，疏散风热；黄柏、苦参、白鲜皮、土茯苓清热燥湿，泻火解毒；地肤子清热利湿止痒；赤芍清热凉血解毒。诸药配伍，俾风热清，湿毒解，则湿疹自愈。

**加减：**痒甚者，酌加刺蒺藜 10～15g 祛风止痒；疹子瘙痒，抓破后渗出水液，湿甚者，加苍术 10g 祛风燥湿或滑石 10～15g 祛湿敛疮，并在外洗药水中加入枯矾 10g 收湿止痒；疹红瘙痒，肌肤扪之发热者，酌加黄连 5g，黄芩 10g，栀子 10g 清热燥湿、泻火解毒，外洗药水中加入芒硝 10g 清热消肿；血分热甚者，酌加牡丹皮 10g，紫草 10～15g 清热凉血解毒；毒甚者，酌加千里光 10～15g 或野菊花 10～15g 清热解毒。

**临床应用：**本方对于小儿或成人湿疹，有祛风燥湿、清热解毒之功。无论湿疹在何部位均可加减使用，内服外洗，疗效更佳。

**典型病例：**

石某，男，3 岁 2 个月。患儿双下肢、臀部出疹瘙痒 1 周，在某医院治疗，内服药不详，外搽"炉甘石洗剂"效果不佳，遂请胡教授诊治。刻诊见患儿双下肢和臀部尚有散在红色丘疹，大部分疹子搔抓破后糜烂，流黄水，水干结痂，痒又搔抓，痂落又流黄水，舌质微红，苔白黄中心略厚，脉象正常。中医诊断：湿疹，风热湿毒、郁遏肌肤证。治宜祛风清热，燥湿解毒。予消风解毒汤，处方如下：

| | | | |
|---|---|---|---|
| 金银花 12g | 连翘 12g | 牛蒡子 10g | 土茯苓 15g |
| 蝉蜕 6g | 地肤子 12g | 黄柏 10g | 苦参 10g |
| 赤芍 6g | 白鲜皮 10g | 千里光 10g | 蒲公英 10g |

水煎服 4 剂。嘱每剂药渣中加入生艾叶 30g 和适量茶叶，煎水外洗，洗时化入枯矾 10g。

**二诊：**服上方 4 剂配合外洗后患儿湿疹明显好转，原抓破处均已结痂，基本不痒，余无异状。继服原方 4 剂，配合外洗后湿疹痊愈。随访 1 年，未再复发。

（整理者）

胡波：医学博士，第五批全国老中医药专家胡天成学术经验继承人；

周江：医学博士，第五批全国老中医药专家胡天成学术经验继承人。

# 安效先验方

## 【名医简介】

安效先（1942—），男，北京人。中共党员，教授，主任医师，博士研究生导师，全国中医传承博士后合作导师，首都国医名师。中国中医科学院学术委员会委员。中国中医科学院儿科学术带头人，享受国务院政府特殊津贴，第三、四、五、六批全国老中医药专家学术经验继承工作指导老师。担任中华中医药学会儿科专业委员会顾问，北京中医药学会儿科专业委员会主任委员。国家药品监督管理局新药审评专家，中华医学会及北京医学会医疗事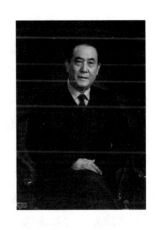故鉴定委员会委员，第二、三届中医药学名词审定委员会委员，《中国药物警戒杂志》《中医儿科杂志》编委等多项职务。

安效先教授1968年毕业于北京中医学院（现北京中医药大学）中医系，毕业后被分配到山西省右玉县人民医院工作10年，积累了丰富的中西医临床经验。1978年以优异成绩考入首届全国中医研究院研究生班，师从著名中医儿科专家王伯岳先生，在学习期间参与编写了王老主编的我国现代第一部大型儿科著作《中医儿科学》。安效先教授从事中西医儿科临床、科研、教学工作50载，具有较为深厚的中医药理论知识和丰富的临床经验。其以中医药理论为指导，结合西医学知识，对小儿高热、长期发热、咳嗽、肺炎、支气管哮喘、病毒性心肌炎、腹泻、肾炎、肾病综合征、过敏性紫癜及肾损害、传染性单核细胞增多症、川崎病、抽动障碍、睡眠障碍等病证进行了较为深入地研究。在科研工作方面，完成了"清肺液治疗小儿肺炎的临床试验研究""腹痛灵贴剂治疗小儿肠绞痛的临床试验研究",并获得中国中医科学院科技成果奖三等奖。完成了"热平冲剂治疗小儿外感高热的临床与实验研究"课题,并实现了成果转让。研制成功治疗小儿支气管哮喘的"小儿止哮平喘冲剂",并获北京市药品监督管理局批准生产成为西苑医院院内制剂,已运用于临床近20年,疗效得到海内外哮喘患儿家长的充分肯定。

发表论文40余篇,其中"中医治疗小儿肺炎研究进展"一文被美国《医学索引》及美国只读光盘(CD-ROM)数据库Medline《医学文摘》收载。"中医药治疗小儿传染性单核细胞增多症临床研究"获第3届国际传统医学大会优秀论文奖。主编及参与编著20余部。主持编写了小儿肺炎WHO西太区传统医学临床实践指南。此外,参加卫健委《国家基本药物目录》《甲型H1N1流感中医药防治方案》《小儿手足口病防治方案》《国家基本医疗保险药物目录》的制定工作。

# 验方1 平喘止咳方

**组成:** 炙麻黄3~6g,杏仁10g,射干10g,地龙10g,黄芩10g,桑白皮10g,葶苈子6g,苏子6g,五味子6g,仙鹤草10g,百部6~10g。

**功能:** 宣肺定喘,化痰祛瘀。

**主治:** 小儿支气管哮喘或喘息性支气管炎痰热蕴肺证。症见咳嗽,喘息,呼气延长,胸闷气憋,口唇发绀,或有发热,小便黄,大便干,舌红,苔白或黄,属肺热咳喘者。

**用法:** 每日1剂,水煎100~200mL,分2次服。4剂为一疗程。

**方解:** 安效先教授认为风、痰、瘀是哮喘发生的病理基础。小儿哮喘急性发作时肺气郁闭,清肃失常,气机失调,升降逆乱。炙麻黄,宣肺平喘,为君药。杏仁、射干、葶苈子、苏子降气化痰,共为臣药。小儿为少阳之体,感受外邪易从火化,黄芩、桑白皮、仙鹤草、百部清肺化痰。痰郁气滞影响血液运行形成瘀血,痰可酿瘀,瘀能生痰,形成痰瘀互生的因果循环,地龙既可止咳平喘,又有活血解毒通络的功效;五味子敛肺平喘,以防炙麻黄发散肺气太过。

**加减:** 痰多者,可加石菖蒲10g,胆南星6g,车前子10g,炒薏苡仁

10 ～ 15g；大便干者，加瓜蒌 6 ～ 10g，枳壳 10g，炒莱菔子 10g；肺热明显者，加黛蛤散 6 ～ 12g；发热者，加生石膏 20 ～ 30g，知母 6 ～ 10g；舌质暗口周轻度发绀者，加郁金 10g，丹参 10g，当归 6 ～ 10g 等。

**临床应用：**小儿支气管哮喘或喘息性支气管炎痰热蕴肺证。风寒咳喘者慎用。

**典型病例：**

患儿，男，8 岁，因反复咳喘 3 年加重 2 天就诊。家长诉患儿 3 年来反复咳喘，晨起打喷嚏，流鼻涕。近 2 天又发咳喘，夜甚，尚能平卧，痰多，未发热，大便不干。查体：咽充血，舌质红，苔白，双肺可闻及哮鸣音。三凹征阴性。口周无发绀。西医诊断：支气管哮喘；中医诊断：哮喘。辨证属痰热闭肺，肺失宣肃。治宜清热宣肺，泻肺定喘，予平喘止咳方加减。处方如下：

| | | | |
|---|---|---|---|
| 炙麻黄 5g | 杏仁 10g | 地龙 10g | 射干 10g |
| 黄芩 10g | 桑白皮 10g | 葶苈子 6g | 紫苏子 6g |
| 薤白 10g | 石菖蒲 10g | 仙鹤草 10g | 百部 10g |

患儿服用上方 4 剂后已不喘，仍夜咳、痰少，双肺呼吸音粗，未闻及哮鸣音；上方加生白芍 15g，炙甘草 6g，服 7 剂后患儿夜已不咳，白天偶咳，痰少，晨起时有流涕及喷嚏，大便干，汗多，咽不红，舌质淡红，苔白，双肺呼吸音清，治宜健脾益肺为主善后。随访半年，偶有感冒，未见咳喘。

# 验方 2　温中止痛汤

**组成：**桂枝 6g，白芍 15g，炙甘草 3 ～ 6g，乌药 6 ～ 10g，白芷 6 ～ 10g，木香 3g，延胡索 6 ～ 10g，红糖 1 勺。

**功能：**温中散寒，理气止痛。

**主治：**小儿肠痉挛属中焦虚寒者。症见疼痛发作时面色白，遇寒后腹痛加重，得温痛缓，腹痛喜温喜按，舌质淡红，苔白，脉沉。

**用法：**每日 1 剂，水煎 100 ～ 200mL，分 2 次服。7 天为一疗程。

**方解：**肠痉挛是儿童中比较常见的胃肠道功能性疾病。安效先教授认为小儿肠痉挛因寒者十有七八，桂枝为君药，味辛、甘，性温，温经通阳，可祛寒邪；同时，小儿腹痛多表现为挛急，急则缓之。芍药、甘草，即《伤寒论》

芍药甘草汤，有酸甘化阴、缓急止痛、调和肝脾之效，为臣药。陈飞霞认为"此方无论寒热虚实，一切腹痛，服之神效"（《幼幼集成》）。延胡索、乌药、白芷理气活血止痛，共为佐药，增强止痛效果。红糖代替饴糖为使药，温中散寒，缓急止痛。

**加减：** 肝气横逆、情志不疏者，加柴胡、郁金等；食积有热者，加炒山楂、莱菔子、连翘等；大便干结者，增加白芍至 20～30g，加枳壳、熟大黄；脾虚便溏者，加山药、茯苓、白扁豆。

**临床应用：** 本方为小儿虚寒性腹痛基础方，湿热弥漫三焦者禁用。

**典型病例：**

患儿，男，3 岁 9 个月。反复腹痛 1 年，家长诉患儿近 1 年反复腹痛，空腹明显，每日发作 3～4 次，五六分钟后自行缓解，进食过多、生冷、刺激性食物均可引起疼痛，排便后腹痛缓解，有时热敷后会缓解。外院查幽门螺旋杆菌（Helicobacter pylori，Hp）（+），诊断为浅表性胃炎。查体：咽不红，腹软，未触及包块，全腹无压痛及反跳痛。心肺检查未见异常，舌质红，苔少。西医诊断：肠痉挛。中医诊断：腹痛。辨证属腹部中寒，气机不利。治宜温中散寒，理气止痛，予温中止痛汤加减。处方如下：

| | | | |
|---|---|---|---|
| 桂枝 6g | 白芍 10g | 炙甘草 3g | 乌药 6g |
| 木香 3g | 延胡索 6g | 白芷 6g | 蒲公英 10g |
| 香附 6g | 太子参 10g | 麦冬 10g | 石斛 10g |

红糖 1 小勺

水煎服，每次 50mL，每日 2～3 次，服药 7 剂。

二诊：家长诉患儿腹痛减轻，每日 3 次，每次持续 1 分钟，后自行缓解，大便干。近两天流涕。查体：咽不红，腹软，心肺检查未见异常，舌质红苔白。方药：

| | | | |
|---|---|---|---|
| 桂枝 6g | 白芍 15g | 炙甘草 3g | 乌药 6g |
| 木香 3g | 延胡索 6g | 白芷 6g | 蒲公英 10g |
| 香附 6g | 荔枝核 10g | 石菖蒲 6g | 辛夷 6g |

上方 7 剂，煎服方法同前。

三诊：家长诉患儿服药后无腹痛，大便干，无腹胀。给予增液承气汤加减 4 剂，大便正常。随访 3 个月未有腹痛发作。

## 验方 3　运脾止泻汤

**组成**：粉葛根 6 ~ 10g，太子参 6 ~ 10g，藿香 6 ~ 10g，木香 2 ~ 3g，车前子 5 ~ 10g，炒白术 3 ~ 6g，生山药 6 ~ 10g，炒山楂 3 ~ 6g，乌梅 3 ~ 6g，炒谷芽 10g

**功能**：运脾化湿止泻。

**主治**：小儿腹泻病包括肠炎、消化不良，迁延性或慢性痢疾等。症见大便次数增多，粪质稀，或有腹痛、腹胀。

**用法**：每日 1 剂，水煎 50 ~ 200mL，多次少量频服温服。7 天为一疗程。

**方解**：安效先教授常说"无湿不成泻，凡泄泻皆属于湿"，而湿的产生责之于脾运失调。水湿内蕴是形成腹泻的重要原因，故治疗小儿泄泻当以运脾渗湿为大法。太子参、葛根为君药。安教授善以太子参代替人参，因其味甘，性微寒，归肺、脾经，补益脾气生津止泻，作用温和而无壅补之虞，符合小儿生理病理特点。葛根升阳止泻、升津止渴，祛湿而又不助热伤津。现代药理研究证实葛根有解痉和松弛平滑肌，改善肠微循环，清除自由基等作用。脾虚不运，每易生湿，故用炒白术、茯苓、薏苡仁共为臣药，健脾燥湿止泻。佐以生山药补脾之气阴，兼以止泻。炒谷芽健脾消食。木香味辛、苦，性温，能行胃肠气滞，芳香能健脾胃。藿香叶和中化湿调和中焦气机。辛香与甘平之药同用，不耗气反能使补而不壅脾胃。车前子（草），味甘，性寒，淡渗利水，利小便实大便。炒山楂，味酸、甘，性微温，消食健胃，行气散瘀；乌梅，味酸，性温。收敛生津，安蛔驱虫。两者均味酸、甘，既可生津，又具有收涩的作用，同时均有杀虫作用。纵观全方，运脾化湿，分利升提，理气消食，清热生津兼顾，临床疗效颇佳，可广泛应用于各种肠炎、消化不良，迁延性或慢性痢疾亦有效。

**加减**：热象明显大便黏液较多者，加马齿苋 10g，黄连 3 ~ 6g，金银花 10g；腹痛者，加白芍 10 ~ 15g，甘草 3 ~ 6g；呕吐者，加竹茹 6 ~ 10g；病久且无滞者，加诃子肉 3 ~ 6g，莲子 10g，芡实 10g；便中带血者，加生地榆 10g；纳呆者，加炒山楂、炒谷芽各 10g；肠鸣辘辘者，加桔梗 6g。

**临床应用**：小儿各型腹泻基础方。

典型病例：

患儿，女，8 个月。以反复腹泻 1 个月余就诊，家长诉患儿近 1 个月余反复腹泻，近 1 周腹泻有所加重，大便呈糊状，有黏液，每日 7～8 次，排便时无哭闹，无发热，尿量不多，舌质淡红，苔白。便常规：白细胞 5～8/HP。中医诊断：泄泻，大肠湿热、兼有脾虚证。治宜清热利湿。予运脾止泻汤加减。处方如下：

| | | | |
|---|---|---|---|
| 葛根 6g | 藿香 6g | 木香 3g | 黄连 3g |
| 车前子 5g | 山药 10g | 炒白术 5g | 乌梅 6g |
| 炒山楂 6g | 金银花 10g | 诃子 3g | 炒谷芽 10g |

上方 7 剂，水煎服，多次少量频服。1 周后复诊，病愈。

# 验方 4　滋阴通便汤

**组成**：生地黄 10g，麦冬 10g，玄参 10g，生白芍 10～20g，木香 2～6g，枳壳 10g，炒莱菔子 10g，熟大黄 3～6g。

**功能**：滋阴通便。

**主治**：小儿津亏肠燥之便秘。症见大便干结，数日一行，舌红苔少或花剥。

**用法**：每日 1 剂，水煎 100～200mL，分 2～3 次服。7 天为一疗程。

**方解**：安效先教授认为小儿素体阳常有余，阴常不足。故小儿患病临床以热证居多，加之脾运化力弱，饮食失调，食积停滞易于化热，内外合邪易导致津亏肠燥、无水行舟之证。治疗当以滋阴通便为大法。增液汤之三药共为君药，玄参清热养阴生津；生地黄清热滋阴，壮水生津；肺与大肠相表里，用麦冬可滋肺增液，生津润肠。三药合用，养阴增液而清热，使肠燥得润，大便自下，所谓"增液行舟"。安教授常强调小儿脾常虚，不能攻伐太过，要时常顾护后天之本。如服药后大便仍秘结，可用增液承气汤加减，安教授常仅取熟大黄，而舍芒硝，因芒硝咸苦寒，软坚泻下作用强，有耗阴之嫌。白芍为佐药，增强滋阴通便的作用。木香、枳壳理气通腑；莱菔子消食润肠通便。

**加减**：食积者，加用炒山楂、炒麦芽、炒莱菔子各 10g；兼有恶心、呕吐症状者，加竹茹 10g，藿香 6g，半夏 6g，生姜 10g；兼有口腔溃疡者，加青黛

3 ～ 6g，儿茶 3 ～ 6g，连翘 10g；兼有咽红、乳蛾肿大者，加炒牛蒡子 10g；腹胀者，加枳壳、大腹皮、白蔻仁各 10g。

**临床应用：**该方为小儿便秘基础方泻下作用缓和，安全性较高。冷秘者不适合服用本方。

典型病例：

患儿，女，3 岁 4 个月。家长诉患儿自幼便秘，易腹胀、排气不多，纳少，易出汗，大便干如球，1 ～ 2 天行 1 次。查体：咽红，唇红，舌尖红，苔白，腹软，略胀，全腹无压痛及反跳痛，心肺检查未见异常。西医诊断：便秘。中医诊断：便秘，阴虚肠燥，腑气不通证。治宜滋阴润燥，理气通腑，予滋阴通便汤加减。处方如下：

| | | | |
|---|---|---|---|
| 生地黄 10g | 玄参 10g | 麦冬 10g | 木香 3g |
| 枳壳 10g | 炒莱菔子 10g | 炒山楂 10g | 炒麦芽 10g |
| 大腹皮 6g | 白蔻仁 3g | 生白芍 10g | 炙甘草 3g |

上方 4 剂，水煎服，每日 2 次，每次 50mL。并嘱多饮水，多进食蔬菜瓜果，如南瓜、白薯、萝卜、梨、香蕉、火龙果等。随诊 3 个月，大便呈条状，基本每日均排。

（整理者）

潘璐：医学博士，副主任医师，第四批全国老中医药专家安效先学术经验继承人。

# 宣桂琪验方

## 【名医简介】

宣桂琪（1943—），男，浙江省杭州人，中共党员，教授，主任中医师，第五批全国老中医专家学术经验继承工作指导老师，浙江省省级名中医。杭城"宣氏儿科"第三代传人，现任浙江省名中医研究院研究员，浙江省中医药学会儿科分会顾问，第一批全国中医学术流派传承工作室（杭州宣氏儿科流派工作室）负责人。

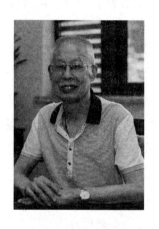

宣桂琪教授一生致力于中医事业，遵循古训，苦读、从师、临诊。1961年考入浙江医科大学中医系（现浙江中医药大学），学习掌握中医教材，熟练背诵中医经典，广泛涉猎中医著作，真正做到"循序而渐进，熟读而精思"。在校期间，得到何任、徐荣斋、陆芷青、吴颂康等多名浙江名医指导；毕业后，师从父亲宣志泉，院长杨继荪，兰溪名医叶建寅、叶永寿兄弟，具备扎实的内科、儿科功底。因"文化大革命"延迟至1968年分配工作，曾在浙江省基层医院工作12年，继承和整理先父宣志泉先生的医疗经验，后于1980年5月被浙江省卫生厅调至浙江省中医院儿科从事临床、教学、科研工作，至今已有50余年。宣桂琪教授不但继承发扬了"宣氏儿科"学术流派的精髓，以治疗"惊风"驰名杭城，而且对不少新增病种及疑难杂症进行深入观察研究并取得可喜成果疗效，从而大大丰富了"宣氏儿科"的学术内涵。宣桂琪教授在临床工作中极其重视临诊，不断检验认知，对于儿科常见病，如时行高热、咳嗽、哮喘、厌食、吐泻、胃病、疳积等，具有独到见解，尤其擅长治疗小儿热厥、癫痫、多动症、抽动症、自闭症、下肢交叉摩擦症、脑发育不良等神经系统疾病。

宣桂琪教授研制的"小儿清肺糖浆""小儿抗惊糖浆""降铅Ⅰ号冲剂""止咳清热散"等院内制剂广泛运用于临床，疗效确切。他在全国率先开展小儿高热惊厥的中药防治研究以及小儿多发性抽动症的临床探索，成立"惊厥门诊"，为全省培养了大批儿科临床医疗人才。其相关课题获1994年浙江省中医药科技进步奖三等奖，发表论文30余篇，合著《儿科心悟》《实用中医儿科手册》《小儿病中医保健》等书籍。

# 验方1  宣氏抽动方

**组成：**生龙齿10g，生石决明10g，地龙6g，全蝎2g，生白芍6g，茯苓10g，天麻5g，生甘草3g，郁金5g，菖蒲5g。

**功能：**平肝祛风。

**主治：**小儿多发性抽动症肝风内动证。症见挤眉弄眼，耸鼻耸肩，嘴角抽动，点头摇头，清嗓，胸腹及四肢抽动等。

**用法：**每日1剂，水煎80～150mL，分2次服用。1～3个月为一疗程。

**方解：**宣桂琪教授认为小儿多发性抽动症，无论由什么原因引起，其病机无外乎肝风内动。病位主要在肝，病性多属虚实夹杂。方中生龙齿性凉，味涩、甘，归心、肝经，具镇静安神、清热除烦之功效；生石决明性微寒，味咸，具清肝平肝、滋阴潜阳之功，二者共为君药，平肝潜阳、镇静安神。地龙、全蝎平肝祛风、搜风解痉为臣药，以达治风之标。白芍配石决明柔肝平肝，增强石决明平肝潜阳之功效，白芍配甘草又能酸甘化阴，缓急解痉，为佐使药。天麻平肝潜阳，祛风通络；茯苓健脾；郁金、菖蒲理气开窍以增安神息风之效，上六味共为佐使药。诸药合用，共奏健脾平肝、祛风潜阳之功。全方特点在于针对病机、兼顾标本。

**加减：**若风邪留恋，清嗓子明显者，加用玄参6g，射干3g，板蓝根6g；若风邪留恋，摇头、扭脖子明显者，加用葛根6g，伸筋草6g；若风邪留恋，鼻塞、吸鼻明显者，加用桑叶6g，辛夷6g；若肝火偏盛，脾气急躁者，可加焦山栀3g，夏枯草3g；饮食所伤，舌苔厚腻者，可加生山楂6g，花槟榔5g；若伴多动难静，成绩欠佳者，可加制首乌5g，益智仁6g。

**临床应用**：本方对于肝风内动证型的多发性抽动症患儿均可加减使用。症见挤眉弄眼，耸鼻耸肩，嘴角抽动，点头摇头，清嗓，胸腹及四肢抽动等，舌红，苔薄，脉弦细数。

**典型病例**：

患儿，男，5岁，2016年2月2日因抽动症发作半年余就诊。患儿反复眨眼，耸鼻，喉间清嗓声，伴有鼻塞流涕，面色欠华，咽红而肿，胃纳可，喜食荤腥。系剖宫产，幼时反复扁桃体炎，扁桃体肥大，舌红、苔薄腻，脉弦细数。诊断：多发性抽动症，风邪留恋、肝风内动证。治以平肝祛风，清热利咽，镇静安神。处方如下：

| | | | |
|---|---|---|---|
| 生龙齿10g（先煎） | 生石决明10g（先煎） | 白芍5g | 茯苓10g |
| 地龙6g | 全蝎2g | 郁金5g | 菖蒲5g |
| 天麻5g | 桑叶6g | 辛夷5g | 焦栀子3g |
| 玄参5g | 射干3g | 板蓝根6g | 丹参6g |

根据患儿症状变化，随症加减，巩固10周，抽动症状完全缓解，随访10个月未复发。

# 验方2　宣氏归宁汤

**组成**：首乌6g，益智仁6g，龟甲6g，龙齿10g，郁金5g，石菖蒲5g，生白芍6g，茯神10g，炙远志5g。

**功能**：益肾开窍，育阴潜阳。

**主治**：肾精亏虚，阴虚阳亢型注意力缺陷多动障碍。症见多动难静、言语冒失，脾气急躁，注意力不集中，成绩欠佳，舌红少苔，脉弦细。

**用法**：每日1剂，水煎100～150mL，分2次温服。8～12周为一疗程。

**方解**：宣桂琪教授认为小儿多动症多由"肾精亏虚，水不涵木，肝阳偏亢"所致，属本虚标实，治疗当从"滋肾平肝，育阴潜阳"入手。方中制首乌性甘润，入肝、肾经，可生精益髓补肝血，味微温；益智仁味辛，入肾经，既有益肾固精之功，又有开窍宁神之效，与制首乌共为君药，以补肾精亏虚之本。龟甲味甘，性寒，归肝、肾经，长于滋补肝肾之阴，兼能潜阳；龙齿，味甘，性平，入肝、肾经，可益阴潜阳安神。龟与龙皆灵物，一则入肾而宁其志，一则入肝而安其魂，共为臣药，不仅助君药以益肾，又平肝潜阳安神，以治"阳亢"之标。郁金，能解郁开窍，且性寒，既入气分，又入血分，在清心火之时又可行气活血；石菖蒲，味辛，性温，芳香走窜，不仅可开窍醒神，又有安神益智、聪耳明目之功；生白芍性寒，味苦、酸，可养血敛阴，平抑肝阳；茯神味甘、淡，善渗泄水湿，使湿无所聚，痰无由生，上四味共为佐使。诸药配伍，共奏"补益肾精，滋阴潜阳，醒神开窍"之效。

**加减：** 急躁易怒，冲动任性者，加制胆星 5g，天竺黄 5g 以清痰火；记忆力欠佳，学习成绩低下者，加用枸杞子 6g，桑椹 6g，覆盆子 6g 以固精充髓；不易入睡，多梦易醒者，加五味子 5g，酸枣仁 6g 以养血安神；消化不良，大便偏干，舌苔厚腻者，加用槟榔 5g，山楂 6g 以消食导滞。

**临床应用：** 生首乌目前临床报道其肝肾毒副作用较多。制首乌经过九蒸九晒的炮制后，毒副反应明显减少，我们在临床应用过程中未发现其明显的毒副作用，可能与临床应用的剂量有关，宣桂琪教授在临床应用制首乌时，一般剂量控制在 6g 以内。应用时间超过 3 个月者，定期复查肝、肾功能。

**典型病例：**

患儿，男，9 岁 8 个月，发现多动难静 1 年余。1 年余前，家长及老师发现患儿多动难静，脾气急躁，上课时注意力不集中，易打扰别人，时有打架，智力尚可，但成绩一般，曾外院诊断为"注意力缺陷多动障碍"（多动 – 冲动型），间断服用专注达治疗，但停药后上述诸症未见明显改善，足月平产，胃纳一般，睡眠尚可，二便无殊，舌红，苔薄脉弦细数。治以平肝益肾，醒脑开窍。处方：

| | | | |
|---|---|---|---|
| 制首乌 6g | 益智仁 6g | 龟甲 6g | 龙齿 10g（先煎） |
| 石决明 10g | 煅磁石 10g | 郁金 5g | 菖蒲 5g |
| 生白芍 6g | 茯神 10g | 枸杞子 6g | 丹参 6g |

以上方为基本方，随症加减，服用 2 个月后，老师及家长反映患儿渐能安静，注意力较前集中，上课打扰别人及与同学吵架打架次数较前明显减少。

## 验方3 宣氏防惊方

**组成：** 南沙参 6g，北沙参 6g，生白芍 6g，生石决明 10g（先煎），炒白术 6g，茯苓 10g，郁金 5g，石菖蒲 5g。

**功能：** 养阴平肝，健脾开窍。

**主治：** 小儿热性惊厥阴虚火旺、脾虚肝旺证。症见平素反复易感，脾气急躁，手足心热，盗汗明显，夜寐不安。有热性惊厥发作史。

**用法：** 每日 1 剂，水煎 80～150mL，分 2～3 次温服。4 周为一疗程。

**方解：** 宣桂琪教授多年临证发现，阴虚火旺之体是热性惊厥反复发作的内在因素。在此基础上感受风邪，入里化热，扰动心神，引起惊厥发作。此病病位在心，与肺、肝、脾亦有关系，病性当属本虚标实。方中南沙参、北沙参，味甘，性微寒，归肺、胃经，养阴生津，二者共为君药，益肺胃之气而无生火之弊，可增强患儿抵抗力。生白芍，味苦、酸，性微寒，归肝、脾经，养血柔肝，平抑肝阳；生石决明，味咸，性寒，归肝经，平肝清肝；炒白术，味甘、苦，性温，入脾、胃经，健脾益气；茯苓，味甘、淡，性平，入心、脾经，健脾宁心。上四药共为臣，生白芍配石决明则肝木得平，炒白术配茯苓则脾土得健，四者相合，肝木不亢，脾土不虚，心神自宁，惊厥不做。郁金，味辛、苦，性寒，归心、肝经，能清心解郁开窍；石菖蒲，味辛、苦，性温，归心、胃经，可开窍醒神益智。两者同为佐使，增强清心宁神开窍之功。全方共奏养阴平肝，健脾开窍，宁心防惊之效。

**加减：** 平素扁桃体炎反复发作、乳蛾红肿者，酌加玄参 6g，射干 3g，板蓝根 6g；脾气急躁、手足心热者，酌加焦山栀 3g，丹参 6g，地骨皮 3g；夜寐不安、易惊者，加酸枣仁 6g，炙远志 5g，合欢皮 6g。

**临床应用：** 对于热性惊厥反复发作，辨证为阴虚火旺、脾虚肝旺的患儿，在病情平稳、邪去未发之时，本方可加减使用。

**典型病例：**

患儿，男，2 岁 3 个月，既往 10 月龄后反复呼吸道感染，每次发热均伴有惊厥发作，持续时间 3～5 分钟不等，曾脑电图检查提示临界状态。2016 年 12 月 30 日初诊，10 天前再发高热惊厥 1 次，刻下症见形体偏瘦，面色欠华，鼻梁现青筋，平素脾气急躁，夜寐欠安，盗汗明显，胃纳一般，大便偏干，乳蛾红肿，舌边尖红，苔薄，指纹红紫。中医诊断：复杂性热性惊厥，阴虚火旺、脾虚肝旺证。治宜养阴平肝、清心宁神、健脾开窍。予宣氏防惊方加减，具体如下：

| | | | |
|---|---|---|---|
| 南沙参 6g | 北沙参 6g | 生白芍 6g | 石决明 10g（先煎） |
| 郁金 5g | 石菖蒲 5g | 天麻 4.5g | 钩藤 9g（后下） |
| 炙远志 5g | 丹参 5g | 炒白术 6g | 茯苓 10g |

上方酌情加减治疗 1 个月后，患儿脾气急躁好转，鼻梁青筋不现，夜寐转安，胃纳变馨，后复查脑电图未见明显异常。随访至 2018 年 3 月，患儿外感次数明显减少，1 年来呼吸道感染次数 2 次，发热时惊厥均未再发作。

# 验方 4　宣氏喉咳汤

**组成：** 防风 3g，桔梗 5g，甘草 3g，僵蚕 6g，玄参 6g，射干 3g，天冬 5g，橘络 2g。

**功能：** 疏风利咽，润肺生津。

**主治：** 小儿喉源性咳嗽诸证。症见咳嗽日久，阵咳或呛咳，干咳无痰或少痰，咽干而痒，可兼有鼻塞流涕、咽痛等。

**用法：** 每日 1 剂，水煎 150mL，分 2 次服。

**方解：** 宣桂琪教授认为小儿喉源性咳嗽是在肺肾阴虚、心肝火旺的体质基础上，复感风邪，日久生内火、郁热、痰湿而发病，病位在五脏。故强调在治疗时须表里同治，寒热并用。方中防风祛风、疏散久恋之邪，桔梗、甘草宣肺祛痰利咽，僵蚕祛风化痰散结，以上四味共为君药，有疏风祛痰、散结利咽之效。玄参凉血滋阴，泻火解毒；射干清热解毒，消痰利咽，两者共为臣药，加强清润利咽之功。天冬甘寒质润，下能润燥而养阴，上能清肺而化痰，使郁热清而不伤阴；橘络通络理气，祛痰活血，防止药物过于凉润滋腻而痰湿难清，两者共为佐使药。全方共奏疏风利咽，润肺生津之功效。

**加减：** 咽痛甚者，加马勃 2g，金果榄 3g；扁桃体红肿者，加板蓝根 10g；咽痒、鼻痒、过敏体质者，加蝉蜕 5g，紫草 5g；咳嗽日久者，加乌梅 5g；痉咳者，加葶苈子 4.5g，地龙 5g；急躁易怒者，加焦山栀 3g，夏枯草 3g。

**临床应用**：本方不论风寒、风热、风燥之喉源性咳嗽皆可加减应用。

典型病例：

患儿，男，6岁。反复咳嗽3个月余。曾口服头孢类、阿奇霉素、开瑞坦等均无明显效果，于2015年1月初诊。就诊时患儿晨起及夜间阵咳，时轻时重，干咳少痰，咽干而痒，咽红而肿，伴鼻塞流涕，胃纳尚可，夜寐安，二便无殊，舌红，苔薄白，脉浮细数。平素易感，有婴儿湿疹史、喘息史、过敏性鼻炎史。查胸部X线、血常规及C反应蛋白均无异常。诊断：喉源性咳嗽，风邪留恋证。治以疏风利咽，清热化痰，润肺生津。予喉咳汤加减。处方如下：

| | | | |
|---|---|---|---|
| 防风3g | 桔梗5g | 甘草3g | 僵蚕6g |
| 玄参6g | 天冬5g | 橘络2g | 炙桑白皮6g |
| 浙贝母6g | 炙苏子5g | 牛蒡子5g | 炒葶苈子4.5g |
| 炒金银花10g | 炙冬花6g | 板蓝根10g | 辛夷5g |
| 焦山栀3g | | | |

共5剂，每日1剂，水煎分2次服。

二诊：患儿咳嗽减少，少痰，咽痒、鼻塞、流涕症状缓解，咽稍红，双侧扁桃体Ⅰ度肿大，二便无殊，舌红苔薄白，脉细数。上方去炒葶苈子、牛蒡子、炒金银花，共5剂，服法同上。药后患儿诸症均消。

（整理者）

陈健：医学博士，主任中医师，第五批全国老中医药专家宣桂琪学术经验继承人。

# 俞景茂验方

## 【名医简介】

俞景茂（1942—），男，浙江省平湖人。中共党员，浙江中医药大学教授，主任医师，博士研究生导师。全国名老中医药专家学术继承工作指导老师，全国名老中医药专家俞景茂传承工作室带头人，浙江省首届国医名师，浙江省名中医。曾任浙江中医药大学中医系副主任，中华中医药学会儿科分会副主任委员，全国中医药高等教育学会儿科教育研究会副理事长；现任世界中医药学会联合会儿科专业委员会副会长，浙江省中医药学会儿科专业委员会顾问。曾获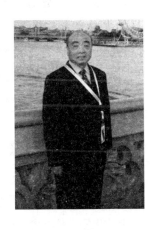
"第四批全国老中医药专家学术经验继承优秀指导老师"、中华中医药学会颁发的"儿科发展突出贡献奖""成就奖"等称号。

俞景茂教授1960年就读于湖北中医学院（现湖北中医药大学），1964年回浙江平湖第一人民医院中医科工作。1978年报考中国中医研究院（现中国中医科学院），被录取为中国历史上首批中医学专业研究生，师从全国著名儿科学家王伯岳研究员。1981年获医学硕士学位。

俞景茂教授在长达50余年的医疗、教学、科研实践中，治学严谨，对中医经典、中医儿科各家学说有很深的造诣，撷取各家精华，不拘一家之言，又能自成一家。擅长治疗小儿反复呼吸道感染、哮喘、毛细支气管炎、多动症、抽动症、遗尿症等疑难杂症。首先提出小儿反复呼吸道感染应分感染期、迁延期、恢复期三期进行辨证论治。感染期以治标为主，迁延期标本兼顾，恢复期固本为主。自拟太子健Ⅰ方防治小儿反复呼吸道感染，提出和法乃是防治该病的基本大法。在对小儿哮喘的抗复发研究中，指出虚、风、气、痰、瘀的相互作用是哮喘反复发作的病理基础，补虚、祛风、理气、豁痰、化瘀的综合应用，可望将哮喘根治于小儿阶段。明确指出脊柱隐裂与小儿遗尿症的相关性，主张用壮督醒神的方法治疗遗尿症等。负责研制的遗尿停胶囊于1994年获省中医药科技进步奖二等奖，太子健冲剂治疗小儿反复呼吸道感染的临床及实验研究2001获浙江省中医药科技奖三等奖，"太子健Ⅱ抗小儿哮喘复发的应用基础研究"2004年获浙江省中医药科技进步奖三等奖。发表"儿科各家学说概论""钱乙学术思想源流论""儿科宗师钱仲阳""陈文中儿科学术思想探要"等学术论文60余篇，主编及副主编《中医儿科临床研究》（研究生教材）、《儿科各家学说及应用》、《小儿药证直诀类证释义》、《小儿药证直诀临证指南》、《小儿反复呼吸道感染的防治》、《基层中医临证必读大系·儿科分册》、《中医儿科临床实践》、《中医儿科学》（硕士研究生教材）、《实用中医儿科学》等著作30余部。已培养博士、硕士20余名。

## 验方1　太子健Ⅰ方

**组成：**柴胡6g，黄芩6g，太子参6g，姜半夏6g，茯苓9g，蝉蜕4.5g，白花蛇舌草12g，浙贝母9g，丹参6g，生玉竹9g，生山楂6g，炙甘草3g，红枣12g。

**功能：**和解表里，调和营卫。

**主治：**小儿反复呼吸道感染迁延期，属寒热虚实错杂之证。症见反复感冒，新感初平，低热未清，咳嗽有痰，纳食不佳，大便不调，病情时缓时著，往复不已，舌质红，苔薄白，脉数等。

**用法：**每日1剂，水煎100mL，分2次服。12周为一疗程。

**方解：**俞景茂教授认为反复呼吸道感染治疗需分急性期、迁延期、缓解期，治疗各不相同。而迁延期治疗尤为关键，此期多寒热虚实夹杂，表未解而正已虚，枢机失利，病在少阳。病机特点是表里失和，若单一解表则复虚其表，一味固本则有碍祛邪，极难周全，故用和解之剂，表里寒热虚实兼顾，使表解里和。方中柴胡疏表，疏解半表半里之邪，兼以退热；黄芩、白花蛇舌草清里热，太子参补气生津，扶助正气，是补气药中的清补之品，适用于小儿补益；姜半夏燥湿化痰，茯苓健脾利湿，蝉蜕疏风平肝，浙贝母化痰止咳，丹参活血养血，生山楂导滞活血，生玉竹滋阴润肺，红枣补中养血，炙甘草调和诸药。全方寒热并用，消补兼施，表里同治，符合小儿"易寒易热、易虚易实"的病理特点。

**加减：**咳嗽者，加杏仁止咳；多汗烦躁者，加生牡蛎敛阴平肝；纳呆腹胀，舌苔厚浊者，加焦六曲、鸡内金消食化滞；多汗者，加玉屏风散以固表敛汗；面色萎黄、体质过敏者，加当归养血疏风；兼有腹痛者，加炒赤芍以活血止痛；伴恶寒、四肢欠温者，可加桂枝以发汗解表，温经通阳；乳蛾红肿、夜间呼噜者，加山海螺、皂角刺以清热散结；咽红声哑者，加木蝴蝶、三叶青等。

**临床应用：**本方对于反复呼吸道感染迁延期，患儿新感初平，正气未复，余邪未清，寒热虚实错杂，纳食不佳，反复不已者均可加减使用。但对于急性呼吸道感染期患儿，则需另行辨证施治。

**典型病例：**

罗某，男，5岁。2012年8月29日初诊。患儿近2年来，反复呼吸道感染，平均每月感冒1～2次以上，大便2～3日一行，干结难解。5天前曾发热，高热惊厥1次，经治疗后热退，夜间磨牙，夜眠不宁。查体：一般状态可，咽红，面少华，形体偏瘦，心肺听诊阴性，脉浮数，舌红，苔薄白。患儿既往有高热惊厥史6次，脑电图检查正常。中医诊断：体虚感冒，表里失和、虚实夹杂证。治拟和解表里，清里扶正。处方如下：

| | | | |
|---|---|---|---|
| 柴胡 6g | 黄芩 6g | 太子参 6g | 姜半夏 6g |
| 茯苓 9g | 蝉蜕 4.5g | 白花蛇舌草 12g | 浙贝母 9g |
| 丹参 6g | 生玉竹 9g | 鲜铁皮石斛 9g（先煎） | 火麻仁 9g |
| 生山楂 6g | 炙甘草 3g | 红枣 12g | |

另每日服羚羊角粉 0.3g。服 7 剂。

本例患儿呼吸道感染反复不定，有往来不已之势，每因外感引发热惊。寒热虚实夹杂，心肝有余，肺脾又不足，故施以和解之剂，表里、寒热、虚实兼顾，使表解里和，肺气得固，肝热得平而愈。患儿以此方加减调理治疗2个月后，反复呼吸道感染之势趋缓，热性惊厥未再作。

# 验方 2　二黄五子汤

**组成：**黄芪9g，炙麻黄4.5g，韭菜子6g，补骨脂6g，菟丝子6g，金樱子 9g，五味子 5g，锁阳 6g，党参 6g，炒白术 6g，山药 6g，黄柏 6g，炙甘草 3g。

**功能：**补益脾肾，固涩醒神。

**主治：**小儿遗尿属肾气亏虚，下元不固证。症见睡中遗尿，可遗数次，小便清长，寐深而不易醒，日间尿频而量多，经常感冒，神疲乏力，面色少华，食欲不振，大便溏薄，常自汗出。舌质淡红，苔薄白，脉沉无力。

**用法：**每日 1 剂，水煎 100mL，分 2 次服。8 周为一疗程。

**方解：**俞景茂教授认为小儿遗尿虚证居多，多由先天不足引起，如早产、双胎、胎怯、脏腑及脊骨发育未全，神气未充，都能影响肾气固摄，致使膀胱失约而成遗尿。故常施以补益脾肾法，方中黄芪补气升提，提高机体的抗病能力，改善体质，减少外感诸疾以治其本；韭菜子温肾缩泉，恢复肾主开合之功能，使肾能葆真泄浊，固涩有力，开合有度，减少频次，增加尿量，不致频出而遗尿。补骨脂、菟丝子、锁阳等温补肾阳以暖膀胱，金樱子、五味子益肾缩尿，固涩止遗；党参、白术、山药、甘草等补气健脾，以助黄芪补气升提。由于小儿患病易实易热，故处方中少佐黄柏等清热利湿之品，使本方有温而不燥、固而不闭、收中有散、温中寓清之妙。但俞景茂教授认为仅以补肾法治疗有时疗效欠佳。遗尿患儿大多睡眠较深，不易唤醒，失去对排尿的警觉。这与"心主神明"有关。治疗需使睡眠变浅，易觉醒。以往常用菖蒲、远志等开窍醒神药，疗效不著，而俞教授在治疗中首创用麻黄醒神，起到醒脑易觉醒而不失眠之功。麻黄入肺与膀胱经，其味辛性温，能通阳化气，且宣降肺气，通调水道，可使膀胱气化得以恢复，开合有度，遗尿便止。此即《景岳全书·遗溺》所说"治水者必须治气，治肾者必须治肺"之旨。如有脊柱隐裂需重用补肾之药，如巴戟天、肉苁蓉、补骨脂、淫羊藿、韭菜子、锁阳、桂枝等温补肾阳以暖膀胱、温壮督脉。

**加减：**寐深者，可加石菖蒲宣肺醒神；兼有里热者，加黄芩、铁皮石斛以清热养阴；纳呆者，加生山楂、鸡内金、砂仁以助运理气，开胃消食；肾阳虚者，加巴戟天、肉苁蓉、淫羊藿、杜仲等温补肾阳以暖膀胱；肾阴虚者，加山茱萸、龟甲、桑螵蛸滋肾敛阴以缩小便；脊柱隐裂、四肢欠温者，加桂枝温经通络。

**临床应用：**本方对于遗尿属肾气不足、下元不固证的患儿均可加减使用，兼有肺气不足、反复易感、脊柱隐裂者亦可加减应用。但尿色黄短、腥臭、脾气急躁、心肝火旺的遗尿患儿，需另行辨证施治。

典型病例：

陈某，男，6岁。2011年4月8日就诊。患儿自幼夜间小便不约，多方治疗无效，每晚尿3～4次，尿出量较多，难以自醒，纳少形瘦，食后腹胀，多矢气，白天不尿出，面白形瘦，神疲乏力，生长发育落后，平时易感冒，舌淡红，苔薄白，脉浮数。腰骶部X线提示骶1、2隐性裂。患儿属肺、脾、肾三脏不足，上虚不能制下，脾运失健，肾气不足，气化失调。中医诊断：遗尿，脾肾两虚证。治拟健脾补肾，温督醒神。处方如下：

| | | | |
|---|---|---|---|
| 黄芪 9g | 炙麻黄 3g | 菟丝子 9g | 韭菜子 6g |
| 金樱子 9g | 补骨脂 6g | 党参 6g | 炒白术 6g |
| 山药 12g | 巴戟天 9g | 桑螵蛸 12g | 龟甲 12g（先煎） |
| 淫羊藿 12g | 生山楂 9g | 砂仁 3g（后下） | 炙甘草 3g |

该患儿遗尿与脊柱隐裂有密切关系，故治以健脾补肾、温督醒神。服中药治疗3个月，患儿初易被家长唤醒，后逐渐能自醒，夜间尿量减少，逐渐能整夜不尿出，偶有多饮亦能自醒而愈。

# 验方3　毛支饮

**组成：**炙麻黄1.5g，杏仁6g，浙贝母4.5g，款冬花4.5g，川贝母2g，制半夏4.5g，桑白皮4.5g，黄芩4.5g，葶苈子4.5g（包煎），地龙4.5g，丹参4.5g，炙甘草2g。

**功能：**清肺降气，豁痰平喘。

**主治：**小儿毛细支气管炎属寒邪外束，热壅于内，肺失宣降之证。症见咳嗽阵作，动则喘息，喉间痰鸣，反复不已，咽红，纳减，舌红，苔薄白，脉浮数。

**用法：**每日1剂，水煎80mL，分2～3次服。8周为一疗程。

**方解：**俞景茂教授认为毛细支气管炎以6个月左右婴儿发病最多，部分患儿可反复出现喘息，喉间痰鸣，以抗生素治疗以及西医抗炎平喘治疗疗效欠佳。毛细支气管炎为哮喘之苗期，反复不愈，势必成哮喘。中医药治疗小儿毛细支气管炎既能改善喘憋症状，又能预防复发。方中炙麻黄宣肺平喘，为必用之味，勿因年幼而畏之，但剂量宜轻，1岁以内婴儿宜用1～2g；杏仁化痰降逆，浙贝母化痰止咳，款冬花下气止嗽，川贝母润肺化痰，制半夏化痰燥湿，桑白皮下气泻肺，黄芩清肺，葶苈子苦寒泻肺、降逆化痰，地龙解痉豁痰，丹参活血化瘀，炙甘草和中缓急。

**加减：** 咳剧者，可加百部、紫菀；热高者，可加杠板归、三叶青；风盛者，加荆芥、蝉蜕；湿疹较著者，加白鲜皮、地肤子；纳少食积者，加炒莱菔子、砂仁。

**临床应用：** 本方用于毛细支气管炎属风寒外束，热壅于内，肺失宣降的患儿可加减应用。此方为婴儿所设，故剂量亦轻，对于毛细支气管炎预防反复喘息有较好的疗效。关于疗程，当视病情而定，轻症1～3个月，重症3～6个月，方能截断。

典型病例：

严某，男，8个月。2013年2月11日就诊。因毛细支气管炎已反复住院4次，病原检查为呼吸道合胞病毒感染，经西医药治疗后咳嗽初缓，活动后气稍促，大便溏，每日4～5次，混合喂养，胸部X线提示肺气肿。脉浮数，舌红，苔薄白。昨日刚出院，家长考虑其病情易反复而来就诊。症见略咳，喉中有痰声，哭闹时气短稍喘，纳少，听诊两肺呼吸音粗，未及哮鸣音。此乃余邪未清，痰浊郁肺之证。法当清肃肺气，疏风豁痰。处方如下：

| | | | |
|---|---|---|---|
| 炙麻黄 1.5g | 杏仁 6g | 款冬花 6g | 桑白皮 4.5g |
| 浙贝母 6g | 川贝母 2g | 制半夏 4.5g | 黄芩 4.5g |
| 葶苈子 4.5g（包） | 地龙 4.5g | 陈皮 4.5g | 炙甘草 2g |

患儿服本方加减治疗，其间仍有间断喘息发作，但病情渐趋稳定，发作较轻，雾化治疗即可好转，无须再住院治疗。3个月后，患儿诸症已消，继续调治2个月，体质转佳，喘息未再发作，生长渐快，体重明显增加。

（整理者）

*李岚：医学博士，副教授，副主任医师，第四批全国老中医药专家俞景茂学术经验继承人。*

# 盛丽先验方

## 【名医简介】

盛丽先（1944—），女，浙江省杭州人。教授、主任中医师、硕士研究生导师，浙江省名中医，浙江省优秀教师。第五批全国老中医药专家学术继承指导老师，全国名老中医药专家盛丽先传承工作室导师。全国中医药高等教育学会中医儿科教育研究会顾问，浙江省中医药学会中医儿科分会顾问，浙江省中医、中西医结合学会肾脏病分会顾问。

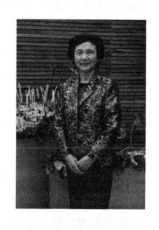

盛丽先教授1967年毕业于浙江中医学院（现浙江中医药大学），在基层从事临床工作10余年后，于1979年考入母校攻读中医儿科硕士研究生，师从我国著名中医儿科学专家马莲湘、詹起荪教授。1982年硕士研究生毕业后，留校从事中医儿科学教学、临床、科研工作，至今已50年。擅长治疗小儿呼吸、消化及泌尿系统疾病，尤其对小儿慢性咳嗽、哮喘及肾脏疾病的诊治有丰富临床经验。学术上重视顾护脾胃、斡旋中土以适应小儿脾常不足之特性；临床善于运用和法治疗儿科病证，以适应小儿易寒易热、易虚易实之病理；处方用药轻灵活泼，以适应小儿脏气清灵、随拨随应之生理。承担"小儿肾病综合征的诊断与治疗"等省部级课题10余项，获奖5项。发表学术论文50余篇，编写《中医儿科学》《盛丽先儿科临证经验》等学术著作10余本。

## 验方 1 疏宣七味汤

**组成**：桔梗 3～6g，甘草 3～6g，荆芥 3～6g，防风 3～6g，蝉蜕 3～6g，僵蚕 3～6g，薄荷 3～6g（后下）。

**功能**：疏散外邪，宣畅肺气。

**主治**：感冒初起，风邪袭表或慢性咽炎，风邪被遏，两者共同病机为肺气失宣。症见感冒初起，不发热或轻微发热，鼻塞流涕，咽痒，咳嗽不甚者；或慢性咽炎，频频清嗓子，或咽痒即咳，或干咳少痰。

**用法**：每日 1 剂，水煎 100～200mL，分 2～3 次服。

**方解**：本方在清代张宗良《喉科指掌》六味汤的基础上加蝉蜕。荆芥、防风疏风散邪；桔梗、甘草宣肺利咽；僵蚕、薄荷祛风化痰；加蝉蜕，与僵蚕配伍增强宣肺达邪、祛风利咽之功。全方用药轻灵，辛平疏宣，温凉并施，故不论风寒感冒、风热感冒及咽炎咳嗽均可使用。

张宗良称六味汤为"漱咽喉七十二症总方""治一切咽喉无论红白，初起之时，漱一服可愈"。中医耳鼻喉科创始者干祖望教授将六味汤作为治喉"先锋解表"的代表方。全方疏宣肃降，辛散温凉并施，无论新感及久恋之风邪均可得以疏散，使肺之治节恢复常态。

**加减**：感冒兼见鼻塞甚者，酌加辛夷、白芷、苍耳子；咳嗽多者，酌加前胡、杏仁、浙贝母；慢性咽炎若咽红、咽壁滤泡红赤者，酌加牛蒡子、三叶青、射干；咽干而痛，舌红苔花剥者，酌加养阴清肺汤同用；伴咽喉异物感，咽不红不痛，苔白腻者，可合半夏厚朴汤。

**临床应用**：本方是盛老师治疗小儿感冒及其初起咳嗽的代表方，治疗风邪袭表、肺气失宣之证，以疏风宣肺为要旨，是开门逐寇之法，无论风寒风热感冒均可以此为基础方。也可用于小儿慢性咽喉炎、感染后咳嗽及上气道咳嗽综合征等慢性咳嗽，共同病机为风邪被遏、肺失清宣，主症为干咳、咽痒或频频清嗓子等。两者辨证要点为咽不红不痛，以咽痒为主，舌淡红，苔薄白，指纹和脉无异常，感冒者可见脉浮。

**典型病例**：

患儿，陈某，女，2 岁。反复咳嗽 1 个月余。患儿 1 个月前始咳嗽，清晨咳嗽多，阵发性，干咳痰少，无发热，无鼻塞流涕，曾至某儿童医院就诊，先后予"头孢类、阿奇霉素、清肺化痰颗粒"口服，咳嗽好转未净，遇凉即咳嗽增多，胃纳正常，大便可，咽稍红，心肺未见明显异常，舌淡红，苔薄白，指纹淡紫。西医诊断：感染后咳嗽。中医辨证：咳嗽，风邪被遏、肺气失宣证。治宜疏宣清肺。予疏宣七味汤加味。处方如下：

荆芥 6g　　　防风 6g　　　桔梗 3g　　　生甘草 3g

蝉蜕 3g　　　僵蚕 5g　　　杏仁 6g　　　浙贝母 6g

前胡 6g　　　薄荷 5g（后下）

7 剂。

二诊：患儿咳减未净，喉间有痰，纳便正常，咽稍红，心肺未见明显异常，舌淡红，苔薄腻，指纹淡紫，辨证风邪已祛，肺气宣达，失于清肃，痰湿未净。拟健脾化痰，清肃肺气。处方如下：

姜半夏 6g　　　茯苓 6g　　　陈皮 6g　　　甘草 3g

桔梗 3g　　　杏仁 6g　　　浙贝母 6g　　　炙枇杷叶 9g

炒白术 9g　　　枳壳 3g

服用 7 剂后痊愈。

（整理者）

王海云：医学硕士，副主任中医师，第五批全国老中医药专家盛丽先学术经验继承人。

# 验方 2　升降散结汤

**组成：** 蝉蜕 3～6g，僵蚕 3～6g，姜黄 3～6g，大黄 3～6g，桔梗 3～6g，生甘草 3～6g，浙贝母 6～9g，三叶青 3～6g。

**功能：** 升清降浊，散结解毒。

**主治：** 用于外感风热邪毒引起的急性扁桃体炎。症见发热、咽痛、扁桃体红肿或化脓、大便干结、唇舌红、苔薄黄或黄腻、脉浮滑数。

**用法：** 每日 1 剂，水煎 100～200mL，分 2～3 次服。

**方解：** 本方由杨栗山《伤寒瘟疫条辨》升降散加味而来。盛老师认为急性扁桃体炎、化脓性扁桃体炎多因患儿素体阳热，或内有郁热，如食滞、痰热、湿热等，遇外感而发，故治疗中宣解、清热相结合。取蝉蜕、僵蚕升阳中之清阳，姜黄、大黄降阴中之浊阴，一升一降，内外通和而杂气之流毒顿消。合桔梗、甘草宣肺利咽，祛痰排脓，加浙贝母、三叶青散结化痰，清热解毒。

**加减：**表里俱热者，酌加焦山栀、淡豆豉、柴胡、黄芩。里热甚者，酌加石膏、金银花。咽痛甚者，酌加射干、马勃。大便干结者，用生大黄3～6g（后下），大便正常者可用制大黄3g，服药后大便偏溏者去大黄。

**临床应用：**本方对于外感风热邪毒引起急性扁桃体炎、化脓性扁桃体炎可加减使用。特别适用对平素喜食肥甘厚味，食滞内蕴，大便干结，唇舌红的患儿。对外感风寒、脾胃虚寒者不宜使用。

**典型病例：**

患儿，赵某，女，4岁，发热2天，于2013年7月就诊。患儿2天前下午无明显诱因出现发热，体温最高39.5℃，无畏寒、寒战，无抽搐，无咳嗽，无鼻塞流涕，无呕吐腹泻，无尿频尿急，家长自服"头孢呋辛片、清开灵"，热未退，胃纳欠振，大便偏干。既往反复"化脓性扁桃体炎"史，几乎每月1次。就诊时精神可，呼吸平稳，咽充血，双侧扁桃体Ⅱ度肿大，无渗出，心肺听诊无殊，舌红，苔白腻微黄，脉浮数。查血常规：WBC $13.3 \times 10^9$/L，NEUT 58.9%，LY 28.7%，HB 142g/L，PLT $187 \times 10^9$/L，CRP 46mg/L。西医诊断：急性上呼吸道感染。中医诊断：乳蛾，风热夹滞型。治宜疏宣清解，散结利咽。予升降散结汤加减。处方如下：

| | | | |
|---|---|---|---|
| 蝉蜕 6g | 僵蚕 6g | 姜黄 6g | 制大黄 3g |
| 甘草 6g | 柴胡 10g | 黄芩 6g | 淡豆豉 9g |
| 桔梗 6g | 牛蒡子 6g | 姜半夏 6g | 生麦芽 9g |

服2剂后患儿热退净，无咳嗽，咽红，双侧扁桃体Ⅱ度肿大，无渗出，胃纳增加，大便可，舌淡红，苔薄，脉弦滑。拟养阴清肺利咽。处方如下：

| | | | |
|---|---|---|---|
| 蝉蜕 6g | 僵蚕 6g | 生地黄 9g | 麦冬 6g |
| 玄参 6g | 浙贝母 9g | 桔梗 6g | 甘草 6g |
| 牡丹皮 9g | 白芍 10g | 炒谷芽 9g | 生麦芽 9g |

后以此方加减服1个月，随访1年，患儿化脓性扁桃体炎未再发。

（整理者）

王海云：医学硕士，副主任医师，第五批全国老中医药专家盛丽先学术经验继承人。

# 验方3　固元汤

**组成**：黄芪 10～15g，太子参 9～12g，炒白术 9～12g，茯苓 9～12g，防风 6～9g，甘草 6g，黄柏 6g，砂仁 6g，玉米须 15～30g。

**功能**：健脾升清降浊，补土伏火制水。

**主治**：肾病综合征频复发，脾肾气虚、湿热内蕴证。症见患儿肾病综合征频繁复发，胃纳欠振，容易疲劳，反复易感，动则汗出，入睡易汗，舌质偏淡或淡红，苔薄白或白腻或黄腻，脉细滑等。

**用法**：每日 1 剂，水煎 100～200mL，分 2～3 次服。

**方解**：盛丽先老师认为肾病综合征频复发的病机，主要在于中土脾胃，因而提出从脾治肾的大法。"肾主蛰藏，必籍土封"，从脾治肾不仅使后天化生的水谷精微能补充肾所藏的先天之精，且脾土健旺能制水伏火。水得土制即可停蓄，火得土伏即可久存。肾为水火之宅，土旺则水火安宅，真阴真阳得以潜藏。阴阳相互滋生，相互制约，才能不断发挥"肾者主蛰，封藏之本，精之处也"的生理职能。固元汤从李东垣升阳益胃汤化裁而来，方中黄芪、太子参、白术益气健脾，防风、茯苓升清降浊，黄柏、砂仁、甘草为封髓丹补土伏火。全方健脾升清降浊，补土伏火制水，使五脏六腑之精气纳归于肾，水火相济，肾中精气方可固摄有度不致外泄，火得土伏即精气久存。

**加减**：气虚明显者，重用黄芪 20～30g；脾虚甚者，酌加山药、薏苡仁；肾精亏损者，酌加山萸肉、枸杞子、山药、菟丝子、五味子，甚者则加补骨脂、葫芦巴等温肾固精；湿热甚者，合甘露饮加减。

**临床应用**：本方对于肾病综合征频繁复发，且属脾肾气虚、湿热内蕴证患儿具有较好疗效。临床还可以用于普通肾病综合征激素巩固维持阶段及拖尾疗法阶段，能明显减轻激素副作用，预防呼吸道感染，降低复发率，提高缓解率。辨证要点为舌质不红，苔薄腻或黄腻不燥。

典型病例：

患儿，王某，男，8岁。2014年6月7日收住入院。患儿4岁时因浮肿、蛋白尿，在当地儿童医院住院治疗，诊断为肾病综合征。经激素治疗后尿蛋白转阴，在之后减量过程中复发5次。此次入住院后完善各项检查，家长拒绝肾脏穿刺，最后临床诊断肾病综合征频复发、难治性肾病。经中西医结合住院治疗月余，浮肿消退，尿蛋白（＋＋）出院，出院后门诊治疗，激素正规递减，结合中医辨证论治，至2015年8月，患儿激素治疗进入拖尾阶段，尿蛋白（＋）（运动多后），面色欠华，易疲劳，反复易感，胃纳欠振，大便易溏，夜寐欠宁，无夜尿，舌质偏淡，苔薄腻，脉细滑。中医诊断：阴水，辨证脾肾气虚，水火失济。治宜健脾升清降浊，补土伏火制水。予固元汤加减。处方如下：

| 太子参 10g | 茯苓 10g | 炒白术 10g | 炙甘草 6g |
| 黄芪 15g | 防风 6g | 黄柏 6g | 砂仁 6g（后下） |
| 山药 10g | 玉米须 30g | 白茅根 15g | |

此方加减服药半年余，患儿外感明显减少，胃纳渐增，夜寐转宁，肾病亦未反复，复查生化等各项指标正常，病情稳定，激素逐渐撤减。于2016年3月停服激素及其他西药，继以中医间断治疗，随访至今，一切正常。

（整理者）

王海云：医学硕士，副主任医师，第五批全国老中医药专家盛丽先学术经验继承人。

## 验方 4 疏肝理脾汤

**组成：**柴胡 6～9g，白芍 9～12g，枳壳 3～6g，炙甘草 3～6g，姜半夏 6～9g，陈皮 6g，茯苓 9g，白术 9g，桔梗 3～6g。

**功能：**疏肝理气，健脾燥湿。

**主治：**小儿厌食、腹痛、积滞、呕吐等消化系统病证，属肝脾失和，气滞湿阻证。症见胃纳不思，脘腹胀满，或不舒或疼痛，恶心呕吐，大便失调，舌质淡红，苔白腻，脉弦等。

**用法：**每日1剂，水煎100～200mL，分2～3次服。

**方解**：本方由四逆散、二陈汤加白术、桔梗而成。四逆散是疏肝理气基本方，为君药，二陈汤健脾燥湿，加白术助其健脾之力，为臣药，佐以桔梗，与枳壳，一升一降，宣通上下，顺应脾升胃降之势，气机通畅，脾胃健运，湿、食、痰、积随之而消，诸症即除。

**加减**：若患儿舌质偏淡，大便偏溏，脾胃虚弱者，去枳壳，加太子参、白术、木香；若患儿舌质偏红，大便干结，苔黄腻，气滞食积化热者，酌加黄芩、姜竹茹、炒莱菔子；若嗳腐、口臭、苔白厚腻者，酌加鸡内金、山楂、麦芽消积导滞。

**临床应用**：本方是治疗儿童消化系统疾病的基础方，根据寒、热、虚、实辨证加减用药。本方药性偏温燥，适合脾喜燥恶湿之特性。若舌质红，苔花剥，大便干结等属胃阴不足之厌食、呕吐、腹痛者则不宜用本方。

**典型病例**：

患儿，詹某，女，6岁。2014年9月初诊。反复腹痛半个月。

患儿半个月前始腹痛，脐周为主，时作时止，时轻时重，胃纳欠振，夜寐不安，无呕吐、腹泻，无发热，无咳嗽流涕，曾当地医院就诊，查B超后诊断"肠系膜淋巴结炎"，予"肠胃康"口服，未见好转。就诊时精神可，体重21kg，身高117cm，咽不红，腹软，无压痛，平素大便正常，舌淡红，苔白腻，脉弦。腹部B超：肠系膜淋巴结增大，最大1.11cm×0.67cm。西医诊断：肠系膜淋巴结炎。中医诊断：腹痛，肝脾失和、气滞湿阻证。治宜疏肝理气，健脾燥湿。予疏肝理脾汤加减。处方如下：

| | | | |
|---|---|---|---|
| 柴胡6g | 炒白芍10g | 枳壳6g | 炙甘草6g |
| 姜半夏9g | 茯苓10g | 陈皮6g | 炒白术10g |
| 桔梗6g | 蝉蜕6g | 生麦芽10g | 鸡内金6g |

二诊：1周后复诊，患儿腹痛明显好转，胃纳增加，夜寐转安，大便正常，舌淡红，苔薄白，脉弦。前方去鸡内金、蝉蜕，加山药10g，继服1周。随访3个月，腹痛未发，胃纳正常。

（整理者）

连俊兰：医学硕士，副主任医师。

# 郑启仲验方

## 【名医简介】

郑启仲（1944—），男，河南省清丰人。中共党员，主任医师，教授，中国中医科学院全国中医药传承博士后合作导师。1991年被评为"国家有突出贡献专家"，享受国务院政府特殊津贴专家，1992年被国家人事部授予"国家级有突出贡献中青年专家"，第三、四、六批全国老中医药专家学术经验继承工作指导老师，全国名老中医药专家传承工作室专家。首届仲景国医导师，河南省优秀专家，河南中医事业终身成就奖获得者。曾任中华中医药学会儿科专业委员会第四、五届副主任委员，世界中医药学会联合会儿科专业委员会常委，中国中医药促进研究会小儿推拿外治分会副主任委员，河南中医药学会常委兼儿科专业委员会副主任委员，河南省中医药高级专业技术职务任职资格评审委员会委员，河南省新药评审委员会委员等职。1989年被国务院授予"全国先进工作者"称号，1992年当选中国共产党第十四次全国代表大会代表，1987年荣获"全国卫生文明先进工作者"称号，2013年被国家中医药管理局授予"第四批全国老中医药专家学术经验继承工作优秀指导老师"；2009年被中华中医药学会授予"儿科发展突出贡献奖"，荣获"河南省劳动模范""河南省优秀共产党员""河南省首届优秀医师""首届河南优秀医院院长"等称号；1998年在英国伦敦获世界传统医学会"世界知名医家金奖"。

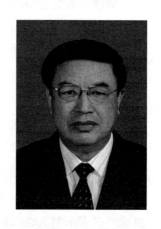

郑启仲教授1960年参加工作，1964年被国家遴选为中医儿科学徒，师从河南儿科名老中医王志成、王瑞五先生，以优异的成绩获本科毕业待遇出师，

从事中医儿科临床已 60 余年。1984 年赴中国中医研究院（现中国中医科学院）研究生班深造。郑启仲教授苦读经典，博采众长，继承创新，擅用经方，善治小儿肾病、过敏性紫癜、抽动症、多动症、发作性睡病、顿咳、厌食及疑难杂症和小儿体质调理。获河南省重大科学技术成果奖 1 项，省厅级科技进步奖 8 项；获国家发明专利 4 项。独著、主编及参编《新生儿疾病》《临床儿科》《郑启仲儿科经验撷粹》《郑启仲儿科医案》《郑启仲经方名方应用经验》《实用中医儿科学》《伤寒论讲解》《中国大百科全书·传统医学》等专著 20 余部，参加点校儿科珍籍《诚书》1 部，编著科普作品《中小学生健康指南》等，发表学术论文 100 余篇。

## 验方 1　镇肝止咳汤

**组成：** 柴胡 6g，生白芍 10g，代赭石 10g，青黛 1g，炒僵蚕 6g，胆南星 3g，硼砂 1g（化），甘草 3g。（3～7 岁用量，可随年龄增减）

**用法：** 水煎服，每日 1 剂，分 2～3 次服。亦可用中药配方颗粒。

**功能：** 清热化痰，镇肝止咳。

**主治：** 百日咳之木火刑金，痰热郁肺证。症见痉挛性咳嗽，咳时面目红赤，颈静脉怒张，涕泪交加，咳后发出鸡鸣样回吼声，呕吐痰涎及胃内容物，伴以两胁下痛。严重时目睛充血，颜面浮肿。

**方解：** 镇肝止咳汤是郑启仲教授在"顿咳从肝论治"学术思想指导下创拟的治疗百日咳痉挛性咳嗽的专方。郑启仲教授根据《素问·咳论》"五脏六腑皆令人咳"等理论，结合临床经验，提出了"顿咳从肝论治"的见解（见《山东中医学院学报》1986 年第 1 期），对其病因病机、发病季节、临床特征、病愈规律进行了深入研究，认为小儿肝常有余，患病极易化火生风，顿咳初感在肺，继则化热化燥，引动有余之肝火，肝火循经犯肺，火灼肺金，炼液成痰；肝热则生风，风痰相搏，痰阻气机，气机不利，则痉咳剧作。阵咳之后，痰与胆汁呕出，则肝火得泄，气机暂畅，而咳休止。肝火再逆，风痰再动，则痉咳再作，这就形成了百日咳之典型见症。郑教授把这一病机概括为"木火刑金，风痰相搏；其咳在肺，其制在肝"。主张"治从肝论，镇肝止咳"，创"镇肝止咳汤"一方。方中柴胡，疏肝解郁以清肝热；白芍，柔肝敛阴，平肝解痉；代赭石，平肝潜阳，重镇降逆；青黛，清热解毒，凉血泻火；僵蚕，息风止痉，化痰散结，为治风痰之圣药；胆南星，清热化痰，息风定惊；硼砂，清热化痰；甘草，祛痰止咳，调和诸药。全方配伍，共奏清热化痰、镇肝止咳之效。

**加减：** 咳而呕吐者，加姜半夏、生姜；目精充血者，加炒栀子、牡丹皮；伴肺胃阴虚者，加沙参、麦冬；面目浮肿者，加白术、茯苓。

**临床应用：** 本方对于小儿百日咳痉挛性咳嗽、类百日咳综合征痉挛性咳嗽以及其他咳嗽中医辨证属"木火刑金"者效果上佳。但对于百日咳后期辨证不属"木火刑金"者则非其所宜。

**典型病例：**

患儿，男，4岁。1个月前不明原因出现咳嗽，当地医院诊为支气管炎，给予头孢克洛及中成药急支糖浆等治疗不见好转。继则出现痉挛性剧烈咳嗽，昼轻夜重，咳时弯腰弓背，两手握拳，面目耳赤，颈静脉怒张，连咳十余声至数十声，最后发出鸡鸣样回吼声，呕吐痰涎及胃内容物。患儿就诊时，面部轻度浮肿，表情恐惧，心烦易怒，大便滞，小便黄，舌尖边红，苔白兼黄而腻，脉弦数。患儿头颅CT、血常规报告无显著异常。西医诊断：类百日咳综合征。中医诊断：顿咳，木火刑金、痰热郁肺证。治宜清热化痰，镇肝止咳。予镇肝止咳汤加减。处方如下：

| | | | |
|---|---|---|---|
| 柴胡 6g | 生白芍 10g | 青黛 2g | 代赭石 10g |
| 黄芩 6g | 炒僵蚕 6g | 胆南星 3g | 清半夏 3g |
| 生甘草 3g | 硼砂 1g（化，兑服） | | |

上方首诊 3 剂，症状开始缓解。

二诊效不更方，再取 6 剂，痉挛性咳嗽基本消失。

三诊上方去青黛、胆南星、硼砂，加陈皮、茯苓、生麦芽，6 剂而安。

# 验方 2　清燥止泻汤

**组成：** 蝉蜕 3g，炒僵蚕 6g，姜黄 3g，大黄 1g，黄连 2g，紫苏叶 3g，乌梅 6g，甘草 3g。（半岁至 2 岁用量）

**功能：** 升清降浊，清燥止泻。

**主治**：秋季腹泻属温燥泄泻者。症见发热、咳嗽、呕吐、腹泻，吐物酸腐，泻下臭秽如蛋花样水便，小便短黄，舌红苔黄腻，指纹紫滞。

**用法**：水煎服，每日1剂，频服。亦可用中药配方颗粒。

**方解**：郑启仲教授通过对486例临床观察，总结出秋季腹泻的3个特点：①流行多在立冬至小雪之间；②发病多是6～18个月的小儿；③发病初期有发热、咳嗽等肺系症状，吐泻并作，伤阴明显。运用中医运气学说对其病因病机、临床特点等进行了深入研究，提出了"秋季腹泻因燥起"的观点（见《光明中医》1995年第4期），认为秋季腹泻为燥邪所致，脾喜燥乃平和之燥，若燥气太过，则脾为焦土，又安能为胃行其津液？胃喜润而恶燥，燥气伤胃后，脾又不能为其输布津液，胃又安能受纳？这样一来脾胃俱伤，脾失健运，胃不受纳，水反为湿，谷反为滞，清浊不分，升降失常，合污而下，泄泻乃作。并创拟"清燥止泻"法和"清燥止泻汤"方。方以升降散和连梅汤化裁而减，旨在升清降浊，清燥止泻，应用于临床得到了验证。方中蝉蜕，疏风清热，息风止痉；僵蚕，祛风止痉，化痰散结，与蝉蜕共升阳中之清阳；姜黄，活血行气；大黄，清热泻火，与姜黄同降阴中之浊阴，使毒邪从大便而出；黄连，清热燥湿，泻火解毒；紫苏叶，解表散寒，行气宽中；乌梅，涩肠止泻，敛阴生津；甘草，补脾益胃，调和诸药。全方配伍，升降散升清降浊，合苏叶黄连汤清热和胃止呕，加乌梅、甘草酸甘化阴。苏叶配伍蝉蜕、僵蚕，宣肺化痰止咳以清上焦之热；苏叶配伍黄连，清热和胃止呕以安中焦；黄连配伍大黄、乌梅、甘草，清热止泻敛阴以固下焦。全方配伍，共奏升清降浊、清燥止泻之效。

**加减**：病初流涕咳嗽者，加荆芥、桔梗；呕吐者，加姜半夏、生姜；发热、口渴者，加葛根。

**临床应用**：本方对于燥邪犯胃，升降失常的秋季腹泻温燥致泻者效佳。

**典型病例**：

患儿，男，1岁3个月。发热、咳嗽、呕吐、腹泻2天。患儿昨天发热、咳嗽，社区医院诊断为感冒，给予小儿感冒颗粒。当晚即呕吐、腹泻，社区医院又给头孢克肟颗粒及止吐药，病情反重。视患儿烦躁不安，发热，体温38.1℃，时而呕吐，腹泻蛋花样水便，10小时内已泻8次，臭秽难闻。舌红，苔薄微黄，脉滑数，指纹紫。粪轮状病毒检测阳性。中医诊断：秋季腹泻，燥邪侵袭、升降失常证。治宜升清降浊，清燥止泻。予清燥止泻汤加减。处方如下：

紫苏叶 2g　　　蝉蜕 3g　　　炒僵蚕 5g　　　姜黄 2g

生大黄 1g　　　乌梅 3g　　　甘草 3g

上方取中药配方颗粒 1 剂，水冲服，频频与之。次日复诊，呕吐已止，发热退，腹泻次数减少，舌质红苔白。上方去苏叶、大黄，加陈皮 3g，2 剂。泻止纳增而愈。

# 验方 3　升降制动汤

**组成：**炒僵蚕 6g，蝉蜕 6g，姜黄 6g，生大黄 3g，制白附子 3g，全蝎 3g，穿山龙 10g，生白芍 10g，莲子心 3g，甘草 3g。（5～7 岁用量，可随年龄增减）

**功能：**升清降浊，化痰息风，清心醒脑，通络止痉。

**主治：**儿童多发性抽动症、多动症，证属痰热壅盛，肝风内动者。症见摇头，耸肩，眨眼，伴喉发怪声，心烦易怒，秽语频发，夜卧不宁，大便秘结，小便黄，舌质红，苔黄腻，脉滑数。

**用法：**水煎服，每日 1 剂，分 2 次服。亦可用中药配方颗粒。

**方解：**升降制动汤是郑启仲教授在其"用升清降浊法治疗小儿多发性抽动症"学术观点指导下拟制的方剂。郑启仲教授经过长期研究认为，小儿多发性抽动症为本虚标实之证，病位在五脏，主要表现在肝。病机为痰邪内扰，气机失调，升降失常，肝风内动。痰浊、风、火、瘀为其病理产物，亦为致病因子。痰浊与风、火、瘀相互胶结，导致多发性抽动症症状怪异、变化多端，反复发作，迁延难愈。把多发性抽动症的病机概括为痰邪内扰，气机失调，升降失常，肝风内动。治疗当以升清降浊、化痰息风为要，创拟"升清降浊制动汤"（简称"升降制动汤"），应用于临床疗效满意。方中僵蚕，息风止痉，化痰散结，为治风痰之圣药；穿山龙，活血通络；蝉蜕，疏风散热，息风止痉，配伍僵蚕升阳中之清阳；白附子，祛风止痉，燥湿化痰，尤擅治风痰所致的头面诸疾；全蝎，息风镇痉，通络散结；白芍，柔肝敛阴，缓急止痛；莲子心，清心安神，交通心肾；甘草，调和诸药，配芍药以缓急。全方配伍，共奏升清降浊、化痰息风、清心醒脑、通络止痉之效。

**加减：**大便干，舌苔黄者，增加大黄用量；有秽语者，加胆南星、石菖蒲；兼见血瘀者，加桃仁、红花；抽动在头面部者，加桔梗；抽动在颈部者，加葛根；抽动在四肢者，加桑枝；兼见肝肾阴虚者，加龟甲、枸杞、生龙骨、生牡蛎；兼见脾虚者，去大黄、白芍、穿山龙、莲子心，加党参、白术。

**临床应用：**本方对于痰热壅盛，肝风内动的抽动症及多动症均可加减使用。

**典型病例：**

患儿，男，7 岁。发现眨眼、耸肩、噘嘴半年。

患儿家长半年前发现患儿频繁眨眼、耸肩、噘嘴，经某医院诊断为"多发性抽动症"，给予氟哌啶醇治疗，症状基本得到控制，因出现副作用而停药，症状又见如前，且较前加重而求中医治疗。患儿就诊时眨眼、耸肩频作，心烦易怒，体较胖，大便偏干。舌质尖边红，苔黄腻，脉弦滑。诊断：儿童多发性抽动症，痰火内扰、肝风内动证。治宜升清降浊、化痰息风。予升降制动汤加减。处方如下：

| | | | |
|---|---|---|---|
| 炒僵蚕 10g | 蝉蜕 10g | 姜黄 6g | 酒大黄 6g |
| 制白附子 6g | 全蝎 6g | 白芍 15g | 穿山龙 15g |
| 莲子心 6g | 甘草 10g | | |

7 剂，每日 1 剂，水煎留汁，加蜂蜜 2 匙、黄酒 1 杯（约 5mL），调匀分 2 次冷服。

二诊：心烦减轻，眨眼也有减少。原方再取 14 剂。

三诊：症状明显减轻，守法调理 2 个月余，症状消失。随访 2 年未见复发，生活、学习正常。

# 验方 4　清漾汤

**组成：**猫爪草 15g，炒僵蚕 10g，刘寄奴 10g，益母草 15g，炒地龙 10g，生黄芪 15g，菟丝子 15g，金樱子 10g。为 7 ～ 10 岁用量，可随年龄增减。

**功能：**化痰活瘀，补肾固精。

**主治：**肾病综合征、慢性肾炎辨证属痰瘀互结而兼脾肾气虚者。

**用法：** 水煎服，每日1剂，分2次服。

**方解：** 郑启仲教授认为，肾病综合征的病机为本虚标实。本虚，为肺、脾、肾三脏亏虚；标实，即痰浊淤血阻滞肾络。由于肺、脾、肾亏虚，水湿内停，津液不化，日久则湿凝为痰，痰浊一旦形成，则成为一种新的致病因子，无处不到；痰为阴邪，易伤阳气，痰浊流注经脉，则壅塞脉络，阻碍气机运行，导致气滞血瘀，则形成痰阻血瘀之证。痰阻则血难行，血瘀则痰难化，日久而成痰瘀互结，进一步损伤肺、脾、肾功能，从而形成了"虚生痰瘀，痰瘀致虚，痰瘀虚互为因果"的病机特点，致使小儿肾病综合征缠绵难愈。清漾汤是郑启仲教授治疗小儿肾病的经验方，临床疗效确切。清即水清，漾即碧波荡漾，"清漾汤"有言肾病康复之意。清漾汤方中，猫爪草，化痰散结，解毒消肿；僵蚕，息风止痉，化痰散结，为治疗风痰之圣药，与猫爪草配伍，化痰、散结、解毒；刘寄奴，性温善走，能活血散瘀，通络疗伤；益母草，活血调经，利水消肿；地龙，清热息风，通络利尿，与刘寄奴、益母草共奏活血化瘀、通络利水之效；黄芪，补气健脾，升阳举陷，利尿消肿；菟丝子，补肾益精；金樱子，补肾固精。全方配伍，共奏化痰、活瘀、补虚之效。

**加减：** 清漾汤为治疗小儿肾病综合征的基本方，临床根据辨证加减应用。对激素不敏感而蛋白尿不转阴者，重用僵蚕，加蝉蜕、白芥子；浮肿反复，以腹水为主者，加苍术；下肢肿甚为主者，加炒薏苡仁、川牛膝；疮毒明显者，加土茯苓、黄柏、白鲜皮；血瘀持久不化者，加水蛭、土鳖虫、桂枝；激素副作用严重者，重用黄芪、加荷叶、白术、仙鹤草；对激素依赖病情反复不愈者，加淫羊藿、鹿茸、紫河车、硼砂。

**临床应用：** 郑启仲教授经过多年的临床探索，针对临床特征研究出与清漾汤相配套的系列用药法——清漾汤运用九法，即按照第二次全国肾病专题学术讨论会通过的分型标准配伍运用。本证四型：①脾肺气虚型：清漾汤合四君子汤或六君子汤加减；②脾肾阳虚型：清漾汤合真武汤或附子理中汤加减；③肝肾阴虚型：清漾汤合大补阴丸或知柏地黄丸加减；④气阴两虚型：清漾汤合人参五味子汤或参芪地黄汤加减。标证五型：①风寒外感：清漾汤合麻黄附子细辛汤或小青龙汤加减；风热外感：清漾汤合银翘散加减。②水湿：清漾汤合五苓散或五皮饮加减；③湿热：清漾汤合龙胆泻肝汤或黄连解毒汤加减；④血瘀：清漾汤合桃红四物汤或血府逐瘀汤加减；⑤湿浊：清漾汤合温脾汤加减。

典型病例：

患儿，女，8岁。浮肿时轻时重伴尿检异常2年余。

患儿于1995年4月发现全身水肿，经北京某医院诊为肾病综合征，用激素、环磷酰胺等治疗已2年余，属激素不敏感型肾病。尿蛋白反复（＋～＋＋）。患儿就诊时轻度浮肿，精神不振，心烦易怒，面部褐斑，咽色红，扁桃体Ⅱ度肿大，色暗紫，大便色深不畅，小便黄。查尿蛋白（＋＋），肝、肾功能未见异常。时正服泼尼松30mg，隔日1次。舌有瘀点，苔薄黄，脉沉弦。诊断：肾病综合征，痰瘀互结、阻滞肾络证。治以化痰活瘀，补肾固精，予清漾汤合桃红四物汤加减。处方如下：

| | | | |
|---|---|---|---|
| 猫爪草15g | 炒僵蚕10g | 刘寄奴10g | 益母草30g |
| 地龙10g | 黄芪30g | 当归10g | 赤芍10g |
| 川芎10g | 桃仁6g | 红花6g | 水蛭3g |

14剂，每日1剂，水煎服。

2周后复诊，尿蛋白（＋），浮肿消退，舌苔仍薄黄。上方加黄柏10g，土茯苓30g，猫爪草加至30g，每日1剂，水煎服，连进30剂。

三诊：尿蛋白（±），舌紫减轻，黄苔已退，面部褐斑减少。泼尼松已减至20mg，隔日1次。守法再调，清漾汤合桃红四物汤出入进60剂，尿蛋白（－），激素已减至10mg，隔日1次。中药守法出入再进90剂，诸症悉平。随访10年未再复发。

（整理者）

郑宏：医学博士，主任医师，第四批全国老中医药专家郑启仲学术经验继承人。

# 史纪验方

## 【名医简介】

史纪（1945—），男，河北省保定人。中共党员，教授，主任医师。第五批全国老中医经验继承工作指导老师，全国名老中医药专家传承工作室建设项目指导专家，河南省首批青苗人才培养项目指导老师，河南省名中医评选评审专家组成员。1968年毕业于河南省中医学院中医系，曾任河南中医药大学第二附属医院儿科主任、河南中医药大学第一附属医院党委副书记兼医院儿科主任。1984年曾到南京中医学院参加全国中医儿科师资班进修学习半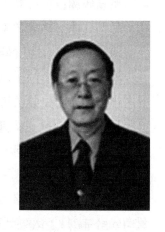年，1992年和2001年两次到中国协和医科大学（现北京协和医学院）培训中心培训。曾被河南省委组织部评为"河南省老干部先进个人"，被河南省中医药大学评为"优秀共产党员""优秀教师"，先后获得各级各类表彰20余次。

史纪教授出生于医生家庭，父母亲都是从医数十年的西医医生。史纪教授从小受家庭的影响，对医学有着浓厚的兴趣和喜爱。进入大学学习期间，曾师从当时河南省政治协商会议委员会常务委员、著名儿科专家郑颉云老师，学习期间勤奋刻苦，努力专研，不仅是在中医理论、临床医术、医德医风等很多方面受益匪浅，并且较好地继承发扬了郑颉云老师的学术思想和治疗经验。1968年毕业后分配到基层医院工作，以所学医学理论知识应用于临床医疗实践，善于思考，勤于总结，很快积累掌握了临床知识和经验，为今后工作的发展进步打下了良好的基础。1981年调入河南中医药大学，从事儿科教学和临床工作。从医50载，以中医药防治小儿呼吸系统、消化系统等方面的常见病症为主要方向，积累了丰富的临床经验，尤擅长诊治小儿发热性疾病、反复呼吸道感染、小儿肺炎、过敏性鼻炎、咳嗽变异性哮喘、急性支气管炎、厌食、疳积、腹泻病等病证。先后在国内专业学术期刊上发表各类学术论文40余篇，参编医学专著10部。"厌食膏外敷穴位治疗小儿厌食症的临床研究"和"镇咳饮治疗小儿上呼吸道感染咳嗽的临床与实验研究"获得地厅级科研成果奖二等奖。

　　1971年秋，河南省驻马店地区流行性乙型脑炎流行，史纪教授参加了赴平舆县的医疗防疫分队，因当时医务人员短缺，他独自到平舆县万冢公社卫生院进行支援。在1个多月的时间内先后接诊了100余名乙脑患儿，应用中医中药的独特优势，以白虎汤、清瘟败毒饮为基础方，临床辨证化裁，灵活应用，成功救治了许多患儿，达到了零死亡的满意效果。1975年夏，驻马店地区发生了百年不遇的特大洪灾，史纪教授赴西平县受灾较重的公社及村庄开展医疗救治工作，救治因洪灾受伤和患病的农民群众，使患者得到了及时有效的治疗。1982年参加河南省卫生厅组织的《河南省名老中医经验集锦》的收集整理编写工作。该书获得1983年度全国优秀科技图书（医药部分）二等奖。另外他还参加了《黄河医话》《河南省秘验单方集锦》的整理编写工作。

# 验方1　加味五倍子泻心汤

　　**组成：** 五倍子1～2g，薄荷1～2g，生大黄1～3g（后下），黄芩4～6g，黄连0.5～1g，生地黄3g。

　　**功能：** 滋阴泻火，解毒敛疮。

　　**主治：** 小儿各类口腔炎之心火内盛、脾胃积热证。症见口舌生疮，疼痛流涎，心烦拒食，或伴有发热便秘。

　　**用法：** 每日1剂，水煎取汁100mL，分4～6次频服或含漱。

　　**方解：** 小儿口疮为儿科临床常见病，大多为实热证，系心脾胃积热，热毒壅积，循经上行，发于口舌所致。本方中黄芩、黄连味苦性寒，归心、肺、胃诸经，能够清解上中焦积热；黄芩擅清解肺火，抗菌能力很强，对肺炎双球菌、金葡菌、链球菌、百日咳杆菌、痢疾杆菌等均有很强的抗菌、抑菌作用，是呼吸道疾病的常用药物。黄连善清心、胃之火，能抑菌、灭菌，尤其是对金葡菌敏感，功效不亚于青霉素、氯霉素，是消化系统疾病中的常用药物。生大黄可以泻火通便，驱邪毒积热下行，排出体外，使郁火毒邪淤积之处得到清理。薄荷辛凉清解，外散郁火，小量使用取其质轻而走上，既可以引药入病所，又能助其疏散热邪，为引经药。五倍子酸寒，酸可敛阴，寒可泻火，此药收敛附着作用强，可使药物较长时间附着疮面，起到防腐、敛疮的功能，但其味道苦涩，不宜用量过大。史教授认为此药有釜底抽薪之功。生大黄煎煮时间不宜过长，否则会导致其泻下功能减弱，所以一般要求大黄后下。生地黄味甘、苦，性寒，能凉血止血，又能滋阴祛火，既能够治疗因口腔溃疡而造成的口腔黏膜表面组织的渗血，又能补益因热毒灼伤而造成的阴虚口干。

**加减：**舌光红，烦躁哭闹时可加栀子 3g，灯心草 3g。

**临床应用：**本方对于食积内热、心脾积热、口腔黏膜感染而致的口舌生疮，疼痛流涎，纳食不能，大便不爽的急性口腔炎者疗效较好，但不适用于慢性反复性口腔炎。

**典型病例：**

赵某，男，11 个月，口舌溃烂 3 天。3 天前患儿舌面、齿龈处充血、溃疡，流涎，拒乳，哭闹不安，经当地卫生所诊治，按"小儿口腔炎"给予 2% 的碳酸钠溶液清洗口腔，并外用消炎药物，治疗 3 天，效果不佳，故来就诊。诊见患儿哭闹不安，流涎，拒乳，发热，体温 37.5℃，口腔两颊黏膜及舌体上布满大小不等的灰白色溃疡面，边缘有明显红晕，咽腔充血，颌下可触及数个黄豆大的淋巴结，伴有压痛。西医诊断：急性溃疡性口腔炎。中医诊断：口疮，辨为心火内盛、脾胃积热证。治宜滋阴泻火，解毒敛疮。处方如下：

生地黄 4g　　　　薄荷 2g　　　　　五倍子 1.5g　　黄芩 4g

黄连 1.5g　　　　生大黄 2g（后下）　栀子 3g　　　　灯心草 1g

2 剂，水煎频服。

复诊：上药服后，大多溃疡面完全消失愈合，仅有少部分溃疡面尚未完全愈合。继续服用上药 1 剂，溃疡面完全消退，症状消失，病告痊愈。

# 验方 2　解痉镇咳汤

**组成：**苏子 10g，柴胡 6g，僵蚕 10g，当归 6g，钩藤 10g，地龙 10g，甘

草 6g。

**功能：**疏肝息风，镇咳化痰。

**主治：**小儿阵咳不止，少痰或无痰，早晚咳嗽较重，喉痒难忍，迁延不愈。

**用法：**每日 1 剂，水煎 150mL，分 2 ~ 3 次服用，或单味配方颗粒冲服。

**方解：**小儿阵发性痉咳，发作时往往咳嗽时间较长，连续咳嗽十几到几十声，清晨和晚上发作较多，多为干咳或咳而少痰，有的患儿可持续半个月至数月不愈。史纪教授认为这种咳嗽是因为外感时邪，邪犯肺系，内蕴湿浊，脾虚湿滞，肺肝气机闭阻，气满逆上，咳嗽不止，其咳之状视为内风或伏风引动，一般的止咳化痰之法无法控制，应以疏肝平肝、息风解痉、镇咳化痰之法治之。方中柴胡辛凉解表，和解清热，疏肝解郁。当归活血调血，史纪教授认为在痉咳中，往往会出现小气道的高反应性，毛细血管痉挛，局部血流循环差，故用当归活血调血。苏子镇咳下气，止咳作用较强。僵蚕、地龙解痉止咳，柔肝和气，下痰平喘。钩藤有清热平肝、息风止痉之效，现代药理研究发现其有抗焦虑、镇静作用。甘草调和诸药。

**加减：**如咳嗽较频繁者，加车前子 10g，炙枇杷叶 10g，葶苈子 10g；如痰涎较多者，加海浮石 15g；如伴有鼻痒、鼻涕者，加辛夷 6g，鹅不食草 15g；如有烦渴、咽痛、咳黄痰者，加黄芩 6g。

**临床应用：**本方一般应用于过敏性咳嗽、变异性哮喘、类百日咳综合征。

**典型病例：**

患者黄某，女，8 岁，反复咳嗽 2 个月余。患儿 2 个月前因受凉出现流涕，咳嗽，在外院诊断为支气管炎，予口服抗生素对症治疗，流涕消失，咳嗽减轻，但一直未痊愈，之后采用阿奇霉素、顺尔宁等治疗，咳嗽缓解不佳，故来就诊。诊见早晚咳嗽，白痰，咽痒，情绪低落，沉默寡言，与人交流少，纳食不佳，二便正常。舌稍红，苔白厚，脉弦滑。西医诊断：咳嗽变异性哮喘。中医诊断：咳嗽，肝气郁滞、痰阻肺络证。治以疏肝息风，镇咳化痰。处方如下：

| | | | |
|---|---|---|---|
| 柴胡 9g | 白芍 12g | 全蝎 3g | 炒枳壳 10g |
| 当归 10g | 僵蚕 9g | 钩藤 9g | 厚朴 6g |
| 半夏 12g | 苏子 10g | 甘草 6g | |

3 剂，水煎服，每日 3 次。

二诊：患儿咳嗽减轻多半，痰较前增多，纳食较前改善，舌脉象同前。药以中的，守法守方，加炒莱菔子 10g，续服 5 剂。

三诊：患儿咳嗽基本消失，仍喉部有痰，纳食仍稍差，舌淡红，苔白，中间厚腻，脉沉细。药用六君子汤加减：

| 法半夏 9g | 陈皮 9g | 白术 10g | 党参 6g |
| 茯苓 15g | 苏子 10g | 炒莱菔子 10g | 神曲 10g |
| 麦芽 10g | | | |

6 剂，服后，患儿诸症皆除，随访 1 年未见反复。

# 验方3   扶正散

**组成：**玉屏风颗粒 3～6g，健脾消积颗粒 3～6g，参苓白术颗粒 3～6g。

玉屏风颗粒方药组成：黄芪 30g，炒白术 10g，防风 10g，煅牡蛎 30g，陈皮 10g。

健脾消积颗粒组成：鸡内金 30g，炒麦芽 30g，炒神曲 15g，焦山楂 15g，陈皮 15g，炒扁豆 15g。

参苓白术颗粒组成：莲子肉 10g，薏苡仁 10g，砂仁 10g，桔梗 10g，陈皮 10g，白术 20g，扁豆 15g，白茯苓 20g，山药 20g，党参 20g，甘草 10g。

**功能：**益气固表，健脾和中，消积开胃。

**主治：**体虚盗汗，倦怠纳呆，或体弱多病，面容消瘦或反复呼吸道感染。

**用法：**每日 1 剂，将药物混匀分 3 次冲服，连服 1 个月为一疗程。症状较前重者，可连服 2～3 个月。

**方解：**小儿体虚盗汗，饮食不振，常常反复罹患感冒发热、咽喉红肿化脓、咳嗽、肺炎等呼吸道疾病，西医认为是微量元素锌及其他营养缺乏或失调，中医认为病机是肺脾气虚。肺气虚则固表无权，无力抗御外邪；脾气虚则中卫无力，中阳通达之力乏怠。史纪教授以玉屏风颗粒为主方，益气固表，鼓舞卫气，提升机体卫外功能。肺与脾之间互为佐使，脾虚则肺不足，脾强则肺气足，以参苓白术颗粒调达脾胃之气，益气健脾，和胃渗湿，生津保肺，培土生金，增强消化吸收代谢功能，固护肺气。在临床中这一类病人又常伴有脾胃虚弱症状，如纳食不振、厌食、挑食、少食、消化吸收差等，用健脾消积颗粒，调脾开胃，增加食欲和纳食能力，尤其是对近期饮食不振者更为适宜，胃强则中气足，中气足则表卫固。

**加减：** 少食纳差者，可酌加鸡内金 6g；汗多者，加浮小麦 6g；常伴咳嗽者，加百合 6g，款冬花 10g；鼻痒喷嚏者，加辛夷 6g，白芷 6g；大便经常偏干燥者，参苓白术颗粒只用 3g。

**临床应用：** 本方主要应用于肺脾气虚的反复上呼吸道感染、挑食厌食、倦怠少动、盗汗乏力、面黄体弱者。

典型病例：

李某，男，4 岁，2016 年 4 月 8 日就诊。家长代诉反复呼吸道感染 2 年余，每月呼吸道感染 1～2 次，冬春季节尤为频繁，以咳嗽、发热、少气懒言为主症，早晚遇冷后则咳嗽频频。现咳嗽 1 周余，无发热。患儿面黄少华，形体消瘦，纳食不佳，动则多汗，夜寐不安，大便干，2～3 日 1 次，舌质淡，苔白腻，脉无力，指纹淡。西医诊断：反复上呼吸道感染。中医诊断：咳嗽，肺脾气虚证。治宜补肺固表，益气健脾。处方如下：玉屏固表颗粒 6g，健脾消积颗粒 6g，参苓白术颗粒 6g。7 剂，每日 1 剂，温水冲服。

二诊：患儿症状改善，精神转佳，舌淡红，苔薄白。继续守方治疗 3 周，并嘱合理喂养，适当锻炼。后经电话随访，1 年仅感冒 1 次。

（整理者）

宋桂华：医学博士，主任医师，第四批全国老中医药专家学术经验继承人，史纪全国名老中医药专家传承工作室负责人。

# 孟宪兰验方

## 【名医简介】

孟宪兰（1946—），女，河南省原阳人。济南市中医医院主任中医师，山东中医药大学兼职教授，第三批全国老中医药专家学术经验继承工作指导老师，孟宪兰全国名老中医药专家传承工作室专家，山东省知名专家。曾荣获"济南市名老中医"、济南市"医界女杰"等称号。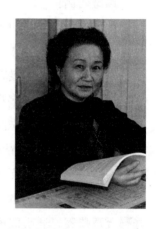

1965年考入河南中医学院，1970年大学毕业分配至河南省原阳县医院工作，1978年初调入济南市中医医院。2002年被遴选为全国第三批名老中医药专家学术经验继承指导老师。2012年成立"孟宪兰全国名老中医药专家传承工作室"，2016年通过国家验收。《孟宪兰儿科经验集》由山东科学技术出版社出版发行。

工作中孟教授勤求古训，博采众长，勇于创新，提出许多新观点、新认识、新理论，在小儿肺炎、咳嗽、哮喘、厌食、抽动症等疾病的诊治方面形成了独具特色的学术思想，临床疗效显著，广受各界赞誉。如治疗小儿肺炎，创新性地提出"三期九法论治小儿肺炎"；治疗小儿咳嗽，主张辨病与辨证相结合，凡是咳嗽一定要找到病灶所在，然后再辨证论治，立法方药，有的放矢，效如桴鼓；治疗小儿厌食症，提出"分型论治与时俱进"的论点，以自拟方"清胃健脾汤"，临证用之，效如桴鼓，同时着重指出胃阴虚、脾阴虚证治有别；治疗小儿哮喘注重缓解期，用"补肺健脾化痰法"从本根治；治疗小儿抽动症，把发作时多变、频繁的抽动症状归类于肝胆病等。

临证之余，笔耕不辍，曾在《中医杂志》等学术期刊发表论文 20 余篇，如"宣肺饮治疗肺炎喘嗽的临床与实验研究""五子衍宗汤加减治疗小儿神经性尿频 42 例""小儿肺炎临床各期的不同治法"等。曾主研山东省卫生厅 1996 年医药科技发展及"九五"医药科技攻关项目"宣肺饮的临床与实验研究"，荣获山东省卫生厅科技进步奖二等奖及济南市科技进步奖三等奖。

# 验方 1　宣肺饮

**组成**：炙麻黄 3g，杏仁 6g，生石膏 15g，桑白皮 12g，黄芩 9g，葶苈子 9g，地龙 10g，桃仁 6g，甘草 3g。

**功能**：宣肺清热，化痰平喘，泻肺化瘀。

**主治**：小儿肺炎风热闭肺证。症见发热恶风，微汗出，咳嗽，痰黄黏稠，喘憋气粗，咽红，舌质红，苔薄黄，脉浮滑数。

**用法**：本文源自孟宪兰教授科研课题，已被制成院内制剂瓶装口服液，每瓶 250mL。1～3 岁每次服 50mL，4～7 岁每次服 80mL，8～13 岁每次服 100mL，每天 3 次。

**方解**：孟宪兰教授认为肺炎病程可分为炎症期、排痰期、恢复期"三期"。炎症期的病机，为感受外邪，肺气失于宣发肃降，肺津因之熏灼凝聚，形成肺闭痰阻，妨碍气机升降，导致咳逆喘息，重则瘀闭肺脉，即存在"肺闭、痰阻、血瘀"的病理变化。治以宣肺清热、化痰平喘、泻肺化瘀，选用麻杏石甘汤加桑白皮、葶苈子、炒地龙、黄芩、桃仁等，制成宣肺饮。方中麻黄宣肺，杏仁辛开苦降，合桑白皮、葶苈子宣泻并用，通过一宣一泻来恢复肺泡的开合功能，从而提高肺泡张力。葶苈子、地龙化痰平喘与黄芩清肺清化合用。临床证实，通过清肺化痰治疗，痰量逐渐减少，啰音逐渐消失，提示了清肺化痰与消炎的内在联系。桃仁活血化瘀，可促进气行血畅，瘀去络通。全方合用，使郁闭者宣通，气逆者下行，痰热得以清化，气机得以通调，呼吸得以顺畅，则咳喘平复。

**临床应用**：本方对于痰热闭肺的肺炎及热性哮喘均可加减使用。特别是对咳嗽、痰多色黄、喘憋气粗、病程在 1 周以内者，效果较佳。

典型病例：

患儿，男，5岁。2013年8月3日初诊。发热伴咳嗽5天。

5天前出现发热，咳嗽阵作，自服小儿金翘颗粒、小儿咳喘灵等，昨晚体温38.9℃，予退热栓塞肛门治疗后今晨体温降至正常。就诊时暂无发热，咳嗽频作，夜间尤重，影响睡眠，有痰难咳，鼻塞，流浊涕，胃纳欠佳，二便调。查咽部充血，双肺呼吸音粗，双肺底可闻及中小水泡音，舌质红，苔薄黄，脉浮数。血常规：WBC $8.97 \times 10^9/L$，NEUT 28.9%，LY 64.2%。胸部X线示双肺纹理增多、紊乱、模糊，右肺中下野伴有絮片状模糊阴影，提示支气管肺炎。中医诊断：肺炎喘嗽之炎症期，风热闭肺证。治以宣肺清热、化痰止咳。予宣肺饮2瓶，每瓶80mL，每日3次。

二诊（2013年8月5日）：热退，白天咳嗽阵作、痰多易咯色黄，夜间不咳，胃纳改善。查双肺闻及少许中等水泡音，舌质红，苔白厚，脉滑。表证已解，痰量增多，进入排痰期，治以清肺化痰止咳，继予宣肺饮80mL，每日3次，同时予中药免煎颗粒清半夏6g，天竺黄6g，茯苓12g加强化痰之力，开水冲服，每日1剂。

三诊（2013年8月8日）：无发热，偶有咳嗽，痰量略减。咽淡红，双肺呼吸音粗，未闻及干湿性啰音，舌质红，苔黄，脉滑。进入恢复期，痰热未尽、肺络瘀阻，予医院自制剂泻肺止咳合剂80mL，每日3次，4剂而愈。

# 验方2　咽炎咳嗽方

**组成**：桑白皮10g，地骨皮9g，知母9g，金银花15g，板蓝根15g，牛蒡子5g，桔梗9g，射干6g，玄参10g，青果10g，甘草3g。

**功能**：清泻肺热，利咽止咳。

**主治**：肺经蕴热咽炎咳嗽证。症见刺激性咳嗽，干咳无痰或少痰，咽痒，清嗓等。年长儿可自觉咽中有物，吐之不出，咽之不下，咳前咽痒，继而阵发性刺激性咳嗽，以晨起或夜间睡前为重，遇风及剧烈活动时加重，咳甚可见恶心呕吐。舌质红，苔薄黄或少苔，脉弦数或滑数。查体咽部充血或咽后壁滤泡增生明显。

**用法**：每日1剂，水煎200mL，分3次服。

**方解**：孟教授认为治疗咳嗽应汇通中西，可以西医定病位、以中医论辨证，即辨病与辨证相结合。如治疗咽炎咳嗽，即可在辨证的基础上加利咽引经药。本方治疗临床多见的肺经蕴热证，仿泻白散组方。方中桑白皮清泻肺热，止咳平喘，为君药；地骨皮、知母协助桑白皮泻肺中伏火，为臣药；玄参、板蓝根、青果、桔梗、牛蒡子、射干、金银花、甘草清热解毒利咽，又能化痰散结，为佐使药。

**加减：**兼风热表证者，加薄荷、桑叶；肺热重者，加黄芩；胃热重者，加生石膏；腹泻者，去玄参；痉挛性咳嗽者，加蝉蜕、钩藤、夏枯草；热毒不重者，去连翘、金银花；咳嗽时间长肺虚阴伤者，去知母，加沙参、麦冬。

**临床应用：**本方对于肺经蕴热或肺胃蕴热、上壅咽喉之咽炎咳嗽均可加减使用。

**典型病例：**

患儿，男，4岁，2013年12月5日初诊。咳嗽2周。2周前因感受风寒引起发热、恶寒、咳嗽、流涕，曾服氨酚烷胺颗粒、小儿止咳糖浆，热退，但咳嗽持续。来诊时咳嗽阵作，以晨起、临睡前及活动后较重，伴咽痒，清嗓频繁，痰少不易咯出，口渴，时有口臭，食欲欠佳，大便干结，2日1次，小便如常。查咽部充血明显，咽后壁滤泡增生，舌质红，苔黄。中医诊断：咳嗽，肺胃蕴热证。西医诊断：急性咽炎。治宜清泻肺热，利咽止咳，清胃消食。咽炎咳嗽方加减：

| | | | |
|---|---|---|---|
| 桑白皮 10g | 地骨皮 10g | 知母 10g | 玄参 10g |
| 板蓝根 15g | 青果 10g | 桔梗 6g | 牛蒡子 10g |
| 射干 6g | 连翘 10g | 僵蚕 10g | 金银花 10g |
| 浙贝母 10g | 甘草 3g | 黄芩 10g | 炒莱菔子 10g |
| 生石膏 30g | | | |

二诊（2013年12月9日）：咳减，晨起及活动后单声咳嗽，咽痒减，时有清嗓，痰少不易咯出，无口臭，食欲欠佳，大便偏稀，每日1～2次。查咽部充血，咽后壁滤泡增生，舌质红，苔薄黄。此儿素体脾胃不足，不耐清泻之品，药后便溏，故去玄参、牛蒡子以防滑泻，胃热减食滞轻而去炒莱菔子、生石膏，加茯苓10g，鸡内金3g，炒谷芽10g，焦六曲10g健脾和胃，培土生金。

三诊（2013年12月12日）：已无咳嗽，偶有清嗓，无咽痒，无痰，食欲好转，二便调。查咽淡红，咽后壁滤泡略有增生，古质红，苔薄黄。上方去金银花，继进 4 剂而愈。

# 验方 3　哮喘调理方

**组成**：沙参 10g，麦冬 10g，川贝母 3g，陈皮 9g，茯苓 10g，炒白扁豆 10g，白芍 12g，五味子 6g，神曲 10g，鸡内金 10g，甘草 3g。

**功能**：补肺健脾，养阴益气。

**主治**：哮喘缓解期肺脾气阴两虚证。症见短气自汗，咳嗽痰少，神疲懒言，形瘦，食欲不振，面白少华，便溏，舌质淡红，苔薄白或苔少剥脱，脉细软。

**用法**：每日 1 剂，水煎 200mL，分 3 次服。

**方解**：方中沙参、麦冬、川贝母润肺止咳；陈皮、茯苓、白扁豆、神曲、鸡内金健脾消食化痰；白芍、五味子、甘草酸甘化阴，收敛肺气。全方补益肺脾、调理肺脾气机，达到减少哮喘发作的效果。

**加减**：肺脾气虚者，酌加党参、黄芪、炒白术；气阴两虚者，可加西洋参、太子参；表虚自汗者，加防风、浮小麦、煅牡蛎。

**临床应用**：对哮喘缓解期肺脾气阴两虚证效果较好，宜较长时间服药或制成膏方服用。

**典型病例**：

患儿，男，8 岁，2010 年 8 月 2 日初诊。

喘咳 3 天。夜喘重，伴咳嗽吐痰，鼻塞流涕，纳食可，二便正常。双肺听诊哮鸣音满布，舌质红，苔白稍厚，脉弦滑。其母诉说有哮喘病史 5 年，每年发作 10 余次，只要感冒就复发哮喘。中医诊断：哮喘发作期，痰热交阻、肺失宣肃证。治以清热宣肺，止咳平喘。用麻杏石甘汤合苏葶丸加味。

二诊：喘平咳止，仍鼻塞流涕，且经常喷嚏。听诊喘鸣音消失，望鼻孔黏膜充血水肿明显，舌质红，苔白。目前过敏性鼻炎症状明显，哮喘已平，肺脾不足，余热未尽，治以健脾补肺化痰，清热通窍，哮喘调理方加减：

| | | | |
|---|---|---|---|
| 沙参 10g | 百合 10g | 五味子 6g | 桑白皮 15g |
| 黄芩 10g | 陈皮 9g | 半夏 10g | 茯苓 15g |

浙贝母 10g　　　　防风 6g　　　　苍耳子 9g　　　　辛夷 6g

三诊：无明显不适，舌质红，苔白少。以哮喘调理方原方加西洋参 6g，2 天服 1 剂药，加减调理月余，哮喘告愈。至今已 2 年，即使发热咳嗽亦未再发作哮喘。

# 验方 4　清胃健脾汤

**组成：**忍冬藤、黄连、竹茹、茯苓、扁豆、薏苡仁、鸡内金、神曲。

**功能：**清胃健脾，和胃消食。

**主治：**小儿厌食之胃热脾虚证。患儿多过食肥甘厚味，胃热表现：舌苔中部厚腻或黄厚，恶心、胃脘胀满、手足心热、口中酸腐；脾虚表现：疲乏无力、面少光泽、大便时干时稀；舌质淡红，指纹淡滞。

**用法：**每日 1 剂，水煎 150mL，分 3 次服。

**方解：**孟教授认为本证病机是食积化热致胃热，脾运不及致脾虚，二者交互影响，形成胃热脾虚证。以忍冬藤入胃经而甘寒清热，以清胃经胃络之邪热，为君药。黄连、竹茹助忍冬藤清解胃热，又降逆止呕；茯苓、薏苡仁、扁豆健脾利湿益胃，固护中州，以滋气血生化之源皆为臣药。鸡内金、神曲消肉面食积而和胃为佐使。

**加减：**胃热重者，酌加连翘、知母；腹胀者，加陈皮、枳壳；任性哭闹者，加蝉蜕、郁金。

**临床应用：**目前此证临床非常多见，尤多见于城市儿童，运用本方效果良好。临床医生需要仔细观察舌质舌苔及其部位变化，以辨明胃热和脾虚孰轻孰重，药物和药量可随症加减增损。

典型病例：

患儿，男，2 岁 6 个月。2003 年 3 月 29 日初诊。

不思饮食 2 年。患儿 6 个月时因过多添加蛋黄等辅食出现吐泻、腹痛，此后便不思饮食、食量减少，家长恐其营养不良，随强喂虾仁、鱼肉等食物，反症状加重，曾服儿康宁、小儿消食片等无效。现食欲不振，甚则拒食，时有口臭及恶心，手足心热，面黄少泽，乏力懒动，大便时干时稀，小便调。查见舌淡红，苔黄中部厚腻，指纹紫滞在风关，形体微瘦。中医诊断：小儿厌食症，胃热脾虚证。治以清胃健脾化食，清胃健脾汤加减：

| | | | |
|---|---|---|---|
| 忍冬藤 9g | 连翘 6g | 竹茹 3g | 茯苓 12g |
| 扁豆 12g | 陈皮 6g | 砂仁 3g | 薏苡仁 12g |
| 鸡内金 6g | 神曲 9g | | |

上方根据症状调整药物共服用 12 剂，症状逐渐消失，疾病痊愈。随访 1 个月无复发，面色红润，体重增加。

# 验方5  补脾阴方

**组成**：太子参 10g，玉竹 10g，扁豆 10g，山药 15g，茯苓 15g，薏苡仁 15g，白芍 10g，甘草 3g，大枣 3 枚。

**功能**：补脾益气，甘淡养阴。

**主治**：厌食之脾阴虚证。症见食少纳呆，食后腹胀，手足烦热，口干不欲饮，大便时干时稀，舌质淡红少津，苔白少或地图舌，脉弦细。

**用法**：每日 1 剂，水煎 200mL，分 3 次服。

**方解**：孟教授认为太阴脾土居阴位，其阴液的分布位置较深。脾阴虚证病程较长，多见于素体脾虚、少食蔬菜水果、经常出现地图舌或吐泻日久的患儿，常伴不同程度的脾气虚及全身性虚弱现象，舌质红嫩无苔或苔少花剥是重要诊断依据。治宜甘淡平补，忌寒凉滋腻及芳香醒脾。故用太子参，味甘、苦，性温，入脾经，益气补脾，补而不滞，药力柔和，且有助消化增食之功；玉竹养阴润燥，生津止渴，二者合用气阴双补，共为君药。白扁豆、山药、茯苓甘淡，平补脾胃气阴；薏苡仁健脾利水渗湿，共为臣药。白芍、甘草酸甘化阴，为佐药。大枣补脾益气，调和诸药为使药。

**加减**：食欲不振者，可加炒麦芽、焦神曲、鸡内金。

**临床应用**：病程较长的厌食症，属脾阴虚证者。

**典型病例**：

患儿，女，5 岁，2013 年 8 月 8 日初诊。

患儿素体虚弱，1 年前患肠炎腹泻 1 个月余，此后饮食越来越差，曾自服一些健脾消食药物，未见效果。就诊时不欲饮食，口干不欲多饮，心烦腹胀，手心热，大便干，小便调。查体：面黄肌瘦，舌质淡红，少苔，边尖呈地图状，心肺未见明显异常。中医诊断：小儿厌食症，脾阴虚证。治法：补脾益气，甘淡养阴。以补脾阴方加减：

太子参 10g　　　玉竹 10g　　　扁豆 10g　　　山药 10g

茯苓 10g　　　生薏苡仁 12g　　白芍 6g　　　甘草 3g

大枣 3 枚

服 6 剂后，其母述说患儿可进食，心烦、腹胀减轻。上方加鸡内金、谷芽等各 6g，又服 6 剂告愈。

（整理者）

孙娟：主任医师，第三批全国老中医药专家孟宪兰学术经验继承人。

# 汪受传验方

## 【名医简介】

汪受传（1946—），男，江苏省东台人。南京中医药大学教授，主任医师，博士研究生导师。享受国务院政府特殊津贴。全国先进工作者，国家级教学名师，全国模范教师，全国名中医，全国老中医药专家学术经验继承工作指导老师。任世界中医药学会联合会儿科专业委员会会长，世界卫生组织传统医学国际疾病分类项目（WHO-ICD）专家组成员，全国中医药高等教育学会儿科教育研究会常务副理事长，全国中医临床诊疗指南制修订专家总指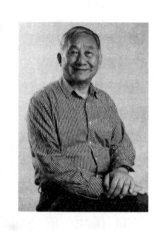导组副组长、儿科专家指导组组长，国家中医药管理局中医药重点学科建设专家委员会委员，国家中医药管理局研究型医院专家指导委员会委员，国家中医药标准化技术委员会委员，全国高等中医药院校中医儿科学专业规划教材专家编审委员会主任委员等职务。曾任国务院学位委员会第五、六届中医学重要学学科评议组成员，中华中医药学会第四、五届儿科分会主任委员，国家医师资格考试中医儿科学学科组组长等。

汪受传教授祖籍安徽省黄山市，1861年曾祖父金榜公避战乱迁居江苏省东台市安丰镇，汪受传教授就在苏北里下河地区的古镇长大。黄山市古称新安郡，宋元明清时期名医辈出，世人谓之新安医学，其中汪氏名医数十位。而汪受传教授的长辈中并无业医者，步入岐黄之道纯属偶然。1964年，他从安丰中学高中毕业，考入南京中医学院。1970年本科毕业后到江苏省响水县周集公社卫生院工作。1976年调至盐城地区纺织厂职工医院工作，1979年考为南京中医学院（现南京中医药大学）中医儿科学专业硕士研究生。1982 年研究生毕业后留校，1986 年起曾任南京中医药大学儿科教研室主任、附属医院儿科主任、中医儿科研究所所长，并担任南京中医大学中医儿科学科带头人、学术带头人至今。

汪受传教授从事中医儿科临床工作 50 余载，提出了一系列有创新性的学术观点，如"小儿肺炎从热郁痰瘀论治""哮喘分发作期、迁延期、缓解期三期论治""消风法治疗小儿过敏性疾病""运脾法治疗多种小儿脾胃病""胎怯从肾脾两虚论治""活用草、虫、石治疗癫痫"等，多项研究成果在中医儿科界推广应用。先后承担完成了国家级、部省级、厅局级科研课题 28 项，获得各级科研、教学奖励 38 项。发表学术论文 400 余篇。发表 SCI 论文 18 篇。主编、参编学术专著、教材 55 本，其中主编了不同专业、层次多版《中医儿科学》教材。培养博士、硕士研究生 113 名，弟子遍布海内外。

# 验方 1　黄芪桂枝五物汤加减

**组成：**炙黄芪 15g，川桂枝 4g，白芍 10g，生甘草 3g，地肤子 10g（包），豨莶草 10g，刺蒺藜 10g，广地龙 6g，瓜蒌皮 10g，黄芩 10g，虎杖 12g。

**功能：**益气固表，调和营卫。

**主治：**小儿瘾疹营卫不和证。症见躯干四肢时起风团，瘙痒明显，数小时后能够自行消退，食用鱼虾后易复作，纳食佳，大便干燥，小便调，夜寐偶有惊惕，皮肤瘙痒，起风团时甚，汗出正常，畏寒肢冷，平素易感冒。咽红，舌苔薄白，面颊唇红，脉弱。

**用法：**每日 1 剂，水煎 150mL，分 2～3 次服。1～2 周为一疗程。

**方解：**汪受传教授认为小儿瘾疹为气虚伏风，肺经郁热，食用异物诱发，治以益气祛风、清宣肺热。方中黄芪为君，大补脾肺之气，固表实卫，外可御邪，内可护营。桂枝既可发散风寒，又可温经通痹，助黄芪温阳强卫。黄芪得桂枝，则固表而不留邪；桂枝得黄芪，则散邪而不伤正，且使通脉温阳之力大增。芍药养血和血，益阴敛营，与桂枝相配，调和营卫，共为臣药。生甘草清热解毒，地肤子、豨莶草、刺蒺藜、广地龙祛风止痒，瓜蒌皮、黄芩、虎杖配伍清疏肺经郁热。诸药合用，标本兼治，收获良效。

**加减**：本方祛风散邪之力较弱，若风邪重而麻木者，可加防风；血行不畅而兼疼痛者，可加桃仁、红花、鸡血藤；日久不愈，邪深入络者，可加地龙、蕲蛇；肝肾不足者而筋骨痿软者，可加杜仲、牛膝；兼阳虚畏寒者，可加附子。

**临床应用**：本方对于气弱表虚、营卫不和所致的病证效果确切，均可加减使用；临床上本方加味治疗气虚伏风、肺经郁热的小儿瘾疹疗效较佳，也可用于风湿性关节炎、中风后遗症等病证。但本方药性偏温，血痹属热者不宜使用。

**典型病例**：

患儿，曹某，男，12岁。躯干四肢风团时作1个月。患儿近1个月来躯干、四肢时起风团，以后背和双肩为甚，瘙痒明显，数小时后能够自行消退，食用鱼虾后易复作，纳食佳，大便干燥，2～3日一行，小便调，夜寐偶有夜惊，皮肤瘙痒起风团时甚，汗出正常，畏寒肢冷，平素易感冒。咽红，舌苔薄白，面颊唇红，脉弱。心肺听诊阴性。中医诊断：瘾疹，气虚伏风、肺经郁热证。治以益气祛风、清宣肺热。处方如下：

| | | | |
|---|---|---|---|
| 炙黄芪 15g | 川桂枝 4g | 白芍 10g | 生甘草 3g |
| 地肤子 10g（包） | 豨莶草 10g | 刺蒺藜 10g | 广地龙 6g |
| 瓜蒌皮 10g | 黄芩 10g | 虎杖 12g | |

儿科临证肌肤麻木不仁相对较少，而皮疹、感觉异常者多见。本案例患儿因秉有异质，夙有伏风，又气虚营弱，营卫不和，卫外不固，感触异物，风邪乘虚而入，引动伏风，热郁肺经所致。上方服用14剂，并嘱患儿近几个月禁食鱼虾。患儿服用上药后，随诊1个月未见复发。

## 验方2  桂附地黄丸加减

**组成**：熟地黄10g，怀山药12g，山茱萸10g，茯苓10g，牡丹皮10g，肉桂3g，熟附子3g（先煎），细辛3g，辛夷6g（包煎），苍耳子6g，款冬花6g，蝉蜕6g。

**功能**：补肾温阳，消风宣窍。

**主治**：小儿鼻衄肾脏虚寒证。症见喷嚏时作，流清水鼻涕，畏寒，肢冷，形瘦，面色白，手脚冰凉，小便清长，遗精早泄，舌淡，脉沉迟或指纹淡红。

**用法：**每日 1 剂，水煎 150mL，分 2～3 次服。1～2 周为一疗程。

**方解：**汪受传教授认为小儿鼻鼽日久肾气亏虚，阳气不足，当以补肾温阳。本方熟地黄，味甘纯阴，主入肾经，长于滋阴补肾，填精益髓，为君药。山茱萸味酸，性温，主入肝经，滋补肝肾，秘涩精气；山药味甘，性平，主入脾经，"健脾补虚，涩精固肾"，补后天以充先天，同为臣药。茯苓淡渗脾湿，牡丹皮清泄相火，肉桂、附子温补命门真火。细辛、辛夷、苍耳子善通鼻窍，蝉蜕疏风散热，款冬花润肺止咳。诸药合用，共成温补肾气之效。

**加减：**阴虚火盛、骨蒸潮热者，加知母、黄柏以加强清热降火之功；阴虚阳亢、头晕目眩者，加石决明、龟甲以平肝潜阳；食欲不振腹胀者，加白术、陈皮等以防滞气碍脾。

**临床应用：**本方加减对于肾脏虚寒型病症均有功效，除了治疗小儿鼻鼽疗效较佳，临床上还可加减用于治疗慢性肾炎、糖尿病等疾病。但本方中熟地黄味厚滋腻，有碍脾运，故脾虚食少便溏者，不宜使用。

典型病例：

患儿，孔某，男，9 岁。过敏性鼻炎反复发作 4 年余。患儿自幼则反复易感，有"过敏性鼻炎"病史，合并有喘息性支气管炎，曾在当地医院诊断为"支气管哮喘"，予口服"顺尔宁"治疗后哮喘发作基本得到控制。平素打喷嚏，流鼻涕，喜揉鼻子。就诊时患儿无发热，咳嗽声作，鼻塞，晨起打喷嚏，流清涕，揉鼻，甚时诉头痛，寐时呼吸声重，清晨为甚，白天动则汗出，纳可，二便调。平素喉中有痰，咽痒，畏寒。查体：患儿形体偏瘦，面色萎黄，咽稍红，舌苔薄白，心肺听诊未见明显异常。中医诊断：鼻鼽。证属肾气亏虚，阳气不足，风束肺窍。治以补肾温阳，消风宣窍。

处方如下：

| | | | |
|---|---|---|---|
| 熟地黄 10g | 怀山药 12g | 山茱萸 10g | 茯苓 10g |
| 牡丹皮 10g | 肉桂 3g | 熟附片 3g（先煎） | 细辛 3g |
| 辛夷 6g（包煎） | 苍耳子 6g | 款冬花 6g | 蝉蜕 6g |

上方服药 2 周后，患儿流涕、喷嚏等症状明显减轻，夜间仍有鼻塞，呼吸粗、声重，晨起偶有喷嚏，活动后汗出，畏寒症状缓解，剧烈运动后有气急喘息。查体：咽红，舌苔薄黄腻，心肺听诊无异常。患儿治疗有效，治法同

前，原方去款冬花，加五味子 6g，虎杖 12g，板蓝根 12g，炙甘草 3g。14 剂，水煎服，每日 1 剂，早晚分服。

后患儿复诊，以六味地黄丸为主方，随症加减连服中药 3 个月，随访半年鼻衄未再发作，面色红润，体重较前增加，效果满意。

# 验方 3　菟丝子散加减

**组成：** 菟丝子 10g，巴戟天 10g，熟附片 5g（先煎），怀山药 12g，枸杞子 10g，覆盆子 10g，五味子 10g，补骨脂 10g，桑螵蛸 6g，乌药 3g，煨益智仁 10g。

**功能：** 温补肾阳，固涩膀胱。

**主治：** 小儿遗尿肾气不足证。症见寐中多遗，可达数次，小便清长，面白少华，神疲乏力，智力较同龄儿稍差，肢冷畏寒，舌质淡，苔白滑，脉沉无力。

**用法：** 每日 1 剂，水煎 150mL，分 2～3 次服。1～2 周为一疗程。

**方解：** 汪受传教授认为小儿遗尿多与膀胱和肾的功能失调有关，其中尤以肾气不足、膀胱虚寒为多见。本方菟丝子为君药，味辛、甘，性平，不温不燥，主入肾经，长于补肾益精。巴戟天、熟附片、补骨脂，皆味辛、甘，性温热，归肾经，温补肾阳。怀山药、覆盆子、煨益智仁，味甘，性温，入肾经暖肾温阳、固精缩尿。乌药味辛，性温，行气止痛、温肾散寒；枸杞味甘，性平，滋肾，平补肾经；五味子酸甘、桑螵蛸甘咸，共入肾经滋肾敛阴以缩小便。诸药合用，共奏温补肾阳、固涩膀胱之效。

**加减：** 伴有夜寐沉睡不易唤醒者，加炙麻黄以醒神；兼有郁热者酌加栀子、黄柏兼清里热；如有失眠、健忘、心悸者，可酌加酸枣仁。

**临床应用：** 本方加减适用于肾气不足之证，临床主要用于小儿习惯性遗尿、神经性尿频、肾功能减退、糖尿病等病。如下焦湿热之遗尿、尿频或失禁者，不宜应用本方。

**典型病例：**

患儿，章某，女，7 岁。遗尿 2 年余。患儿自幼遗尿，夜寐深，不易唤醒，夜尿较多，尿液全部遗出，曾口服中药调理半年，稍有改善，夜尿漏出后能自醒去排尿，但已停药数月。就诊时诉夜间仍有遗尿，尿液漏出少许后仍能自醒，平素易感，入睡后但头汗出，纳食欠佳，形体消瘦，夜寐尚安，大便调。近三四日少许咳嗽，有痰，伴少许流涕，无发热。1年前曾在当地医院查骶尾正位片示骶尾隐裂。查体：形体消瘦，面色少华，舌质淡，苔白滑，脉沉无力。中医诊断：遗尿，肾气亏虚证。治以补肾固涩。处方如下：

| | | | |
|---|---|---|---|
| 菟丝子 10g | 覆盆子 10g | 枸杞子 10g | 五味子 6g |
| 炙麻黄 3g | 巴戟天 10g | 熟附片 5g（先煎） | 补骨脂 10g |
| 桑螵蛸 6g | 焦建曲 12g | 炙鸡内金 5g | 乌药 3g |
| 煨益智仁 10g | 怀山药 12g | 焦山楂 12g | |

上方服药 2 周后，患儿夜寐时仍需家长唤醒后才能不遗尿，不会自醒去排尿，咳嗽、流涕等症状缓解，近 2 日夜间无遗尿，查体见咽红，舌苔黄厚腻，纳食欠佳，原方治疗有效，但湿热困脾，去滋腻之品，增清化湿热药。

后患儿再次复诊，症状减轻，继以随症加减连服中药 3 个月，随访遗尿未再发作，纳食好转，面色红润，形体增胖。

（整理者）

刘玉玲：医学学士，副主任医师，汪受传全国名老中医专家传承工作室学术继承人。

# 李宜瑞验方

## 【名医简介】

李宜瑞（1947—），女，广东省梅县人。教授，广东省首位中医儿科学博士研究生导师，第五批全国老中医药专家学术经验继承工作指导老师。1970年毕业于广州中医学院，曾任广州中医药大学一附属医院儿科副主任、第一临床医学院儿科教研室副主任，广东省中医药学会儿科专业委员会副主任委员，现任广东省中医药学会儿科专业和广东省中西医结合学会儿科专业委员会顾问，为本学科建设和人才培养做出重要贡献。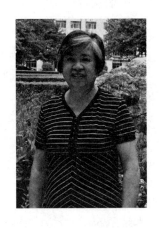

李宜瑞教授从事中医儿科学的医疗、教学、科研工作40多年，治学严谨，有系统扎实的专业理论知识和丰富的临床及教学经验，擅长儿童发育行为障碍（注意缺陷多动障碍、儿童抽动症、自闭症等）和小儿呼吸、消化系统疾病的专科诊疗。1998年曾受邀赴马来西亚讲学。主持国家自然科学基金项目"孔圣枕中丹改善SHR大鼠注意缺陷和冲动的多巴胺机制研究"等各级科研课题12项，率先在国内建立了检测注意缺陷多动障碍（ADHD）动物模型核心症状的实验设备，在动物模型上初步验证了中药复方制剂改善ADHD核心症状的作用，并研究了其对中枢多巴胺信号传导通路的影响，其成果在国内核心期刊发表，在同行中具有较高的声誉。获广州中医药大学科技进步奖二等奖1项、三等奖1项。公开发表论文50多篇，主编专著《儿童多动症临床治疗学》（修订版），副主编教材（《中西医结合儿科学》），参编《儿科医籍辑要丛书》、《现代中医治疗学》（再版）、《中医儿科学》、《中医急症学》、《黎炳南儿科经验集》、《儿科心鉴》等专著、教材及教学参考书 8 部。

长期担任中医学专业、中西医结合专业本科生及研究生的中医儿科学教学工作，教学效果优良，曾被评为大学优秀教师和学院受学生欢迎的任课教师。培养博士毕业生 6 名，硕士毕业生 8 名，全国老中医药专家学术继承人 2 名，广州市优秀中医临床人才研修生 1 名，院级杏林英才 1 名。

# 验方 1　复感宁方

**组成：** 五指毛桃 15g，茯苓 15g，太子参 15g，薏苡仁 12g，芒果核 12g，鸡内金 10g，人参叶 3g，甘草 3g。

**功能：** 健脾益气，补肺固本，化湿消滞。

**主治：** 反复呼吸道感染，非急性感染期之肺脾气虚夹湿夹滞证。症见反复外感，面色萎黄或苍白，消瘦或虚胖，神疲乏力，多汗，恶风，口淡不渴，食少纳呆，口气臭秽，或餐后腹胀，大便异常（溏稀、先硬后溏、溏硬不调、或夹食物残渣、气味酸腐）。咽喉轻微充血或者无充血，舌淡，舌体胖齿印，苔白厚或厚腻，脉细滑无力，指纹淡滞。

**用法：** 每日 1 剂，水煎 150mL，分 2～3 次服。2～4 周为一疗程。

**方解：** 李宜瑞教授认为反复呼吸道感染患儿多禀肺脾不足，若喂养不当或护理不周，形寒饮冷更伤肺脾，易食积内滞，痰湿内生。加之岭南地区气候炎热潮湿，居民嗜食冷饮，好饮凉茶，易戕伐脾胃；现代空调普及，冷空气从口鼻而入，常伤伐肺气，故肺脾气虚、夹湿夹滞为岭南地区小儿反复呼吸道感染非急性期的主要病机特点。方中五指毛桃味甘，性微温，归脾、肺经，功能补脾益气，祛痰平喘，健脾化湿，民间用以代黄芪使用，因产于南方，故有"南芪"之称，此药重用为君药。太子参，味甘、微苦，性平，归脾、肺经，功能补气生津，《本草再新》谓其"治气虚肺燥，补脾土，消水肿，化痰止渴"，《饮片新参》谓其"补脾肺元气，止汗，生津，定虚惊"；茯苓，味甘、淡，性平，归心、脾、肾经，功能健脾渗湿，以上两药共为臣药。薏苡仁，味甘、淡，性微寒，归脾、胃、肾经，功能健脾利湿，其微寒之性又能解湿食之邪内蕴化热；鸡内金，味甘、涩，性平，归脾、胃、小肠、膀胱经，功能健脾消食化积；芒果核，功能消滞化痰，行气止咳，以上三药共为佐药。人参叶味微甘、苦，性寒，归肺、胃经，《本草纲目拾遗》谓其"补中带表，生津润燥"；生甘草，味甘，性平，归脾、胃、肺、心经，功能清热解毒，化痰止咳，并调和诸药，为使药。综观全方，有健脾补肺、化湿消食之功，正切合岭南反复呼吸道感染儿的病因病机特点。

**加减：**化湿选用藿香、苏梗、佩兰；渗湿用薏苡仁、茯苓、白扁豆；燥湿化痰用陈皮、法半夏。化滞选用山楂、鸡内金、莱菔子；清胃肠积热常选用连翘、蒲公英。

**临床应用：**本方对于反复呼吸道感染非急性发作期之肺脾气虚、夹湿夹滞证均可加减使用。对芒果核过敏者，改用陈皮；人参叶适用于反复呼吸道感染迁延期余邪未清者，反复呼吸道感染恢复期可不用，或用糯稻根代之。上方对于反复呼吸道感染急性发作期及反复呼吸道非急性发作期之脾肾两虚证疗效不佳。

典型病例：

患儿，男，4岁4个月。反复呼吸道感染病史1年余。1年以来，患儿反复出现"感冒""急性支气管炎"，每于外感、季节交替或进食寒凉食物时咳嗽发作，每次咳嗽持续时间10天以上。就诊时症见偶咳，流清涕，时揉鼻，无鼻塞，无鼻鼾音，夜寐不安，纳少口臭，自汗盗汗，大便干结，气味臭秽，小便正常。舌质淡红，舌苔白厚，脉滑。咽部轻度充血，双肺听诊无异常。诊断：反复呼吸道感染非急性发作期，辨证属肺脾气虚夹滞证。治宜健脾益气，补肺固本，化湿消滞，予复感宁方加减。处方如下：

| | | | |
|---|---|---|---|
| 五指毛桃 15g | 太子参 12g | 白术 10g | 茯苓 12g |
| 陈皮 5g | 白扁豆 12g | 莱菔子 10g | 连翘 10g |
| 浮小麦 15g | 糯稻根 15g | 黑豆衣 15g | 甘草 3g |

10剂，每日1剂。

二诊：汗出明显减少，仅活动后出现，无咳嗽，口臭，纳可，夜寐可安，大便干，每日1～2次，味臭秽。咽不红。舌淡红，苔白厚。上方减黑豆衣，加鸡内金10g。10剂，每日1剂。

随访1年，患儿未再复发支气管炎，偶咳嗽，自行口服感冒中成药或不药而愈。

（整理者）

刘华：医学博士，主任医师，第五批全国老中医药专家李宜瑞学术经验继承人。

# 验方 2　益智宁方

**组成：**熟地黄 15g，龟甲 15g（先煎），生龙骨 15g（先煎），太子参 15g，茯苓 10g，石菖蒲 10g，远志 10g，女贞子 10g，白芍 10g，生甘草 4g。

**功能：**滋肾平肝，健脾养心，宁神益智。

**主治：**儿童多动症之肾阴亏虚，肝阳上亢，脾虚不运，心神不宁证。症见多动不宁，行为冲动，急躁易怒，注意力涣散，健忘，做事拖拉，厌食或偏食，大便不调，汗出较多，舌淡红或舌尖红，苔薄白或少，脉细。

**用法：**每日 1 剂，水煎 150mL，分 2 次服。8～12 周为一疗程。

**方解：**李宜瑞教授认为，阴阳失调和脏腑功能不足是儿童多动症的主要病机特点。肾阴不足，水不涵木，肝阳上亢，则多动冲动，急躁易怒；脾为后天之本，脾虚则生化乏源，心无所养，神明失守，故精神不专而健忘；而脾虚肝旺，又可加重多动与冲动症状。故治疗上当以滋肾平肝，健脾养心，宁神益智为法。方中熟地黄入肝、肾二经，滋肾益阴，填精充髓，安魂聪智。龟甲入肾、肝、心经，既能滋补肝肾之阴，又能养血补心安神；龙骨质重沉降，平肝潜阳之力较强，兼可镇惊安神。太子参补中益气，和胃生津；茯苓健脾渗湿，宁心安神。石菖蒲散肝舒脾，开窍宁神；远志开心气，通肾气，以达强志聪明之功。配以女贞子滋补肝肾，强阴养精；白芍敛阴柔肝，平抑肝阳；生甘草补中调和。诸药合用，肾阴得充，肝阳得潜，脾运得健，心神安宁，阴阳平和，而注意力涣散、多动、冲动等诸症自除。

**加减：**若口干咽燥、舌质红者，以生地黄易熟地黄，并可加麦冬以养阴润燥。急躁易怒甚者，可易龙骨以龙齿、珍珠母等以加强平肝潜阳、重镇安神之力。郁郁寡欢、善太息者，酌加合欢皮、郁金等行气解郁。夜寐不安或梦游梦呓者可加首乌藤、酸枣仁等以宁心安神。遗尿或汗多者，可加山茱萸肉、浮小麦固涩止汗。食少纳呆者，佐以鸡内金、谷麦芽等以健胃消食。

**临床应用：**本方对于儿童多动症表现为肾虚肝亢、心脾不足证者均可加减使用，但不适用于痰热扰心、心肝火炽等实证类型。

典型病例：

患儿，男，9岁。多动症病史3年余。

3年前患儿出现活动过多，难以安坐，多语，不遵守公共秩序等表现，家长未予特别注意。入学后被发现上课时注意力不集中，小动作多，经批评后也不能改正；作业拖拉，常不能按时完成，学习成绩下降；日常生活中丢三落四；易发脾气；胃纳欠佳，大便稍溏，夜寐尚安。舌淡红，苔薄白，脉细。咽无充血，心肺、腹部及神经系统查体均未见异常。中医诊断：儿童多动症，肾虚肝亢、心脾不足证。治宜滋肾平肝，健脾养心，宁神益智，予益智宁方加减。处方如下：

| | | | |
|---|---|---|---|
| 熟地黄 15g | 山萸肉 10g | 女贞子 10g | 龟甲 15g（先煎） |
| 石菖蒲 10g | 远志 10g | 浮小麦 20g | 生龙骨 15g（先煎） |
| 太子参 15g | 茯苓 15g | 白芍 10g | 鸡内金 10g |
| 生甘草 4g | | | |

14剂，每日1剂。

二诊：多动、注意力不集中较前改善，胃纳转佳，汗出减少，但近日因学习压力大，心情不佳，夜寐欠安，舌质偏红，苔薄白，脉细。上方去太子参、鸡内金、茯苓，加合欢皮10g，茯神15g，珍珠母15g（先煎），首乌藤12g。14剂，每日1剂。

其后仍以益智宁方加减治疗，半年后患儿诸症基本消除，上课注意力集中，学习成绩良好，并多次得到老师表扬。

（整理者）

陈晓刚：医学博士，主任医师，第五批全国老中医药专家李宜瑞学术经验继承人。

# 王素梅验方

## 【名医简介】

王素梅（1950—），女，辽宁省清源人。中共党员，教授，主任医师，博士研究生导师，北京市中医儿科诊疗中心主任。全国老中医药专家学术经验继承工作指导老师，北京市老中医药专家学术经验继承工作指导老师，北京市中医药传承"双百工程"指导老师。北京中医药薪火传承"3+3"工程建设刘弼臣名老中医研究室负责人，京津冀中医药协同发展刘弼臣名家研究室廊坊中医院传承推广基地负责人。曾任北京中医药大学东方医院儿科主任、教研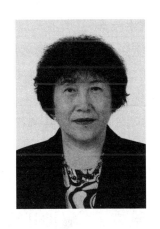室主任。兼任中华中医药学会儿科分会副主任委员，世界中医药学会联合会儿科专业委员会副会长，中国民族医药学会儿科分会副会长，中华中医药学会肺炎协同创新共同体副主席，中国优生科学协会儿童营养专业委员会委员，中国中西医结合学会儿科专业委员会委员，北京中西医结合学会儿科专业委员会副主任委员，北京中医药学会儿科专业委员会副主任委员，北京市中西医结合学会多动抽动医药研究联盟主任委员，国家自然科学基金评审专家，卫生系列高级职称评审委员，国家中医药管理局中医师资格认证中心命审题专家，北京市医疗事故技术鉴定专家组成员;《中国中西医结合儿科学》《中医儿科杂志》《北京中医药》编委，《中医杂志》《中华行为医学与脑科杂志》审稿专家。

王素梅教授毕业于上海第一医学院医学系（现复旦大学医学院），毕业后在北京中医药大学东直门医院儿科工作，参加脱产西医学习中医班，并先后在北京儿童医院儿内科专业、北京医科大学妇儿医院肾脏内科进修学习。继承开拓，锐意进取，中西合璧，医艺精进。

王素梅教授从事中西医结合儿科临床、教学、科研工作 40 余年，以中医药治疗小儿脑系及肾系疾病为主要业务研究方向，擅长治疗儿童行为精神障碍性疾病（包括儿童抽动障碍、注意缺陷多动障碍、自闭症等）及过敏性紫癜、肾病综合征、咳嗽、厌食、便秘、反复呼吸道感染等病证。参加国家"重大新药创制"项目、国家科技支撑计划 3 项，承担完成国家自然科学基金等课题 2 项、北京市自然科学基金课题 1 项、北京市科委课题 2 项。获中华中医药学会科学技术奖三等奖 1 项、中国中西医结合科学技术奖三等奖 1 项，北京中医药大学科技进步奖二等奖 2 项，发表论文 100 余篇。参编"十一五""十二五""十三五"国家规划教材《中医儿科学》，中医、中西医结合类住院医师规范化培训教材《中医儿科学》，全国高等中医药研究生教材《中医儿科学临床研究》，世界中医药核心课程教材《中医儿科学》《儿科疾病中医药临床研究技术要点》等教材。主编《小儿抽动障碍 – 中西医基础与临床》《儿童常见病治疗与用药实用手册》《刘弼臣教授临床经验传承》《国医大家刘弼臣学术经验集成》《中华医学百科全书儿科学分册》。国家发明专利 2 项。2014 年获国家中医药管理局批准成立王素梅名医工作室。

# 验方 1　醒神开智汤

**组成：** 熟地黄 10g，龟甲 10g，菟丝子 10g，制附子 8g，桂枝 5g，陈皮 6g，清半夏 3g，益智仁 20g，地龙 6g，胆南星 6g，石菖蒲 10g，丹参 6g，远志 10g。

**功能：** 补肾温阳，化痰通络。

**主治：** 自闭症属于脾肾阳虚，痰瘀闭窍证。症见社会交往障碍，语言发育障碍，兴趣范围狭窄，刻板重复的动作。此外，还表现有面色不华或晦暗，口鼻周及山根发青，喜独处，形体偏瘦，喉中痰声，手足不温，食欲不振，大便干或稀溏，舌淡苔白或白腻，脉滑或指纹淡红。

**用法：** 每日 1 剂，水煎 150mL，分 2 ～ 3 次服。12 周为一疗程。

**方解：** 王素梅教授认为自闭症患儿症状自幼而起，与先天不足，后天失养，精髓亏虚，脑窍失养，痰浊闭阻清窍，元神失用有关。本病病位在脑，其本在脾肾，为"脾肾不足、髓海失养，痰蒙神窍"所致。方中熟地黄，味甘，性微温，入肝、肾二经，滋阴补血；制附子味辛，性热，入心、肾、脾经，补火助阳，二者共为君药，补肾益髓。龟甲、菟丝子补肾填精，陈皮、清半夏、胆南星健脾燥湿化痰，共为臣药，既助君药补肾，又能增强健脾化痰之力。益智仁、远志、石菖蒲益智开窍。痰阻日久，气血不畅而成瘀，加地龙、丹参、桂枝活血通络。全方诸药相合，共奏补肾温阳、化痰通络之效。王教授特别强调，痰饮为阴邪，遇寒则聚，得温则行。肾为清阳之根，元阴元阳之府，元阳充盛，则暖脾温肺，温化痰饮，使清阳宣发，使诸窍自利。自闭症患儿面色晦暗，无明显热象时，当用附子、桂枝温脾肾之阳，在化痰追本溯源的同时，又加强"温化"力量，如阳光普照，则阴霾尽消。对于顽痰所致之久病怪病，此法提供了重要的治疗思路。

**加减：**表情呆滞，舌苔白厚腻者，加青礞石 10g；遗尿者，加芡实 10g，金樱子 10g；夜寐不宁，加酸枣仁 10g，夜交藤 15g；心烦易怒、脾气暴躁者，加龙胆 6g，石决明 10g，淡竹叶 6g；行动不定，坐卧不安者，加龙骨 10g，牡蛎 10g 摄纳浮阳，重镇安神。

**临床应用：**本方对于脾肾阳虚、痰瘀闭窍的自闭症和注意力缺陷多动综合征，均可加减使用。对早产、曾有缺血缺氧性脑病、精神发育迟缓或表现为表情呆滞、喉中痰声辘辘、面色晦暗患儿效果较好。

**典型病例：**

患儿，男，3 岁 6 个月。2012 年 12 月 23 日初诊。患儿从小不合群，与人交流差，2 岁时在儿童医院诊断为自闭症。发育落后，有癫痫病史，现能说七八字的短句，自言自语，语言重复，纳食较差。患儿系抱养儿，围生期病史不详。查体见精神可，简单问答对话，体瘦，面色不华，心肺未见明显异常，舌红苔白，脉细。中医诊断：语迟，脾肾两虚、痰瘀阻络证。治以健脾补肾温阳，化痰活血通络。予醒神开智汤加减。处方如下：

| | | | |
|---|---|---|---|
| 熟地黄 6g | 制附子 8g（先煎） | 陈皮 6g | 半夏 5g |
| 菟丝子 10g | 青礞石 10g（先煎） | 益智仁 10g | 地龙 6g |
| 胆南星 6g | 石菖蒲 10g | 丹参 6g | 远志 6g |
| 桂枝 5g | 龟甲 10g（先煎） | | |

上方服用 1 个月后，家长诉有改善，能较明确地回答问题，反应较前敏

捷，语言丰富，动作增多。纳食转佳，睡眠安稳，二便调。继续按照上述治则加减继续服用半年，能与家长对视，简单交流，围观小朋友活动，有自己喜欢的玩具。病情有明显好转。

（整理者）

郝宏文：医学博士，主任医师，第五批全国老中医药专家王素梅学术经验继承人。

# 验方2 健脾止动汤

**组成：** 太子参10g，白术10g，茯苓10g，半夏5g，陈皮6g，防风6g，川芎6g，钩藤10g，白芍10g，木瓜9g，伸筋草15g，谷精草10g，石菖蒲10g，山药10g，葛根10g。

**功能：** 健脾化痰，清肝息风。

**主治：** 儿童抽动症脾虚肝亢，风痰内扰证。症见眨眼，皱眉，喉发怪声，耸肩，腹部抽动，秽语不休；并常伴有烦躁易怒，冲动任性，注意力不集中等。

**用法：** 每日1剂，水煎150～300mL，分2次服。8～12周为一疗程。

**方解：** 王素梅教授认为儿童抽动症为"土虚木亢、风痰内扰"所致。病位在肝、脾，内联五脏脑窍，外达四肢经络。该方由六君子汤和泻青丸化裁而来，方中太子参味甘，性平，归肺、脾经，补益脾肺，益气生津，为君药。白术味甘，性温，归脾、胃经，健运脾气；茯苓味甘，性平，归心、肺、脾、肾经，健脾渗湿、宁心利浊，二药相须为用，辅助君药健脾益气，化痰去湿。陈皮、半夏性温，味辛、苦，归肺、脾经，舒畅气机，燥湿醒脾，脾阳健运而痰湿自去，气机宣畅而胀满可除，上四味共为臣药。防风味辛、甘，性温，归肝、脾、肺经，能搜风祛风；钩藤味甘，性凉，归肝、心包经，息风解痉；川芎性温，归肝、胆、心经，行气开郁，疏肝活血；白芍性寒，味甘、酸、微苦，归肝、脾经，养血敛阴，柔肝缓脾，四药相合，养肝血、柔肝气、益脾气。木瓜味酸，性温，归肝、脾经，舒筋活络；伸筋草味辛，性温，归肝、肾经，祛风通痹，强健筋骨，二药相合，理诸筋挛急，尤善祛湿。谷精草味辛，性平、微凉，归肝、肺经，外散头面之风，内疏肝肺之郁，对肺经郁热、肝经风热有宣通透达之效；石菖蒲味辛、苦，性温，归心、胃经，祛痰开窍、宁神益智，该药能通九窍，尤善解头面孔窍之闭塞，合谷精草载诸药上行，以解眉、眼、鼻、口之抽搐。山药味甘，性平，归肺、脾、肾经，益气养阴，补肾固精；葛根味甘，性凉，归肺、胃经，生津解肌，助阳解痉，二药相合，平补中阳，滋阴固本，补脾以缓肝急，固肾以抑肝亢，津气双生，则诸筋得养、诸脉得润，气顺血和，阴平阳秘。以上十味，共为佐使。全方重在补脾之本，解痉治标。脾气健，肝气柔，血气和，痰浊散，则抽动自止。

**加减：** 频繁眨眼者，加菊花10g，青葙子10g；喉中发声者，加青果10g，射干10g，玄参6g，蝉蜕10g；耸鼻者，加炒苍耳6g，辛夷10g，白芷10g；耸肩者，加桑枝10g；四肢抽动者，加乌梢蛇10g，全蝎5g，蜈蚣2g，地龙10g；腹部抽动者，重用白芍20g，木瓜15g，山药20g；秽语者，加黄连5g，知母8g，胆南星6g；注意力不集中者，加郁金10g，远志10g，益智仁15g；急躁易怒者，加龟甲15g，鸡血藤15g，牡丹皮10g，天麻10g；多动者，加络石藤10g，珍珠母15g，磁石10g。

**临床应用：** 本方对脾虚肝亢、风痰内扰的抽动症伴见注意力缺陷多动障碍、强迫障碍、轻微自闭症等心肝系疾病均可使用；合并遗尿及反复呼吸道感染者效果亦很明显；对于因链球菌感染致抽动症患儿，应积极配合抗链球菌感染治疗。对于智力低下、精神发育迟滞以及重症自闭症患儿，疗效较差。

典型病例：

患儿，男，8岁。2017年8月10日就诊。

患儿1年前无明显原因出现频繁眨眼、皱眉、甩头，时而喉发吭吭声，当地医院诊为"多发性抽动症"，予"硫必利"治疗。但病情时有反复，患儿家长因担心西药副作用自行停药2个月。刻下症见眨眼，甩头，喉中吭气声频作，四肢不自主抖动，偶有腹部抽动，性情急躁、敏感胆怯，大便偏干，舌红，苔薄黄，脉弦滑。患儿形体较胖，平素喜食油腻及零食。智力测试正常。中医诊断：抽动障碍，脾虚痰聚、肝火内扰证。治宜健脾化痰，清肝止痉。予健脾止动汤加减。处方如下：

| | | | |
|---|---|---|---|
| 太子参10g | 陈皮10g | 半夏5g | 茯苓10g |
| 白术10g | 防风10g | 木瓜9g | 川芎6g |

| 钩藤 10g | 石菖蒲 10g | 厚朴 6g | 伸筋草 15g |
| 菊花 10g | 谷精草 10g | 夏枯草 10g | 葛根 10g |

上方以健脾止动汤为基础方贯穿始终，前后调治半年余。根据症候变化，先后佐以祛风利咽、养血舒筋、清心定志、安神醒脑等方药。患儿眨眼、喉中发声明显减轻，四肢抽动、腹部抽动症状基本消失，性情平和，胆小改善。嘱平时少摄入油腻食物，丰富膳食，适当增加体育锻炼，避免情绪激动。继续巩固治疗半年，抽动症状基本缓解后停药。

（整理者）

汪道涵：医学博士，主治医师，王素梅名医工作室成员。

# 验方 3 疏风止嗽汤

**组成：** 紫菀 10g，百部 10g，桔梗 10g，白前 10g，荆芥 10g，防风 10g，陈皮 6g，仙鹤草 10g。

**功能：** 疏风宣肺，止咳化痰。

**主治：** 小儿新咳或久咳，证属风邪犯肺、肺失宣降。症见咳嗽，咯痰不爽，或微恶寒发热，舌淡红，苔薄白，脉浮缓。

**用法：** 每日 1 剂，水煎 150mL，分 2～3 次服。1 周为一疗程。

**方解：** 王素梅教授认为小儿咳嗽，无论新咳、久咳，若表证已去十之八九，唯余咳嗽，而寒热不显著者，均可使用本方。小儿咳嗽，余邪未尽，肺失宣降，应着重疏风宣肺，止咳化痰，调理肺脏功能，微加疏散之品，祛邪外出。方中紫菀、百部为君药，两药味甘、苦，均入肺经，其性温而不热，润而不腻，无论外感内伤、暴咳、久咳，寒热虚实，皆可用之。桔梗、白前为臣药，桔梗味苦、辛而性平，善于开宣肺气；白前味辛、苦，性微温，擅长降气化痰，两者相伍，一宣一降，恢复肺气的宣降功能，增强君药化痰止咳的效果。陈皮调中快膈，导滞消痰，利气和中，调理脾胃功能；荆芥辛散气香，微温不烈，药性和缓，表寒、表热皆可用之；防风味辛、甘、微温，为风药中的润剂，治风通用之品，散风湿，清头目，利咽喉。三药合用，共为佐药。仙鹤草味苦、涩，性平，归肺、肝、脾经，除收敛止血外，在本方中起到活血化瘀、补虚、解毒之功，药理研究有抗凝、抗菌等作用，是为使药。诸药配合，具有宣肺止咳、疏风散邪的功效。

**加减：** 伴有表寒显著者，加麻黄 3～6g，杏仁 6g，苏叶 10g；偏热者，加连翘 10g，青蒿 10g，黄芩 6g；痰多咳嗽不爽者，加半夏 6g，茯苓 10g，浙贝母 10g。

**临床应用：** 本方对于外感风寒，表证已减，唯余咳嗽；或咳嗽日久，寒热不显者均可加减使用。特别是对久咳、慢咳，咳嗽时间超过 1 个月，正气不虚、表证仍存者，效果较佳。但对于表证明显或咳嗽日久，阴津已伤者慎用。

典型病例：

患儿，女，5 岁。咳嗽 2 个月余。2 个月前患儿出现咳嗽，有痰，鼻塞，流清涕，无发热，无咽痛，自服小儿豉翘清热颗粒 4 天后诸症皆减，遂未予进一步治疗。后咳嗽持续，早晚及活动后加重，呈阵发性，痰少，偶有咳后呕吐胃内容物，无明显鼻塞，晨起少量清涕，曾于外院治疗，诊断"呼吸道感染"，口服阿奇霉素 3 天、小儿肺热咳喘口服液、小儿清热利肺口服液等未见明显缓解。患儿就诊时偶咳，痰少，轻鼻塞，少量清涕，体温正常，纳略差，眠可，大便偏干。查体：面色少华，咽淡红，双扁桃体 I 度，心肺听诊无异常。舌淡红，苔薄白，脉浮缓。查血常规、C 反应蛋白未见异常，肺炎支原体抗体阴性，胸部 X 线示两肺纹理略增重。西医诊断：慢性咳嗽。中医诊断：咳嗽，风邪犯肺、肺失宣降证。治宜疏风宣肺，止咳化痰。予疏风止嗽散加减。处方如下：

| | | | |
|---|---|---|---|
| 紫菀 10g | 百部 10g | 桔梗 10g | 白前 10g |
| 荆芥 10g | 防风 10g | 陈皮 6g | 仙鹤草 10g |
| 辛夷 10g | 炒苍耳子 3g | 路路通 10g | 焦山楂 10g |
| 焦槟榔 10g | | | |

上方根据症状不断调整服用 3 周，咳嗽基本缓解。

（整理者）

陈自佳：医学博士，副主任医师，北京中医药传承"双百工程"继承人。

## 验方4 消食润肠方

**组成：** 焦山楂 10g，稻芽 10g，炒莱菔子 10g，焦槟榔 10g，火麻仁 10g，郁李仁 10g，柏子仁 10g，肉苁蓉 6g，太子参 6g，白术 10g，生黄芪 10g，怀山药 10g，百合 10g，荷叶 6g。

**功能：** 消食导滞，健脾助运，润肠通便。

**主治：** 儿童便秘气阴不足，内有积滞证。症见大便数日 1 行，排出困难，呈羊粪状，粪质干燥，或有便血，纳少，面色不华，舌淡，苔白腻，脉滑。

**用法：** 每日 1 剂，水煎 150mL，分 2～3 次服。4 周为 1 疗程。

**方解：** 王素梅教授认为便秘一证，可因虚致实，亦可因实致虚，由于先天禀赋、饮食及疾病因素，累及小儿脾胃、肾及肠腑，酿生食、气、热诸积，或气、血、阴阳诸虚，气机升降失常，推动温煦无力，传导失司，致糟粕停积于内，发为便秘。故主张以通立法，采用行、消、润、补、升五法启魄通便，论治小儿便秘，创制消食润肠方。方中白术味苦、甘，性温，归脾、胃经，补气健脾；怀山药味甘，性平，归脾经，益气养阴补脾；炒莱菔子味辛、甘，性平，归脾、胃经，消食化积、降气；焦槟榔味辛、苦，性温，消积行气；四者共为君药，健脾助运，消食化积，行气导滞。火麻仁、郁李仁、柏子仁、肉苁蓉润燥滑肠，太子参、生黄芪益气养阴，稻芽、焦山楂健脾消食，共为臣药；百合润肺开源，启闭通便；荷叶以升助降而通便，上两药共为佐使药。诸药相合，脾健肠润，积化气行，糟粕自魄门而出。

**加减：** 伴有腹胀者，加大腹皮 10g，木香 6g；有呕吐者，加丁香 2g；若纳呆、苔腻，加藿香 10g，砂仁 3g。

**临床应用：** 本方对于病程较长，津液渐耗，肠腑失润，脾失健运，积滞内停的便秘可加减使用。对于确有燥热内结的便秘，则去掉太子参、白术、黄芪等补益之品，酌加大黄、厚朴、枳实攻下通腑，行气消积，中病即止。

典型病例：

患儿，男，4 岁。便秘半年。半年前患儿开始出现大便干燥，2～3 日 1 行，呈羊屎状，予清热泻火药口服后大便可暂时通畅，但很快反复。刻下症见大便干燥，2 日未行，腹胀，无发热及呕吐，自汗，纳可，舌红，苔白腻少津，脉弦滑。中医诊断：便秘，气阴不足、内有积滞证。治宜消食导滞，健脾助运，行气润肠。予消食润肠方加减。处方如下：

| | | | |
|---|---|---|---|
| 焦山楂 10g | 稻芽 10g | 炒莱菔子 6g | 焦槟榔 10g |
| 火麻仁 6g | 郁李仁 6g | 桃仁 6g | 当归 6g |
| 生地黄 6g | 大腹皮 6g | 胡黄连 3g | 防风 10g |
| 百合 10g | 荷叶 6g | | |

7 剂，颗粒剂，冲服，每日 1 剂。

二诊：药后患儿大便 2～3 日 1 行，呈粗条状，腹胀减轻，自汗，舌红，苔白腻，脉细。守前方加浮小麦 10g，煅牡蛎 10g，太子参 6g，7 剂冲服以解决多汗，津液足则肠润便畅。后根据症状不断调整上方，服药 4 周后，患儿大便 1～2 日 1 行，质地渐软，腹胀减轻。后应用运脾生津法巩固治疗。


（整理者）

卫利：医学博士，副主任医师，北京市第四批老中医药专家王素梅学术经验传承人。

# 徐荣谦验方

## 【名医简介】

徐荣谦（1950—），男，汉族，吉林省蛟河人。中共党员，教授，主任医师，博士研究生导师，全国老中医药专家学术继承工作指导老师，国家二级重点学科中医儿科学科带头人。曾任北京中医药大学东直门医院儿科主任，北京中医药大学东直门医院学位委员会委员，北京中医药大学学术委员会委员；兼任全国中医药高等教育学会儿科教育研究会理事长，中国中医药研究促进会综合儿科分会会长，中华中医药学会儿科分会副会长，国家中医药管理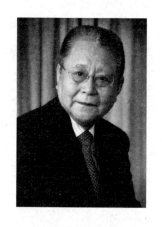局中医药传媒网学术专家委员会委员，国家中医药管理局中医师资格认证中心命题专家，中华医学会医疗事故技术鉴定专家库专家，世界中医药学会联合会儿科专业委员会副会长，世界中医药学会联合会亚健康专业委员会副会长，《北京中医药大学学报（临床版）》第四届编委会委员，《光明中医》杂志社第六届、第七届编委会副主任委员，《中国中西医结合儿科学》杂志副主编等多项职务。

徐荣谦教授出生于中医世家，幼承庭训，聆听教诲，诵读《药性四百味》等中医入门书籍，耳濡目染，开始了中医的启蒙。1966年至1968年随父徐绍恩学习中医，继承父亲《医宗金鉴》正统中医学派的衣钵。1974年考入北京中医药大学中医专业学习。1978年毕业后一直在北京中医药大学附属东直门医院儿科工作。1990年被选拔为全国首批500名老中医药专家刘弼臣教授的学术继承人，成为"臣字门学派"的第六代传人，师授医名"徐济臣"。2006

年被北京中医药大学"名医工程"选拔为"名医提升对象"，先后拜全国著名中医儿科名医王静安教授、第三届国医大师王烈教授、原中华中医药学会儿科分会会长张奇文教授为师学习。徐荣谦教授从医 40 余年，逐渐形成了以"少阳学说"为理论基础、突出从肺论治与从肝论治相结合、"五脏证治"与"六经辨证"相结合的临床医疗特色。擅长治疗小儿哮喘、过敏性鼻炎、腺样体肥大、抽动症、病毒性心肌炎、重症肌无力、生长发育迟缓等病证。担任北京市精品教材立项《中医儿科学》主编。发表论文 45 篇，主编著作 5 部，副主编著作 8 部，副总主编著作 1 部。

# 验方 1　加味温胆汤

**组成：** 陈皮 10g，半夏 15g，茯苓 10g，炙甘草 10g，枳实 3g，竹茹 10g，黄芩 10g，柴胡 10g，青礞石 10g，石菖蒲 10g，郁金 10g，天竺黄 10g，钩藤 10g，全蝎 3g。

**功能：** 理气化痰，平肝息风，豁痰通络。

**主治：** 儿童多发性抽动症胆郁痰扰证。症见眨眼、皱眉、噘嘴、摇头、仰颈、耸肩、踢脚，烦躁，注意力不集中；或伴鼻塞鼻痒，流涕，咽干咽痛，或泛吐痰涎。

**用法：** 每日 1 剂，水煎 150mL，分 2～3 次服。4 周为一疗程。

**方解：** 徐荣谦教授认为多发性抽动症的病机关键是"风动痰扰"。《素问·六节藏象论》言"凡十一脏取决于胆也"。若因小儿先天禀赋不足、饮食失调、情志不遂等因素导致胆气失舒，气郁生痰，痰浊内扰，胆气壅塞，失其宁谧。方中半夏味辛，性温，燥湿化痰，和胃止呕，为君药；臣以竹茹，取其甘而微寒，清热化痰，除烦止呕。半夏与竹茹相伍，一温一凉，化痰和胃，止呕除烦。陈皮味辛、苦，性温，理气行滞，燥湿化痰；枳实味辛、苦，性微寒，降气导滞，消痰除痞。陈皮与枳实相合，理气化痰之力增。佐以茯苓，健脾渗湿，以杜生痰之源，加入柴胡、黄芩清热以和解少阳、平抑肝风；钩藤镇肝息风；全蝎通络息风；石菖蒲、郁金、天竺黄清热，豁痰开窍；青礞石逐顽痰。诸药合用，达到内疏肝风、理气化痰，外通调肺气、豁痰通络的目的。

**临床应用：** 本方对于胆郁痰扰所致的多发性抽动症或抽动症伴多动症可

加减使用。特别是对烦躁、注意力不集中、泛吐痰涎者，效果较佳。

典型病例：

李某，男，9岁。2012年12月23日初诊。肢体不自主抽动半年。患儿6月因受到老师训斥后出现摇头、扭脖子症状，后逐渐加重。间断服静灵口服液、中药（具体不详）后无明显改善，症状呈加重趋势。现摇头、扭脖子、鼓肚子、耸肩，频率较大。平日胆小，不敢独处一室，上课时注意力欠集中，脾气暴躁，纳可，夜寐不安，二便调。既往无其他病史，无家族史。查体：形体偏瘦，面色青黄，鼻黏膜充血Ⅱ度，可见少量鼻痂，咽腔轻度充血，扁桃体不大，舌质红，苔薄白，心肺未见明显异常，脉弦滑。诊断：抽动障碍（TS综合征），过敏性鼻炎。证属胆郁痰扰、肝亢风动。治以加味温胆汤，处方如下：

| | | | |
|---|---|---|---|
| 半夏 6g | 陈皮 10g | 枳实 4g | 竹茹 4g |
| 茯苓 15g | 炙甘草 10g | 钩藤 20g | 酸枣仁 30g |
| 葳蕤仁 30g | 全蝎 6g | 牡蛎 30g | 磁石 30g |
| 白芍 30g | 黄连 10g | 天麻 10g | 蒲公英 30g |
| 辛夷 10g | | | |

14剂，水煎服。

二诊：患儿药后症减，抽动次数明显减少，胆小状况较前好转，上课时注意力较前集中，脾气转和，睡眠转好。此为气顺痰消，胆郁渐舒，胆气渐复，肝平心宁。效不更方，继守前法，上方减磁石、蒲公英、辛夷、黄连，加炒谷芽10g，炒稻芽10g，炒麦芽10g。继服14剂。

## 验方2　加味芎蝎散

**组成：** 川芎6g，全蝎5g，荜茇1g，细辛3g，半夏5g，白前5g，当归5g，桃仁5g。

**功能：** 祛风活血，化痰止咳。

**主治：** 小儿咳嗽变异性哮喘风痰阻肺、正虚邪实证。症见阵发、突发咳嗽，常伴有咽干咽痒、咽痒即咳，吸入凉气后咳嗽明显，受凉后出现咳嗽加重，有痰，伴鼻塞、流涕等过敏性鼻炎症状。

**用法：** 每日1剂，水煎150mL，分2～3次服，8周为1疗程。

**方解：**徐荣谦教授认为风、痰、瘀互结是儿童咳嗽变异性哮喘的基本病理机制。在临证时紧扣"风、痰、瘀互结致咳"的基本病理机制，抓住风、痰与瘀互结壅阻气道的基本病机，采用"祛风活血、化痰止咳"治法，亦所谓"治风先治血，血行风自灭；止咳先祛痰，痰祛咳自止"。方中川芎味辛，性温，祛风活血行气，为君药；全蝎味辛，性平，搜风通络以散肺风，为臣药；细辛味辛，性温，归心、肺、肾经，祛风，温肺化饮；荜茇、半夏温肺化痰；白前温肺降气，祛痰止咳；当归、桃仁奏活血化瘀之功。诸药配伍以达到"祛风活血、化痰止咳"的治疗目的，对儿童咳嗽变异性哮喘疗效显著。

**加减：**若咳嗽明显者，加百部、紫苏子、款冬花、炒杏仁等，加强止咳功效；若痉挛性咳嗽明显或伴喘息者，加白果、五味子、蛤蚧、沉香；若痰热壅盛明显者，加桑白皮、冬瓜子、枇杷叶、葶苈子、胆南星、天竺黄、瓜蒌、煅蛤壳、浙贝母或川贝母；若寒痰、水饮伏肺者，合小青龙汤、三子养亲汤等温肺化饮，也可适当使用小茴香、木香、花椒等辛温之药以达温肺化痰之功用。若病情迁延、日久不愈，胶痰、老痰蕴肺难消，加青礞石、大黄、黄芩、沉香而软坚清热、下气坠痰，也可加煅牡蛎、皂角刺等软坚化痰。若久病多瘀者，可加红花，加强活血化瘀通络之功效。若咽部红肿、扁桃体红肿明显者，治从少阳，加柴胡、黄芩、金银花、野菊花、蒲公英、地丁、天葵子、牛蒡子等，以清热解毒利咽。若伴慢性咽炎、咽后壁淋巴滤泡增生者，加木蝴蝶、蝉蜕清热利咽，或合五味消毒散加强清热解毒功效。若伴鼻炎，加辛夷、桔梗、荆芥、白芷通利鼻窍，重者可加蒲公英解毒散结。若扁桃体平素肿大或腺样体肥大、夜间打鼾，加猫爪草、蒲公英、莪术、醋三甲、土鳖虫、煅牡蛎软坚散结。

**临床应用：**风痰上扰、痰瘀互结的儿童咳嗽变异性哮喘可加减使用本方。特别是咳嗽反复发作、运动或受凉后出现咳嗽加重、有痰、伴鼻塞流涕症状者，使用本方效果较佳。

典型病例：

张某，男，4岁。2006年6月8日初诊。患者1年前出现咳嗽，反复发作，咳嗽多在夜半或清晨发作，有痰难咯出。其父亲有哮喘病史。患儿曾在多家医院就诊，诊断为"咳嗽变异性哮喘"，服用沙丁胺醇、布地奈德福莫特罗粉吸入剂等药治疗，病情无好转。刻下症见咳嗽，夜半或清晨发作，运动后加重，有痰难咯出，纳可，眠安，二便调。查体见口唇隐现青色，咽红，双扁桃体不大。双下肺呼吸音略粗，未闻及干、湿啰音。心腹未见明显异常。舌红、苔白，脉细弱。血常规：白细胞（WBC）$7.67×10^9$/L，中性粒细胞百分比（NEUT%）65%，淋巴细胞百分比（LYM%）25%。胸部 X 线示两肺及肺门未见异常，心脏外形不大。西医诊断：咳嗽变异性哮喘。证属肺风咳嗽。治以祛风清肺，宣肺止咳。处方以芎蝎散加减：

| | | | |
|---|---|---|---|
| 川芎 6g | 全蝎 5g | 细辛 1g | 莘荑 1g |
| 半夏 5g | 青礞石 30g | 白果 10g | 紫菀 10g |
| 紫石英 10g | 瓜蒌 15g | 木瓜 15g | 桑白皮 15g。 |

3 剂，水煎频服，每日 1 剂。

二诊：服上药后，患儿咳嗽减轻，痰少容易咳出。查体见咽略红，舌红、苔黄，脉滑。证属肺风渐去，痰浊减退。上方去紫菀、紫石英、木瓜，加芦根30g，紫苏子 10g，葶苈子 10g。5 剂水煎频服，每日 1 剂。

三诊：患儿咳嗽明显减轻，基本无痰。查：咽红，舌红、苔薄白，心肺未见明显异常，脉细略数。证属痰热未尽，肺阴未复。治以清肺养阴，清解余热。上方去紫苏子、葶苈子，加地骨皮 10g，射干 10g，当归 15g，麦冬 30g。继服 5 剂而愈。随访 1 个月，病情无反复。

# 验方3　加味小苦辛汤

**组成：** 麻黄 3～5g，杏仁 6～10g，细辛 1～3g，生石膏 15～30g，黄芩 15～30g，黄连 1～6g，干姜 1g，半夏 5～10g，炙甘草 10g。

**功能：** 辛开苦降，涤痰开闭。

**主治：** 适用于儿童闭塞性细支气管炎、痰热闭肺证。症见反复或持续咳喘哮鸣，运动后加重，咳痰质稠色黄，口干唇红，或发热面红，舌质红，苔薄黄或黄腻，脉滑数。病情严重者可伴有呼吸困难，甚者口唇发绀，烦躁不安等。

**用法：** 每日 1 剂，水煎服 200～300mL，分 3～4 次服，或少量多次频服。1 个月为一个疗程，患儿治疗不少于 3 个疗程。

**方解：** 徐荣谦教授认为小儿闭塞性细支气管炎属中医"肺胀"的范畴。

小儿正气内虚，肺气大损，气机不能正常宣肃，而致痰凝内伏于肺，成为本病之夙根。病位主要在肺，基本病机为正虚气郁。方中麻黄味辛、微苦，性温，为肺经专药，善开泄腠理而宣发阳气，具有发汗解表、宣肺平喘之功，《本草正义》中言"麻黄轻清上浮，专疏肺郁，宣泄气机，是为治感第一要药，虽曰解表，实为开肺，虽曰散寒，实为泄邪"，故麻黄为君药。杏仁味苦，性微温，归肺、大肠经，具有止咳平喘、润肠通便作用，与麻黄相配伍，一宣一降，可增宣降肺气、止咳平喘之功；半夏辛开散结除痞、温肺化痰；干姜辛散寒邪，温肺化饮；细辛辛温香燥，通达内外，外助麻黄解表宣肺，内能合干姜、半夏温散水饮，燥湿化痰。杏仁、干姜、半夏、细辛四味共助麻黄疏肺郁，宣气机，化痰平喘，是为臣药。生石膏辛甘大寒，用量大于麻黄，可使麻黄宣通肺气而不助热，且生石膏兼有透热生津之功效；黄芩、黄连味苦，性寒，清热燥湿，泻中上二焦之实热，且能兼制姜、夏辛燥助热。故生石膏、黄芩、黄连共为佐药。炙甘草可调和诸药，为使药。本方辛温苦降，寒热并用，宣降相施，共奏调畅气机，清热涤痰，止咳平喘，体现了"治痰贵在治气，气顺则痰饮自消；止咳先祛痰，痰祛咳自止"之意。

**加减：**咳喘重或急性发作期者，肺气不宣，肾气不纳，呼吸困难，呼多吸少时，加沉香末、白果；痰多色黄者，用法半夏，并加桑白皮、天竺黄、葶苈子、苏子；恶寒、鼻塞流涕者，去生石膏，加桂枝，减黄芩、黄连用量；痰多而便秘者，加全瓜蒌、大黄；高热气粗者，加寒水石、滑石；干咳无痰，或痰少而黏者，加生地黄、石斛、麦冬；咳喘胸痛，痛有定处，舌质黯或有瘀斑，唇口发绀者，加桃仁、红花、川芎、赤芍；久咳不已，痰多难化者，加青礞石、煅牡蛎。

**临床应用：**本方对于正气亏虚、痰热闭肺的闭塞性细支气管炎可加减使用。特别是反复咳嗽、气促，运动后加重甚至口唇发绀及呼吸困难者，效果较佳。

**典型病例：**

田某，男性，3岁。2011年3月12日初诊。反复咳嗽、气促7个月余。

患儿7个月前因发热、咳嗽、气促，活动受限，严重时伴面色、口唇发绀及呼吸困难，就诊于当地医院。胸部CT示两肺纹理增多、紊乱、模糊，可见弥漫性斑片状、条索状密度增高影，右肺为主，纵隔、肺门区内未见明显肿大结节影；心影不大，胸腔内未见明显胸腔积液征。诊断为肺部弥漫性病变，纤维化并肺部感染。予吸氧、抗生素及激素等治疗，出院后仍有咳嗽无痰，气促，活动后呼吸困难，来诊时干咳，活动后气促、呼吸困难，自觉乏力、短气，食欲不振，纳食较少，大便偏干，1～2日1行。查体神清，精神可，面色不华，目下及口周青黯，咽稍充血，双侧扁桃体Ⅰ度，听诊两肺呼吸音低，右肺为主，两肺可闻及湿啰音，舌红苔白稍腻，脉弦滑。中医诊断：肺炎喘嗽，证属痰热闭肺证。治以辛开苦降，清肺化痰，止咳平喘，活瘀通络。处方：加味小苦辛汤加减。

| | | | |
|---|---|---|---|
| 黄芩 15g | 黄连 2g | 干姜 1g | 半夏 15g |
| 桂枝 10g | 桃仁 10g | 白前 10g | 炙麻黄 3g |
| 黄芪 15g | 白术 10g | 鸡内金 20g | 炙甘草 10g |

共28剂，制成免煎颗粒，沸水冲服，每日1剂，分3次服。

随症加减治疗约1年，患者可以维持正常活动及运动而不喘，咳嗽基本消失。


（整理者）

李静：医学博士，主任医师，"臣字门学术流派"第七代传人，第四批全国老中医药专家徐荣谦学术经验继承人；

蔡江：医学硕士，副主任医师，"臣字门学术流派"第七代传人，第五批全国老中医药专家徐荣谦学术经验继承人。

# 郭振武验方

## 【名医简介】

郭振武（1951—），男，内蒙古自治区赤峰人。中共党员，国家二级教授，主任医师，博士研究生导师。辽宁中医大师，辽宁省名中医，第四、五批全国老中医药专家学术经验继承工作指导教师。国家临床重点专科（中医肺病专业）和国家中医药管理局中医肺病重点学科、重点专科学术带头人。曾任辽宁中医学院（现辽宁中医药大学）儿科教研室主任，辽宁中医学院附属医院儿科主任，全国中医小儿肺炎专病医疗中心主任，辽宁中医药大学附属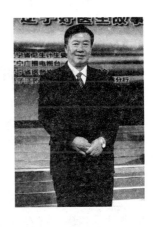第二医院院长；兼任世界中医药学会联合会儿科专业委员会常务理事，中华中医药学会理事，中华中医药学会肺系病分会常务理事，全国中医药高等教育研究会儿科教育研究会副主任委员，中华中医药学会儿科分会副会长，辽宁省中医药学会副会长，辽宁省中西医结合学会副会长，辽宁省中西医结合学会儿科分会副主任委员，辽宁省中医药学会儿科专业委员会主任委员，辽宁省老科学技术工作者协会中医药分会会长；《中华中医儿科》杂志编委，《中国中西医结合儿科学》杂志编委等多项职务。并被评选为沈阳市政协委员、"辽宁好医生"等，获沈阳市"五一劳动奖章"。

郭振武教授1974年毕业于辽宁中医学院中医医疗专业，先后就职于辽宁中医学院中医系及辽宁中医学院附属医院，曾受全国名老中医王文彦教授和著名中西医结合儿科专家姚晶莹教授的悉心指导。郭振武教授从事中医临床及科教工作近50年，在中医药防治儿科疾病、肺系疾病和疑难杂症方面取得了突出的成就，在支气管哮喘、慢性支气管炎、慢性阻塞性肺疾病、小儿肺炎等呼吸系统疾病诊治方面，见解独特，理论创新，开展了多项行之有效的特色疗法。主持创建了全国首个中医小儿肺炎专病治疗中心、国家临床重点专科（中医专业）、国家中医药管理局中医肺病重点学科、"十一五"国家中医药管理局重点专病（哮病）、"十二五"国家中医药管理局重点专科。主持参与了多项国家中医药行业科研专项项目、国家科技部"十一五"科技支撑计划、辽宁省医学重点专科建设项目、辽宁省科学技术计划项目、辽宁省自然科学基金项目等科研项目，并获多项科研成果和专利。主编参编了《健康特快：哮喘防治专列》《哮喘病诊疗学》《新编中医儿科学》《现代中医儿科学》等多部专著，同时参与制定和编写了《中医病证诊断疗效标准》和《中医临床诊疗术语》。

# 验方1　健脑止抽饮

**组成：** 天麻、钩藤、僵蚕、白芍、山茱萸、枸杞子、胆星、竹茹、黄连、徐长卿、川贝母、炒酸枣仁、莲子心、炒麦芽、炙甘草。

**功能：** 平肝止痉，补肾健脑。

**主治：** 儿童抽动障碍。症见头面部、颈部和肩部肌群以及上下肢或躯干肌群抽动障碍，或存在情绪不稳或易激惹、破坏行为和攻击性行为、睡眠障碍等异常状态。

**用法：** 每日1剂，水煎，分3次口服。4周为一疗程。

**方解：** 郭振武教授认为儿童抽动障碍病位在脑，实则由于先天禀赋不足，水不涵木而阴虚风动，后天饮食失节，脾虚生痰，而风痰鼓动所致。方中天麻，味甘，性平，归肝经，息风止痉；钩藤，味甘，性凉，归肝、心经，清热平肝；僵蚕，味咸、辛，性平，入肝、肺经，祛风化痰；三者合用息风止痉，化痰散结，清热平肝，祛风通络以缓风动之象。白芍，味苦、酸，性微寒，归肝、脾经，养血柔肝；山茱萸，味酸、涩，性微温，归肝、肾经，补益肝肾；枸杞子，味甘，性平，归肝、肾经，滋补肝肾；酸枣仁，味甘、酸，性平，归心、肝、胆经，养心益肝；莲子心，味苦，性寒，归心、肾经，清心安神；此五药合用养心安神，补益肝肾，收敛固涩以实先天之精。胆南星，味苦、辛，性凉，归肝、胆经，清热化痰；竹茹，味甘，性微寒，归肺、胃经，除烦止呕；川贝母，味苦、甘，性微寒，归肺、心经，化痰散结；黄连，味苦，性寒，归心、脾、胃、胆、大肠经，清热泻火；上述四种药物同用，功在清热化痰，健脾化湿，祛风解痉，以清中焦之痰火。诸药合用，平肝醒脾，补肾健脑，养后天以补先天，使阴平阳秘，虚实平衡，而诸症得消。

**加减：** 伴有痰多、烦躁易怒者，加石菖蒲、黄芩；伴有乏力、喉中作响、饮食不佳、大便稀溏者，加白术、陈皮、焦三仙、太子参。

**临床应用：** 本方对于儿童抽动障碍，包括短暂性抽动障碍、慢性运动或发声抽动障碍，或同时伴有注意缺陷、焦虑、抑郁情绪和强迫症状等的患者均可加减使用。

典型病例：

乔某，男，8岁，瞬目6个月。近来加重，伴皱鼻、摇头、秽语1周。患儿于6个月前无明显诱因出现瞬目，未及时治疗，后逐渐加重，曾于家附近医院就诊，诊为"抽动秽语综合征"，给予"静灵口服液"等药物，治疗1个月，瞬目症状偶有好转。未坚持治疗，近1周瞬目加重，并出现皱鼻、摇头、秽语，再次口服上述两种药物未见好转，故来诊。就诊时症见患儿摇头、瞬目，喉中有声，时有秽语，饮食及睡眠较差，舌质红，少苔，脉沉。中医诊断：抽动障碍，风胜则动、热扰心神证。法当镇肝息风，补肾健脑，清心安神。方拟健脑止抽饮加减。处方如下：

| | | | |
|---|---|---|---|
| 天麻10g | 钩藤10g | 僵蚕10g | 柴胡6g |
| 胆南星6g | 麻黄5g | 竹茹10g | 川贝母6g |
| 莲子心10g | 黄连6g | 酒黄芩10g | 山茱萸15g |
| 枸杞子15g | 炒麦芽15g | 炒酸枣仁10g | 炙甘草10g |

水煎服。日服1剂，每日3次。

同时配合耳穴压豆法每日坚持按压神门、心、肝、胆10次以上，以疼痛为好。

上方患儿服用7天后，症状明显缓解，抽动症状发作频率降低，程度明显减轻，但食欲欠佳，上方加砂仁10g，嘱患儿服药两周后复诊。

二诊：症状基本消失，偶有瞬目、清嗓，上方去黄连、柴胡，继服14剂。

三诊：患儿大便干，咽部不适，舌红、苔少。上方加玄参10g，麦冬

10g, 取 14 剂。服后随诊，各症状基本消失，令其继服 14 剂停药。随访 6 个月后患儿未再复发。

# 验方 2  宣肺抑肝汤

**组成**：麻黄、杏仁、甘草、川贝母、酒黄芩、天麻、钩藤、地龙、白芍、五味子。

**功能**：抑肝清热，宣肺平喘。

**主治**：咳嗽变异性哮喘，症见咳嗽突发骤止，反复发作，与"风邪"之善行而数变的发病特点相符，且多在午夜或黎明发作，多为厥阴所司之时。

**用法**：每日 1 剂，水煎 150mL，分 3 次口服。4 周为一疗程。

**方解**：《黄帝内经·咳论》说"五脏六腑皆令人咳，非独肺也"。郭振武教授认为本病虽病位在肺，但与肝的关系密切，诸多原因如肝郁化火、阴虚火旺等导致木火刑金，皆可使肺失宣降而咳嗽。风邪是引起本病的主要邪气，核心为风邪犯肺。小儿阳常有余，阴常不足，肝阴不足，肝阳偏旺，上犯于肺，终成本病。麻黄，味辛、微苦，性温，归肺、膀胱经，为肺经专药，善开腠理而宣发阳气，宣肺平喘；杏仁，味苦，性微温，归肺、大肠经，降利肺气，止咳平喘；甘草，味甘，性平，归心、肺、脾、胃经，祛痰止咳，调和诸药；川贝母，味苦、甘，性微寒，归肺、心经，润肺止咳；五味子，味酸、甘，性温，归肺、心、肾经，敛肺止咳；酒黄芩，味苦，性寒，归肺、胆、脾、胃、大肠、小肠经，清肺泻火止咳；上药合用，清宣肺气，祛痰泻火，畅达上焦之气郁，肃清中焦之痰浊。天麻，味甘，性平，归肝经，息风抑肝；钩藤，味甘，性凉，归肝、心包经，清热平肝；地龙，味咸，性寒，归肝、脾、膀胱经，息风平喘；白芍，味苦、酸，性微寒，归肝、脾经，平抑肝阳；上药合用，平抑肝阳，息风平喘，抑制风邪，使其不得犯肺，肺中伏痰得以肃清。

**加减**：外感有热者，加桑叶、金银花、桔梗；咳嗽声重，痰多清稀者，加茯苓、陈皮、半夏；有黄痰者，加知母、鱼腥草；剧咳连声、挛急不已者，加全蝎、僵蚕；口唇干红，舌红少苔，大便干燥者，加玄参、枸杞子、沙参、麦冬；少食纳呆者，加砂仁、鸡内金、焦三仙；鼻塞、时有喷嚏者，加辛夷、白芷、薄荷。

**临床应用：** 本方对于小儿咳嗽变异性哮喘患者均可加减使用。尤其适用于突然发作，咳喘剧烈，夜间尤甚，或伴有发热、咳痰重、鼻塞流涕以及大便秘结等症状者。

**典型病例：**

何某，男，4岁。咳嗽反复发作8个月，加重3天。患儿8个月前不慎着凉后出现咳嗽，呈阵发性，夜间及晨起咳甚，少痰，色黄，就诊于家附近诊所，给予抗感冒治疗，咳嗽症状略见好转。此后每因运动及遇到冷空气或异味刺激性后咳嗽加剧，治疗以支气管炎、肺内感染等对症治疗。反复应用抗生素和中西医止咳药，均获效甚微。既往曾患湿疹。3天前患儿热伤风后咳嗽加重来诊。现症见阵咳、午夜后咳嗽加重，少痰、色黄、无发热、易哭闹、脾气暴躁、饮食欠佳、夜寐欠安、二便尚调。舌红，苔薄黄，脉数。查体：咽赤，扁桃体Ⅱ度肿大，双肺听诊呼吸音粗，可闻及少许干啰音。支气管激发试验阳性。治予宣肺抑肝，清热定喘。用宣肺抑肝汤加减。处方如下：

| | | | |
|---|---|---|---|
| 桑叶 10g | 野菊花 15g | 金银花 15g | 麻黄 3g |
| 杏仁 3g | 芦根 20g | 知母 10g | 酒黄芩 10g |
| 白果 3g | 白前 10g | 焦山楂 20g | 炒神曲 20g |
| 炒麦芽 20g | 天麻 5g | 僵蚕 6g | 地龙 5g |
| 白芍 5g | 五味子 6g | 甘草 10g | |

7剂水煎服，日服1剂，每日3次。

**二诊：** 患儿咳嗽减轻，但打喷嚏、鼻流清涕，食少，加入辛夷3g，以开肺气，通鼻窍；加鸡内金15g，砂仁5g，以助脾健胃；金钱草10g，以清热祛湿化痰。

**三诊：** 患儿白天咳止，夜间仍偶有咳嗽，无黄痰，舌苔薄白，出现少气懒言、少动便溏的症状。郭老认为此乃病至后期，热邪耗气所致，故应减少清热去火的药物，加补益肺气之品。去野菊花、酒黄芩，加黄芪10g，太子参15g。

**四诊：** 患儿症状消失，郭老认为仍需巩固治疗，效不更方，继续服药24日后停药，随访6个月，未再复发。

# 验方3 还肤汤

**组成：**金银花、野菊花、蒲公英、地丁、金钱草、山萸肉、枸杞子、白芍、延胡索。

**功能：**清热解毒，行气化瘀，滋肾益阴。

**主治：**过敏性紫癜或紫癜性肾炎。症见皮下瘀点瘀斑，或伴镜下血尿、蛋白尿。

**用法：**每日1剂，水煎，分3次口服。4周为一疗程。

**方解：**金银花，味甘，性寒，归肺、心、胃经，清热解毒，疏散风热；野菊花，味苦、辛，性微寒，归肝、心、经，清热解毒；蒲公英，味苦、甘，性寒，归肝、胃经，清热解毒，消肿散结，利湿通淋；紫花地丁，味苦、辛，性微寒，归心、肝经，清热解毒，凉血消肿；金钱草，味甘、咸，性微寒，归肝、胆、肾、膀胱经，清热利湿，消肿通淋；上药合用清热解毒，利湿散结，清外感之邪热，驱内蕴之毒热。枸杞子，味甘，性平，归肝、肾经，滋补肝肾，益精明目；山茱萸，味酸、涩，性微温，归肝、肾经，补益肝肾，收敛固涩；二者合用滋补肝肾，益气生津，以充实津液之根。白芍，味苦、酸，性微寒，归肝、脾经，养血敛阴，柔肝止痛；延胡索，味辛、苦，性温，归心、肝、脾经，活血、行气、止痛；二者共用行气化瘀，引血归经。

**加减：**伴腰酸乏力者，加太子参、杜仲、菟丝子；汗出过多者，加黄芪、山药；纳食欠佳者，加焦三仙；伴五心烦热者，加莲子心。

**临床应用：**过敏性紫癜以及紫癜性肾炎均可根据证型症状加减使用。

典型病例：

沈某，男，7岁。双下肢皮下紫斑反复出现6个月，伴腰酸乏力。患者于6个月前双下肢出现皮肤紫斑，无痛无痒，呈对称性，就诊于中国医科大学附属盛京医院，检查尿常规：尿蛋白（++），潜血（+++）。诊断为"过敏性紫癜，紫癜肾炎"，给予对症治疗，应用激素治疗1个月后，皮肤紫癜消失。停用激素后双下肢皮下紫斑反复出现，反复应用激素治疗，皮下紫斑症状未见明显改善，近来出现腰酸乏力，肉眼血尿，为求系统中医药治疗来诊。现症见双下肢紫斑，形状大小不等，自觉腰酸乏力，血压90/60 mmHg，尿常规示镜下血尿，红细胞 73/Hp，尿蛋白（++）、潜血（+++），舌红，苔黄，脉沉。诊断：紫癜，证属气阴两虚，血热伤及脉络。法当清热解毒，滋阴补气。处方如下：

| | | | |
|---|---|---|---|
| 金银花 15g | 野菊花 10g | 蒲公英 15g | 地丁 15g |
| 白芍 10g | 延胡索 10g | 山萸肉 15g | 枸杞子 15g |
| 葛根 15g | 金钱草 15g | 丹参 10g | 延胡索 10g |
| 钩藤 10g | 夏枯草 15g | | |

7 剂水煎服，日服 1 剂，每日 3 次。

患者经过连续 3 个月的治疗后皮下紫斑未复发，蛋白尿、镜下血尿逐渐消失，本病虽为出血性疾病，但"离经之血皆谓瘀血"，故而郭老治疗本病时亦将活血化瘀之法贯穿始终，体现了郭老在治疗本病中清热、补虚与化瘀合用之奇功。

（整理者）

张雅凤：主任医师，教授，第四批全国老中医药专家郭振武学术经验继承人。

# 丁樱验方

## 【名医简介】

丁樱（1951—），女，江苏省南京人。河南中医药大学儿科研究所所长，河南中医药大学第一附属医院儿科医院原院长，二级终身教授，博士研究生导师，首批全国名中医，国家级教学名师，国家卫生健康委儿童用药专家委员会专家。任中国民族医药学会儿科分会会长，中华中医药学会儿科分会副主任委员，世界中医药学会联合会儿科专业委员会副会长，国家临床重点专科中医儿科协作组组长，河南省中医、中西医结合学会儿科专业委员会主委。享受国务院政府特殊津贴。

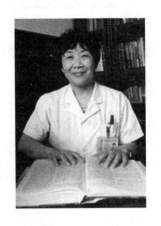

丁樱教授出身于知识分子家庭，1965年初中毕业以优异成绩考上省重点高中，后因多种原因转到卫校。1968年，卫校毕业被分配到林县河顺公社医院。1973年，以安阳地区第二名的成绩进入了河南中医学院中医系学习，成为"工农牌"大学生。毕业后，留在河南中医学院（现河南中医药大学）第一附属医院儿科从事中医临床工作。1999年，临危受命，接任儿科主任。针对专科专病建设、科研方向、人才培养等方面开始了"重新定位"，带领儿科走上了一条全新的发展之路，在不到10年的时间里，儿科发生了翻天覆地的变化。2004年河南中医药大学第一附属医院儿科成为全国第一个中医儿科医院（院中院），后升格为河南省中西医结合儿童医院、国家区域儿童诊疗中心。临床科研亦不忘传道授业，已培养硕士59名、博士10名，桃李芬芳。丁樱教授从事医学临床50年，致力于中医儿科疾病研究41年，在国内率先把雷公藤疗法应用于小儿肾脏病领域，提出雷公藤多甙临床儿科新剂量，围绕雷公藤开展了 5 个课题，其中主持国家"十一五""十二五"科技支撑重大项目课题 2 项、国家自然基金课题 1 项，涉及雷公藤研究获部省级奖励 2 项，发表论文 200 余篇。主编《中医儿科学》国际中医师资格考试教材、《中医儿科学》成人教育本科教材、《高等教育自学考试——中医儿科学》等 6 部，副主编及参编国家规划教材《中医儿科学》、中医中西医结合住院医师规范化培训教材《中医儿科学》、研究生教材《中医儿科学临床研究》等教材及专著近 20 部。

## 验方 1　丁氏三阳透解汤

**组成：** 柴胡 18g，葛根 15g，川芎 10g，黄芩 10g，白芍 10g，金银花 10g，连翘 10g，生石膏 30g，防风 6g，冬凌草 10g，青蒿 10g，甘草 6g。

**功能：** 疏风清热，表里兼治，透解三阳。

**主治：** 外感发热，证属风热未解、入里化热、三阳合病者。症见发热、汗出、恶风、口苦、咽干、目疼、鼻干、头痛、眼眶痛、咽干、口渴、便干、溲赤。

**用法：** 每日 1 剂，水煎 150mL，分 2～3 次服。5 天为一疗程。

**方解：** 丁樱教授认为，小儿多喜食肥甘裹腹，香燥充胃，积热于内，加之保暖过度，故多太阳、阳明、少阳皆热之三阳合病，故创丁氏三阳透解汤。本方即柴葛解肌汤去羌活、白芷、桔梗、生姜、大枣疏散太阳风寒之品，加金银花、连翘、防风、冬凌草疏清太阳风热之药。方中以葛根、柴胡为君。葛根味辛，性凉，辛能外透肌热，凉能内清郁热；柴胡味辛，性寒，既为"解肌要药"（《明医指掌》），且有疏畅气机之功，又可助葛根外透郁热。金银花、连翘气味芳香，助君药疏散风热；黄芩、石膏清泄里热，且生石膏用量为 30g（柴葛解肌汤原方为 12g），临床可用至 60g，正如国医大师张琪云："治疗急性热病，石膏须用生者，更须大剂量成效。"四药俱为臣药。其中葛根配石膏，清透阳明之邪热；柴胡配黄芩，透解少阳之邪热，丁樱教授认为二者配伍增强解肌退热力兼治三阳，并以治阳明为主。冬凌草解毒利咽；白芍敛阴养血，防止疏散太过而伤阴；防风一取其疏风解表之意，二取其"火郁发之"之意；川芎辛温升散，能"上行头目"，祛风止痛，为治头痛要药，无论风寒、风热等头痛均可用之，故李东垣言"头痛须用川芎"。上三味共为佐药。甘草调和诸药而为使药。诸药相配，共成疏风清热、表里兼治、透解三阳之剂。本方药少力专，药证相符，紧扣病机，故拈来即效。

**加减**：咽痛甚者，加山豆根、射干以解毒利咽；口渴者，加麦冬、天花粉养阴生津；心烦者，加栀子、淡豆豉清心除烦。

**临床应用**：本方用于外感发热，证属风热未解、入里化热、三阳合病者。

**典型病例**：

田某，男，14岁，2011年7月7日初诊。发热1周。

患儿1周前感受风热而致发热，体温在39℃左右，伴汗出、头痛、咽痛、口渴、咳嗽等症状，在当地医院求治无效，求诊于丁樱教授。时症见发热，汗出，偶咳，目疼，鼻干，头痛，眼眶痛，咽干痛，便干，溲赤。查体：体温39.1℃，无皮疹，咽红，扁桃体Ⅰ度肿大，心肺未见异常，肝脾无肿大，四肢关节无畸形，余无异常，舌质红，苔黄，脉浮而微洪。查血常规：白细胞$12.4×10^9$/L，中性粒细胞比例71%，淋巴细胞比例28%；尿常规、肝功能、肾功能、血沉、C反应蛋白、抗溶血性链球菌O检测均未见异常。西医诊断：上呼吸道感染。中医诊断：外感发热，证属风热未解、入里化热、三阳合病。治宜透解三阳。选方丁氏三阳透解汤。处方如下：

| | | | |
|---|---|---|---|
| 柴胡 18g | 葛根 30g | 川芎 15g | 生石膏 30g |
| 黄芩 15g | 白芍 15g | 连翘 15g | 金银花 30g |
| 防风 6g | 冬凌草 15g | 甘草 6g | |

4剂，水煎150mL，分2～3次服。

二诊（2011年7月11日）：患儿病情稳定，未再发热，头痛等诸症皆减。效不更方，上方3剂，继服。

三诊（2011年7月14日）：患儿体温稳定，诸症皆消。随访1周未见复发。

（整理者）

任献青：医学博士，主任医师，教授；

闫永彬：医学博士，主任医师。

## 验方2　五藤通络饮

**组成**：忍冬藤、络石藤、青风藤、海风藤、鸡血藤各 12g，甘草 3g。

**功能**：祛风除湿，清热活血，通经活络。

**主治**：小儿肾病、紫癜性肾炎等久病入络证。症见血尿、蛋白尿经久不消。

**用法**：每日 1 剂，水煎 150mL，分 2～3 次服用。4 周为一疗程。

**方解**：本方主治肾病迁延难愈、久病入络证。外感六淫、水湿、湿热及瘀血等病邪久居，气血不畅，络脉瘀滞，精微外泄，蛋白尿、血尿经久不消者。治宜祛风除湿，清热活血，通经活络。方中忍冬藤、络石藤，清热解毒，疏风通络；青风藤、海风藤，祛风除湿，通经活络；鸡血藤养血补血，活血通络；甘草调和诸药。诸药共奏祛风除湿，清热活血，通经活络之功。本方药物均为藤类药物，正如《本草便读》云："凡藤蔓之属，皆可通经入络。"藤蔓之属，缠绕蔓延，犹如网络，纵横交错，无所不至，为通络之佳品，用于肾病等久病入络证甚为契合。

**加减**：外感风热者，加金银花、牛蒡子；湿热内蕴者，加黄柏、车前草；血分热盛者，加水牛角、牡丹皮、紫草；脾肺气虚者，合四君子汤；脾肾阳虚者，合济生肾气丸或无比山药丸；气阴两虚者，合生脉饮；肝肾阴虚者，合六味地黄丸。

**临床应用**：本方对肾病综合征、过敏性紫癜性肾炎、IgA 肾病、狼疮性肾炎及乙型肝炎病毒相关性肾炎等肾脏疾病，伴反复蛋白尿、血尿，病程迁延，经久不愈者，及各种风湿性疾病关节疼痛者，均可加减使用。

**典型病例**：

患儿，赵某，男，5 岁。2012 年 5 月 8 日初诊。反复浮肿伴蛋白尿半年。

患儿半年前因全身浮肿、大量蛋白尿、低蛋白血症被诊断为"肾病综合征"，激素治疗敏感，但在激素减量过程中尿蛋白反复出现，泼尼松加量后尿蛋白可转阴。半月前患儿面部及颈部出现痤疮，部分可见脓点，局部热痛，1 周前尿蛋白定性（++），遂来就诊。刻下症见眼睑、双下肢轻度浮肿，小便色黄量少，泡沫多，肢体困重，面颈部皮肤可见痤疮脓疖，触之疼痛，口黏口苦，唇红，口渴，舌质暗，苔厚腻，脉滑。24 小时尿蛋白定量 1.29g。西医诊断：肾病综合征。中医诊断：水肿，湿热蕴结证。治宜清热利湿，解毒通络。方以自拟五藤通络饮合五味消毒饮加味。处方如下：

| | | | |
|---|---|---|---|
| 忍冬藤 15g | 络石藤 15g | 青风藤 10g | 海风藤 15g |
| 鸡血藤 15g | 金银花 10g | 蒲公英 10g | 野菊花 9g |
| 地丁 9g | 黄柏 6g | 车前草 10g | 甘草 6g |

7 剂，每日 1 剂，水煎 150mL，早晚分服。激素逐渐减量。

二诊（2012 年 5 月 15 日）。患儿痤疮疔肿明显减轻，已无痛感，小便量增色清，下肢浮肿渐消，尿蛋白（+），24 小时定量 0.65g。守上方加猫爪草 10g，生薏苡仁 15g。30 剂，每日 1 剂，水煎分两次服。

三诊（2012 年 6 月 14 日）：面颈部疔肿全消，诸症皆消，食欲、睡眠、二便正常，尿常规尿蛋白（－），24 小时尿蛋白定量 0.10g。守上方 30 剂，每日 1 剂，以资巩固。

半年后随访，病情稳定。

（整理者）

任献青：医学博士，主任医师，教授；

都修波：医学硕士，主任医师。

# 验方3  清热止血颗粒

**组成**：生地黄 15g，牡丹皮 10g，丹参 15g，墨旱莲 15g，赤芍 15g，三七粉 3g，小蓟 15g，茜草 15g，甘草 6g。

**功能**：清热养阴，活血化瘀，凉血止血。

**主治**：紫癜性肾炎之血尿属热属瘀者。

**用法**：每日 1 剂，水煎 150mL，早晚分服。

**方解**：丁樱教授认为过敏性紫癜、紫癜性肾炎的发病，内因主要为素体有热、血分伏热，外因多为感受风热、湿毒等外邪，或进食鱼虾、辛辣等燥热腥发动风之品。内因与外因相合，风热相搏，热入血分，扰动血脉，迫血妄行，血液溢于肌肤而发为肌衄；损伤肾络，血溢脉外，则见尿血；邪扰于中焦、阻滞关节则发为腹痛、呕吐、便血、关节疼痛；反复发作，气阴耗伤，使病情缠绵难愈，伤及脾肾，致脾不敛精，肾不固精，精微外泄，则发为尿浊、蛋白尿；血液溢于脉外，留而为瘀血，从而加重病情。方中生地黄，味甘，性寒，归心、肝、肾经，清热养阴、凉血止血为君。墨旱莲凉血止血，益阴补肾；牡丹皮、丹参清热凉血，活血散瘀，共为臣药。三七既可活血散瘀，又善止血，止血而不留瘀；小蓟凉血止血，清热散瘀；赤芍善走血分，清热凉血，活血散瘀；茜草既能凉血止血，又能化瘀止血，为血热夹瘀所致出血之要药，共为佐药。甘草既可清热解毒，又可益气补中，缓急止痛，调和诸药，为使药。诸药相合，共奏清热养阴、活血化瘀、凉血止血之功。

**加减：** 风热夹瘀者，加金银花、连翘以疏散风热；血热夹瘀者，加水牛角、紫草以清热凉血；阴虚夹瘀者，加知母、黄柏、黄精以滋阴清热；气阴两虚夹瘀者，加用黄芪、太子参、菟丝子、女贞子以益气养阴；紫癜反复者，加徐长卿、地肤子以祛皮肤游走之风；伴风热感冒者，合银翘散加减以疏风清热；伴风寒感冒者，合荆防败毒散加减以疏风散寒。

**临床应用：** 本方对于血热妄行、瘀阻肾络的紫癜性肾炎之血尿证均可加减应用。尤其是对于中医辨证属于热毒炽盛，迫血妄行，灼伤肾络，阴津受灼而虚，血溢脉外而瘀者更加适合。

**典型病例：**

患儿，陈某，男，10岁。2010年4月7日初诊。双下肢皮肤紫癜伴尿检异常3个月余。

患儿3个月前感冒后出现双下肢对称分布性紫癜，颜色鲜红，压之不褪色，伴腹痛，无浮肿、肉眼血尿。查尿常规：尿蛋白（++），尿潜血（++），红细胞（++），经外院对症治疗，紫癜量较前减少，但仍持续少量新出，间断腹部不适，尿检无好转。就诊时双下肢皮肤紫癜，量中等，色红，间断腹痛不适，纳可寐安，小便短赤，大便干，舌红绛有瘀点，苔少而干，脉细数。尿常规如前，24小时尿蛋白定量0.75g。诊断：紫癜性肾炎（血尿伴蛋白尿型），血热妄行、瘀阻肾络证。治宜清热解毒，凉血祛瘀。予清热止血颗粒加减。处方如下：

| | | | |
|---|---|---|---|
| 生地黄 30g | 牡丹皮 15g | 赤芍 12g | 当归 15g |
| 桃仁 15g | 川芎 15g | 丹参 15g | 徐长卿 30g |

乌梅 10g　　　　　地肤子 15g　　　水牛角颗粒 15g　甘草 10g

14 剂，日 1 剂，水煎，分 2 次服。

二诊（2010 年 8 月 31 日）：服上药后，患儿皮肤紫癜及腹痛症状消失，尿蛋白（+），潜血（++），红细胞（++）。效不更方，仅加白茅根 15g，14 剂，每日 1 剂，水煎，分 2 次服。

三诊（2010 年 9 月 15 日）：患儿皮肤紫癜未再出现，二便调，尿检正常。坚持服药近 2 个月，未再复发。

（整理者）

任献青：医学博士，主任医师，教授；

宋纯东：医学博士，主任医师。

# 虞坚尔验方

## 【名医简介】

虞坚尔（1952—），男，浙江省镇海人。中共党员，教授，主任医师，博士研究生导师，博士后合作导师。第五、第六批全国老中医学术经验继承工作导师，首批全国中医药传承博士后合作导师；虞坚尔全国名老中医药专家传承工作室、虞坚尔上海市名老中医学术经验研究工作室导师。现任上海中医药大学、上海市中医药研究院中医儿科研究所所长。曾任上海市中医医院院长，兼任世界中医药学会联合会儿科专业委员会副会长、全国中医药高等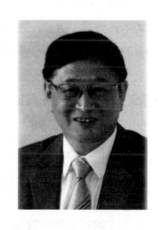教育学会儿科教学研究会理事会副理事长、上海市中医药学会副会长、上海市中西医结合学会副会长等职。并先后获得中华中医药学会首届"全国优秀中医医院院长"、"仁心医者·上海市杰出专科医师奖"提名奖、"中华中医药学会儿科发展突出贡献奖"等荣誉称号。

虞坚尔教授自1969年响应国家"上山下乡"号召，至黑龙江生产建设兵团虎林八五八农场工作。1971年经农场医训班培训后，他在农场职工医院担任医师，从事医疗工作；1978年2月，经全国统一考试进入上海中医学院（现上海中医药大学）学习，系统接受中医药理论教育并参加临床实践，1982年本科毕业并获医学学士学位；1984年考取上海中医学院硕士研究生，继承海派中医徐氏儿科传人、上海市名中医朱瑞群教授学术经验，于1987年毕业，获医学硕士学位。毕业后他就职于上海中医学院附属曙光医院，曾任儿科主任、松江分院院长等职务，2002年调往上海市中医医院任院长，其间曾兼任上海市中医文献馆馆长。2010年上海中医药大学、上海市中医药研究院中医儿科研究所成立，虞坚尔教授任中医儿科研究所所长。

虞坚尔教授从医40余年，以小儿肺系及脾系疾病为主攻方向，在长期的医、教、研工作中继承和发扬并重。擅长治疗哮喘、肺炎、反复呼吸道感染、厌食、腹痛等病证。对小儿复感感染期和缓解期分别提出和解法及补肾固表法治疗，对小儿哮喘病久迁延不愈者治以化痰祛瘀平喘法。承担国家卫生健康委临床重点专科，国家中医药管理局重点学科、重点专科，海派中医流派徐氏儿科学术经验传承基地建设项目；主持国家自然科学基金课题、国家中医药管理局课题、上海市科学技术委员会课题多项，获省部级科技奖多项。发表专业论文100余篇。主编"十二五"国家规划教材《中医儿科学》《中西医结合儿科学》《中西医结合儿科临床研究》等教材及专著10余部。

## 验方1　平喘方

**组成：** 炙麻黄6g，光杏仁9g，紫苏子9g，莱菔子9g，焙桃仁9g，广地龙9g，川椒目9g（打），炙甘草6g。

**功能：** 宣肺平喘，化痰祛瘀。

**主治：** 支气管哮喘，痰瘀互结证。症见咳嗽阵作，气喘痰鸣，鼻塞流涕。

**用法：** 每日1剂，水煎100mL，分2次服。4周为一疗程。

**方解：** 虞坚尔教授认为"痰瘀互结"是哮喘的基本病机，病位在肺，其本在肺、脾、肾，病机为"三脏不足，痰饮内伏，久病必瘀，痰瘀互结"。方中炙麻黄为君，宣肺平喘。苦杏仁、苏子、桃仁、莱菔子共为臣药，杏仁止咳平喘，宣肺润肠；苏子配伍莱菔子降气消痰定喘，利膈宽肠；桃仁活血祛瘀，润肠通便。且杏仁助麻黄宣肺，苏子助麻黄平喘，桃仁助麻黄祛瘀，使肺气宣降有司，痰、瘀之邪得化或从大肠而走。椒目、地龙共为佐药，椒目利水平喘，地龙通络平喘。炙甘草补脾益气，润肺止咳，调和诸药。故平喘方升降并用，使"痰""瘀"阴邪得化。

**加减：** 伴有发热者，加生石膏15g，黄芩9g，柴胡9g；咳甚者，加紫菀9g，款冬花9g，旋覆花9g；痰多者，加葶苈子9g，天竺子6g；喘促严重者，加白果3g，代赭石9g。

**临床应用：**本方对于支气管哮喘急性发作期均可加减使用。特别是对气喘痰鸣明显者，效果较佳。

**典型病例：**

患儿，男，7岁。咳嗽气促2日。

患儿咳喘频发3年余，平均每年发病6～7次，每次起病突然，症状顽固，需急诊静脉输液及雾化吸入数天方能缓解，但若饮食起居稍有不慎即复发。本次发病症见咳嗽阵作，喘促痰鸣，后半夜喘息尤剧，无发热，无吐泻。胃纳减少，二便尚调，夜寐易惊。追问病史，诉此次发病前一日因考试成绩欠佳遭其父责骂，致当晚夜寐欠安，次日晨起遂见咳喘。平素性格内向，较为敏感。舌质暗红、苔薄白腻，脉弦细。诊断：支气管哮喘（急性发作期），辨证属痰瘀阻肺，伴有气机不畅。治宜宣肺降气平喘，化痰祛瘀，佐以疏肝理气。予平喘方加减。处方如下：

| | | | |
|---|---|---|---|
| 炙麻黄 5g | 光杏仁 9g | 紫苏子 9g | 莱菔子 9g |
| 白芥子 5g | 酒黄芩 9g | 广地龙 9g | 川椒目 9g（打） |
| 辛夷花 5g | 炙百部 9g | 秦皮 9g | 云茯苓 12g |
| 炒白芍 9g | 柴胡 6g | 炒白术 9g | 当归身 9g |
| 炙甘草 3g | | | |

上方根据症状调整服用1周，患儿喘息痰鸣缓解，唯纳谷欠馨，夜寐欠安。证属木旺乘土，土不生金，肺脾两虚，痰饮留伏。予二陈汤方加味理气化痰善后1周而愈。

（整理者）

张新光：医学博士，副主任医师，传承博士后。

## 验方2　和解合剂

**组成：**广藿香9g，川厚朴6g，姜半夏9g，白茯苓9g，软柴胡6g，淡子芩9g，防风9g，太子参9g，荆芥9g，炙甘草6g。

**功能：**疏风祛湿，和解表里。

**主治：**暑热感冒夹湿。症见外感发热，汗出不解，伴有脘闷纳差等。

**用法**：每日 1 剂，水煎 100mL，分 2 次服。3 天～1 周为一疗程。

**方解**：和解合剂，又名疏解合剂、和解方，系虞教授治疗小儿外感的常用方剂，由藿朴夏苓汤合小柴胡汤化裁而来，方取"和解"与"和中"之意。以小柴胡汤为基础，加解表燥湿、和中化痰之藿香、厚朴、半夏、茯苓等，共奏和解之功。临证可根据发病时节及患儿证候表现不同，灵活化裁。尤其沪渎之地，常见暑热，高温天气易发暑热感冒之证。高温季节，腠理开泄，感受暑热之邪，火热蒸于内，正气趋于外，外实里必虚，加之暑热之邪最易耗气伤津，故暑热外感绝非单纯的阳证、热证、实证，而常伴有气虚、阴伤的证候，虚实夹杂，当以和解表里、清暑除湿以为治，后期辅益气养阴之剂以扶正。

**加减**：表证明显著者，可加荆芥穗 9g，防风 9g；热证明显者，加金银花 9g，板蓝根 12～15g；咳嗽气促者，加苏子 9g；咽痛明显者，加牛蒡子 9g；心烦口渴者，加芦根 9～15g，淡竹叶 6g。

**临床应用**：本方对暑期外感发热，夹痰或夹湿之证均可使用。特别是对暑热感冒夹湿困脾，证见汗出身热不解，脘闷纳差等，效果较好。

典型病例：

患儿于某，女，5 岁。因发热咳嗽 3 天伴食欲不振来诊。

3 天前因起居不慎，汗出当风而后发热，体温 38.3℃，伴咳嗽。曾求治西医效果不显。来诊时汗出身热不解，微恶风寒，咳嗽有痰，夜间频繁，咽痛，心烦口渴，脘闷食欲不振，大便黏腻，夜寐尚安。既往有复感病史 1 年余，平均每 1～2 个月感冒 1 次。

| | | | |
|---|---|---|---|
| 广藿香 9g | 川厚朴 6g | 姜半夏 6g | 云茯苓 9g |
| 柴胡 6g | 酒黄芩 6g | 太子参 6g | 荆芥穗 9g |
| 防风 9g | 芦根 9g | 淡竹叶 5g | 炙甘草 3g |
| 牛蒡子 9g | 焦山楂 9g | | |

药后 2 天热平，偶咳，涕清，汗多，纳增，便调，寐安。予二陈汤合玉屏风散加减 3 剂善后而愈。

（整理者）

薛征：医学博士，主任医师，虞坚尔名中医工作室负责人。

# 李安源验方

## 【名医简介】

李安源（1952—），男，山东省嘉祥人。主任医师，教授，山东大学、山东中医药大学博士研究生导师。第四批全国老中医药专家学术经验继承工作指导老师，国家重点专科学术带头人。齐鲁名医，山东名老中医。任第四届中华中医药学会理事，第四届山东中医药学会副会长，中华中医药学会儿科分会常务委员，世界中医药联合会儿科专业委员会常务理事，中国高等教育学会中医儿科教育研究会常务理事，山东中西医结合学会儿科专业委员会主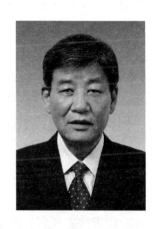
任委员，山东中医药学会儿科专业委员会主任委员等。指导博士及硕士研究生30余名。国家科技部及自然科学基金评审专家，主持国家及省部级课题8项，获山东省科技进步奖二、三等奖7项。发表科研论文80余篇，SCI论文20余篇。主编著作4部。获首届中国中西医结合贡献奖、山东省国医杰出贡献奖、山东省中医药贡献奖、山东省中医药工作三等功等多项奖励。

李安源教授系首届全国名老中医药专家王传吉教授的学术经验继承人，出徒考核获中医药管理局领导现场赞扬，作为"首届全国老中医药专家学术经验优秀继承人"参加了在人民大会堂召开的出师庆典大会。李教授擅长儿科常见病和疑难病的诊治，采用中医药治疗发热性疾病，呼吸、循环及消化系统常见病，抽动症及多种疑难杂症疗效显著，受到广大患者和社会好评。

# 验方 1  宁动颗粒（中药免煎颗粒）

**组成：**党参 10g，麦冬 10g，五味子 6g，钩藤 10g，天麻 6g，生龙骨 15g，生牡蛎 15g，地龙 6g，炒白芍 12g，甘草 5g。

**功能：**养心柔肝，息风宁动。

**主治：**儿童抽动症，儿童多动症。辨证属心肝亏虚，虚风内动证。主症见眨眼、弄鼻、努嘴头面部及四肢肌肉抽动，异常发声，清嗓，或有秽语，或伴有注意力不集中，小动作较多，烦躁易怒，大便秘结等。

**用法：**每日 1 剂，开水 150mL 溶化，分 2～3 次服用。

**方解：**李教授认为小儿多发性抽动症以心肝阴虚为本，虚风内动为标。《黄帝内经》云："心主身之血脉，肝主身之筋膜。"心主血，其华在面；肝藏血，主筋脉，其华在爪。心血不足，肝无所养，阴血不能滋养双目，则双目干涩，眨眼频繁。足厥阴肝经循喉咙、入颃颡，肝阴不足，颃颡失濡，则见喉中出声。心肝阴虚，引动肝风，风胜则动，善行数变，以头面症候居多，眨眼、弄鼻、努嘴、抬头、扭颈等。筋脉肌肉失养则见耸肩、四肢不自主抽动，心神失聪则时有秽语。在治疗上，李教授主张以养心柔肝法为主，佐以息风止痉，以求扶正祛邪、邪祛正安之妙。采用养心柔肝，息风宁动的原则。宁动颗粒以党参、麦冬、白芍为君，益阴养心、柔肝缓急；辅以龙骨、牡蛎镇惊安神，息风止痉；佐以地龙解痉利咽，化痰通瘀，与白芍、龙骨、牡蛎合用加强息风止痉之功；使以甘草以助养心之能，与白芍同行可缓解肌肉、筋脉挛急，与地龙共施可解痉利咽，并能调和诸药。诸药共奏养心柔肝、息风止痉之功。

**加减：**伴有注意力不集中、小动作较多者，加茯苓、远志宁神定志；烦躁易怒者，加栀子、淡豆豉清心除烦；大便秘结者，加柏子仁、全瓜蒌养心安神，润肠通便；食欲不振者，焦山楂、焦麦芽、焦六神曲等。

**临床应用：**抽动症是临床常见的疑难病症，病程较长，病因病机复杂，多数又伴有多动症或强迫症，临床应根据不同症候表现及其发病特点辨证论治，随症加减，方可收到较好的疗效。

典型病例：

患儿刘某，男，9岁。眨眼、清嗓、伴四肢抽动2年余。曾用氟哌啶醇、苯海索等治疗未见明显缓解，慕名求治。症见频繁眨眼、清嗓，四肢不自主抽动，心烦易怒，食欲减退，夜间汗多，睡眠欠安，时有秽语，健忘。舌质淡红，舌苔薄黄，脉弦细数。诊断：多发性抽动症。证属心肝亏虚，虚风内动。治以养心柔肝，息风止痉。拟方宁动颗粒：

| 天麻 10g | 钩藤 10g | 党参 10g | 麦冬 10g |
| 白芍 12g | 菊花 10g | 生龙骨 15g | 生牡蛎 15g |
| 焦三仙 6g | 甘草 6g | | |

开水 150mL 溶化，早晚分2次服用，每日1剂，连服14剂。

复诊：眨眼症状基本缓解、清嗓及四肢抽动的频率与幅度明显减轻，盗汗改善，纳食倍增。方既有效，当守原意，上方加减继服14剂，症状基本得到控制。仍用上方化裁，继服3个月以巩固疗效，随诊1年未见复发。

## 验方2　宁心颗粒（中药免煎颗粒）

**组成：**党参 9g，麦冬 10g，五味子 6g，黄芪 12g，当归 6g，丹参 9g，煅龙骨 15g，煅牡蛎 15g，板蓝根 12g，射干 6g，炙甘草 5g。

**功能：**益气养阴，解毒活血。

**主治：**小儿病毒性心肌炎。症见心悸，胸闷气短，或有胸痛，时常叹气，自汗或盗汗，神疲乏力，食欲减退，睡眠不安等，舌淡苔薄，脉细无力或结代。

**用法：**开水 150mL 溶化，分2～3次服用，每日1剂。

**方解：**小儿病毒性心肌炎的病因病机特点是气阴亏虚，热毒侵心，瘀血停聚。因小儿脏腑娇嫩，形气未充，正气不足，或病后失养，或失治误治，气阴亏虚，卫表不固，易感外邪，温热邪毒由表入里，侵及血府，留滞心脉，诸症逢生。正如《诸病源候论》云："心藏于神而主血脉，虚劳损伤血脉，致令心气不足，因为邪气所乘，则使惊而悸动不安。"同时又符合叶桂"温邪上受，首先犯肺，逆传心包"的病因病机理论。邪之所凑，其气必虚，热毒侵心，复损心气，耗灼心阴，正虚邪实。心气不足，则气短乏力；心血不足，难以上荣头面，则面色无华；血不养心，故心悸筑动、怔忡不安。气伤则运血无力，阴伤则血液亏虚，血行缓慢，涩而成瘀，可见心前区疼痛、胸闷、面色唇甲青紫、舌有瘀斑、脉涩等瘀血征象。治以益气养阴，解毒活血。宁心颗粒中黄芪、党参、麦冬、五味子扶正达邪，益气养阴为君；丹参、当归活血通脉，板蓝根、射干清热解毒共为臣；佐以煅龙骨、煅牡蛎镇静安神；使以甘草调和诸药，共奏益气养阴、解毒活血之功。药效学研究表明，宁心颗粒能够明显改善病毒性心肌炎患儿的症状、体征，减少期前收缩发生次数，并能降低异常升高的心肌酶指标，升高左心室射血分数，缩小患儿扩大的左室内径，具有改善左心功能的作用。

**加减：** 食欲减退者，加焦山楂 10g，焦麦芽 10g，焦六神曲 10g；口唇干燥、便秘者，加北沙参 10g，全瓜蒌 15g；大便稀溏者，加炒薏苡仁 12g。

**临床应用：** 小儿为稚阴稚阳之体，脏腑清灵，形气未充，易感外邪，小儿心肌炎多由外感发热重症，热入心营，毒瘀内侵，滞留心脉，气阴两伤。西医学多认为该病因感染病毒后损伤心肌所致。治疗上以益气养阴、解毒活血为主，采用生脉散益气养阴为主，并加用解毒活血的药物，辨证和辨病论治相结合，随症加减，将会取得较好的临床疗效。

**典型病例：**

汪某，女，9 岁半。半个月前高热 39℃ 4 天，伴有咽疼、咽腔后壁疱疹，在外院以"疱疹性咽峡炎"治疗 5 天后缓解。近 2 天胸闷不适，叹气，活动后心慌，面白少华，睡眠不安，大便干燥，舌淡苔少，脉细数。辅助检查心电图提示 ST 段轻度压低改变，同时伴有心律不齐。血肌钙蛋白和心肌酶升高。诊断：病毒性心肌炎，气阴两虚证。治以益气养阴，解毒活血。方以宁心颗粒加减：

| | | | |
|---|---|---|---|
| 党参 9g | 麦冬 10g | 北沙参 10 | 五味子 6g |
| 黄芪 12g | 当归 6g | 丹参 9g | 煅龙骨 12g |
| 煅牡蛎 12g | 板蓝根 12g | 射干 6g | 远志 9g |
| 炙甘草 5g | | | |

7 剂，开水冲服，每日 1 剂。同时服用辅酶 Q10、果糖二磷酸钠口服溶液（瑞安吉）治疗。

复诊：胸闷减缓，偶有叹气，稍有心悸，面色红润，仍有便秘，舌淡苔薄，脉细；上方去射干，加全瓜蒌 15g，川芎 6g，随症加减服用 20 剂后，临床症状消失，查心电图和心肌酶恢复正常。

（整理者）

李继君：医学博士，副主任医师；

赵林：医学博士，副主任医师。

# 董幼祺验方

## 【名医简介】

董幼祺（1953—），男，浙江省宁波人。中共党员，专业技术二级，主任医师，教授，研究生导师，享受国务院政府特殊津贴。为国家级非物质文化遗产董氏儿科第六代传承人，全国老中医药专家学术经验继承工作指导老师，浙江省名中医，全国及浙江省名老中医药专家传承工作室建设项目专家，上海"海派中医流派传承研究基地——董氏儿科"传承人。任国家（上海）儿童医学中心特聘教授，中华中医药学会儿科分会副主任委员，世界中医药学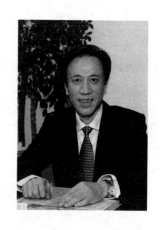会联合会儿科专业委员会顾问，《中华中医药杂志》（国家中医药一级杂志）编委，中国民族医药学会儿科分会专家委员会专家，中国中医药促进会小儿外治分会副主任委员、综合儿科分会顾问，中华中医药学会儿童肺炎联盟副主席，全国中医药高等教育学会儿科教育研究会常务理事，浙江省中医药学会常务理事、儿科分会副主任委员，宁波市非物质文化遗产保护协会会长，宁波市中医药学会副会长、儿科分会主任委员，宁波市医学会医师协会常务理事、儿科分会副主任委员等。

曾获得第四届中国医师奖，全国卫生系统先进工作者，浙江省卫生系统优秀共产党员，宁波市"甬城英才奖"，宁波市十大名医，宁波市有突出贡献奖专家，宁波市劳动模范等荣誉称号，第四至第七届（1982.7—1995.1）宁波市青年联合会副主席，浙江省青年联合会委员，宁波市第七至第十三届政协委员。

董幼祺教授从事中医儿科临床、教学和科研工作 40 余年，诊疗 100 余万人次。目前已主持和参与多项国家、省级课题，获中华中医药学会科学技术奖二、三等奖各 1 项，中华中医药学会学术著作奖二等奖 1 项，浙江省科学技术奖三等奖 1 项，宁波市科学技术奖二等奖 1 项，中国民族医药科技进步奖二等奖 1 项，国家中医药管理局推广 25 项中医临床适宜技术 1 项，中华中医药学会十大优秀论文奖 1 项，浙江省非物质文化遗产十佳百优图书奖 1 项，上海中西医结合科学技术奖二等奖 1 项，浙江省中医药科学技术奖二等奖 1 项，宁波市自然科学奖二等奖 1 项、三等奖 2 项等 12 项。主编 5 部，参编 15 部专业著作和 5 部国家"十二五""十三五"研究生、本科生规划教材。发表论文 60 余篇。培养带教全国老中医药专家学术经验继承人、临床医学中医师承专业研究生、上海中医药大学博士研究生、海外留学生、浙江中医药大学研究生及医院学科团队等。临床上在"推理论病，推理论治"思想指导下，治疗各种常见病和疑难杂症，尤其是对小儿发热、惊厥、急慢性支气管炎、哮喘、急慢性泄泻、急慢性胃炎、肠系膜淋巴结炎、厌食、抽动症、过敏性紫癜、癫痫、川崎病等更是有较高的疗效。

## 验方　固本防惊汤

**组成：**党参 6g，焦白术 10g，茯苓 10g，清甘草 3g，黄芪 12g，怀山药 10g，益智仁 10g，远志 10g，胆星 2.5g，白附子 5g，全蝎 1.2g，僵蚕 6g。

**功能：**健脾益气，息风宁心，祛痰通络。

**主治：**小儿发热惊厥易反复发作者。症见发热惊厥发时牙关紧闭，两目上窜，手足抽搐，感后病势稳定，平素易感，咳痰时作，面色欠华，纳谷一般。

**用法：**每日 1 剂，水煎 150mL，分 2～3 次服用，30 天为一个疗程。

**方解：**董幼祺教授认为小儿发热惊厥属于急惊风范畴，发作期以清热、豁痰、息风、镇惊为基本法则。但小儿 1 次发热惊厥以后，每遇感邪发热，惊厥又极易发作，主要是由于小儿"肝常有余""脾肺不足"，若反复触感外邪，引动内伏之痰，导致风痰相搏易于化火、生风而作惊厥。本方是在清代陈复正《幼幼集成》金粟丹（制胆星、明天麻、乳香、代赭石、全蝎、麝香、白附子、冰片）的基础上进一步优化而成。方中党参、焦白术、茯苓、清甘草健脾益气；黄芪、怀山药补中益气；白附子化痰止痉；胆星、僵蚕、全蝎化风痰，开壅结，息风止痉；远志、益智仁宁心安神。合而用之，起到了疏风除痰通络以治其标，健脾益卫以固其本的作用。用于小儿发热惊厥的防治，确有其独到之效。

**加减：** 发热未净者，加金银花 10g，连翘 10g；伴咳嗽者，加桑叶 10g，浙贝母 10g；若兼腹泻者，加炒川连 1.5g，木香 3g，炒山楂 10g。以上均当去党参、黄芪。

**临床应用：** 本方对反复发作的发热惊厥，脑电图正常或轻度异常者可加减使用，在外邪祛除之后服用为宜。特别是对平素易感，咳痰时作，面色欠华，纳谷一般者，效果较佳。

**典型病例：**

患儿，男，3 岁。反复发热惊厥 2 年余。

患儿自 8 个月时发热惊厥后，至今发热惊厥已有 3 次。惊厥时体温在 39～40℃，持续时间 1～6 分钟，发时牙关紧闭，两目上窜，手足抽搐，惊厥发作后曾 2 次做脑电图检查无明显异常。平素易感，1 周前因感邪发热，惊厥又发，现无发热，稍有咳嗽，纳谷一般，二便尚调，舌苔薄黄。中医诊断：发热惊厥，风痰阻络证。治宜疏风除痰通络。予固本防惊汤加减。处方如下：

| | | | |
|---|---|---|---|
| 焦白术 10g | 茯苓 10g | 清甘草 3g | 怀山药 10g |
| 益智仁 10g | 远志 10g | 胆星 2.5g | 全蝎 1.2g |
| 白附子 5g | 象贝 10g | 淡竹茹 6g | 僵蚕 6g |

上方根据症状不断调整服用 1 个月。随访 1 年，感冒次数减少，有热未再惊厥。

（整理者）

董继业：医学硕士，主治医师。全国名老中医药专家董幼祺工作室继承人。

# 宋明锁验方

## 【名医简介】

宋明锁（1954—），男，河南省林州市人。山西省名医，山西省中医院主任医师。硕士、博士研究生导师，第五批、第六批全国老中医药专家学术经验继承工作指导老师。中国中西医结合学会理事，山西中西医结合学会副理事长、秘书长，中国中西医结合学会儿科专业委员会原常务委员，中国中医药学会儿科专业委员会委员，山西省中医药学会儿科专业委员会主任委员。

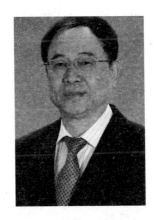

宋明锁15岁时参加工作，在山西省建安装公司上班。1974年国家有工农兵学员进校学习的机会时，宋明锁被单位推荐到山西中医学校学习。1976年宋明锁到太原市中医研究所工作，有幸师从郝玉明（1937—2000）学习中医内科，1982年又被单位指定为"山西小儿王"张刚（1907—1988）的学术继承人，从此专攻中医儿科临床。宋明锁40年如一日，在中医儿科领域辛勤耕耘，逐步形成了自己的学术特色。

宋明锁在学术上治外感重气分，治内伤重脾胃。强调小儿禀赋特点及脾胃功能强弱在发病和康复过程中起枢纽作用，在调理脾胃治疗小儿相关脏腑（系统）疾病的辨证规律方面体会深刻，见解独到。其自拟调脾八方（调脾益气汤、调脾养阴汤、调脾固肾汤、调脾和中汤、调脾散结汤、调脾泻心汤、调脾承气汤、香葛启钥饮等）在临床上治疗小儿杂病，疗效可靠，适用面广，学术价值突出。治法上，内治、外治各有特色。宋明锁在小儿疑难杂病的治疗方面经验丰富，用药疗效突出，深受患儿及家长的欢迎，年门诊量2万余人次。

其学术专著主要有《医苑英华》《甲子回眸》《宋明锁儿科临证汇讲》《宋明锁小儿脾胃病学》等，其中《宋明锁儿科临证汇讲》已经出了增订版，带来了良好的社会效益。

　　宋明锁认为医生是神圣的职业，他时常强调大夫面对的是患者，医者所做的一切均应是对生命的关怀与呵护；医者面对患者做的每一件事，所说的每一句话，都应该站在对方的立场易位思考。既然选择了医生这一职业，就应秉承"大医精诚"的精神，将自己全部的爱心体现于一生的医疗实践过程中。他是这样说的，更是这样做的。

# 验方1　银黄双解汤

　　**组成：**金银花 10g，黄芩 10g，连翘 10g，芦根 15g，薄荷 6g（后下），牡丹皮 10g，僵蚕 10g，蝉蜕 10g，大黄 6g，枳壳 6g，焦槟榔 10g，炒莱菔子 10g，甘草 3g。

　　**功能：**疏风清热，表里双解。

　　**主治：**鼻塞喷嚏，流涕发热，微恶风，汗出，咽痛充血明显，扁桃体肿大、充血，偶有咳嗽，口中气热，大便干。舌质红，苔黄或厚，脉浮数，或指纹紫滞。

　　**用法：**每日 1 剂，水煎 150mL，分 2～3 次服。

　　**方解：**本方以金银花、黄芩辛凉清解为君；芦根、连翘、薄荷疏散风热，三者共为臣药，增强金银花、黄芩辛凉清解之力；牡丹皮、僵蚕、蝉蜕、大黄，仿《伤寒瘟疫条辨》升降散散风清热、升清降浊之意。小儿脏腑稚嫩，去升降散中破血耗气之姜黄，加清热凉血之牡丹皮，使本方兼具截断扭转之意。小儿每以食滞后易外感，或外感多兼夹食滞，故以枳壳、焦槟榔、炒莱菔子等消积化滞之品佐之。甘草调和众药，使表里各有所主，有条不紊。

　　**加减：**体温在 38.0℃以上者，加生石膏；体温在 38.5℃以上者，加羚羊角粉（有抽搐惊厥史者提前使用）；舌苔厚腻者，加滑石、石菖蒲；外感暑湿者，加藿香、佩兰、滑石；咯痰不爽、咽部不清利者，加天竺黄；扁桃体化脓者，加赤芍、玄参、桔梗；音哑者，加木蝴蝶。

　　**临床应用：**本方对于普通小儿外感风热、暑热均可加减治疗。特别是外有表邪、内有饮食积滞的患儿疗效尤佳。

典型病例：

方某，男，4岁，2011年5月22日初诊。因鼻塞、流涕伴发热1天就诊，患儿近日在幼儿园排练节目，饮水减少，昨天出汗后吹风着凉，出现鼻塞、喷嚏、流涕，下午开始发热，家长给予口服"护彤"效不佳。刻下症见发热，体温38.7℃，鼻塞，流涕青黄相兼，口渴喜饮，咽干，咽红充血，扁桃体红肿Ⅰ度，偶咳，口中异味，纳呆，大便干。舌质红苔黄厚，脉浮数，指纹紫滞。中医诊断：风热感冒。病机为风热袭表，肺卫失宣，内有积滞。治以辛凉清解。方用银黄双解汤加减。处方如下：

| | | | |
|---|---|---|---|
| 生石膏 12g | 金银花 8g | 连翘 8g | 黄芩 8g |
| 芦根 12g | 薄荷 6g（后下） | 僵蚕 8g | 蝉蜕 6g |
| 焦槟榔 8g | 炒莱菔子 8g | 牡丹皮 8g | 枳壳 6g |
| 大黄 6g | 甘草 3g | | |

3剂，水煎服。

3日后复诊，服药后体温逐渐正常，鼻塞流涕止，鼻畅通，咽部微红，扁桃体不红肿，纳可，大便稀，每日2~3次。舌质红苔白微厚。给予院内制剂调脾和中颗粒加桔梗6g（免煎颗粒）以善其后。

（整理者）

王平：医学博士，副教授，第六批全国老中医药专家宋明锁学术经验继承人。

## 验方2 调脾和中汤

**组成：** 藿香3g，栀子10g，竹茹12g，苍术10g，陈皮6g，苏子10g，枳壳6g，胡黄连3g，佛手6g，桃仁10g，鸡内金10g，炒麦芽10g，炒谷芽10g，焦槟榔10g，茯苓10g，甘草3g。

**功能：** 运脾和中，清疳消积。

**主治：** 脾胃失调，虚中夹实。虚指脾胃运化失司、厌食消瘦、面色不华的整体（长期）状态；实指气滞血瘀、食积热腐化生痰浊，多表现为气池色青，口中气热，舌质红，苔白厚或白腻，脉弦或滑。

**用法**：每日1剂，水煎150mL，分2～3次服。

**方解**：选用藿香醒脾开胃，苍术、茯苓，运脾健脾、燥湿化湿；脾胃失调，多致食积郁久，蕴热酿湿，化生痰浊，故用胡黄连、栀子、竹茹清疳热、化痰浊；苏子、陈皮、佛手舒肝理气化痰，畅达气机；麦芽、谷芽、焦槟榔、鸡内金，磨积消痞，以助消化；桃仁、枳壳活血行气；甘草调和诸药。全方共奏醒脾降浊、化湿清热、理气消积、寓补于攻之效。长期服用，可使脾胃得健，痰湿得清，阴阳协调，后天得固。

**加减**：舌苔厚腻者，加天竺黄、石菖蒲；舌苔白色满布，但中央略欠而周边偏厚者，易苍术为白术；面色秽浊不净者，加薏苡仁；气池色青日久不散者，加䗪虫；慢性淋巴结肿大者，加浙贝母、夏枯草、牡蛎；眩晕明显者，加半夏、天麻，易苍术为白术；嗜食异物，或时诉腹痛，五心烦热者，用胡黄连；恶心干哕，口舌生疮，或烦躁哭闹者，易胡黄连为黄连；腹痛者，加木香、白芍；大便干结者，加大黄；遗尿者，加柴胡、升麻、郁金；有鞘膜积液者，加威灵仙、茯苓皮；兼见慢性尿路感染者，加白茅根、竹叶（或症状明显者用萹蓄、瞿麦）；脱肛者，加柴胡、升麻。

**临床应用**：本方是治疗儿科内伤杂病的常用和法方剂，它不仅仅局限于调理脾胃，除了腹痛、腹泻、厌食、呕恶、便秘、脱肛等脾胃疾病可用本方加减治疗外，反复呼吸道感染、咳嗽变异性哮喘、鼻后滴漏综合征、鼻炎、咽炎等肺系疾病，贫血、癫痫、夜啼、注意力缺陷多动症等心系疾病，新生儿黄疸、儿童抽动秽语综合征等肝系疾病，遗尿、水疝等肾系疾病，均可在本方的基础上加减治疗。

**典型病例**：

薛某，女，5岁。2017年11月1日初诊。患儿平素纳食不馨，每于吃饭时自觉恶心。近1周食欲明显下降，甚或拒食，腹软，眠卧不安，大便每日1行，舌质红，苔薄。中医诊断：厌食，脾失健运证。西医诊断：厌食症。治法：健脾和胃，醒脾消食。处方如下：

| | | | |
|---|---|---|---|
| 藿香 3g | 栀子 10g | 竹茹 12g | 苍术 10g |
| 茯苓 10g | 陈皮 6g | 苏子 10g | 枳壳 6g |
| 黄连 3g | 佛手 6g | 桃仁 10g | 鸡内金 10g |
| 炒麦芽 10g | 炒谷芽 10g | 焦槟榔 10g | 天竺黄 10g |

石菖蒲 6g　　　　香橼 6g　　　　薏苡仁 10g　　　甘草 3g

6 剂，免煎，水冲服，每日 1 剂。

二诊（2017 年 11 月 8 日）：药后纳食稍增，每于饭后腹部不适，今日伴见咳嗽初起，早晚有痰少量，咽后壁滤泡，鼻欠畅，打喷嚏，纳可，大便调，舌质红，苔薄白。方药：上方加杏仁 10g，僵蚕 10g，蝉蜕 6g。3 剂，水煎服，每日 1 剂。

三诊（2017 年 11 月 11 日）：咳嗽已愈，偶有咽部不利，食欲增加，精神好，大便通畅，每日 1 行。舌质红，苔白。11 月 1 日处方加橘络 6g。12 剂，水煎服，每日 1 剂。服 6 天，休息 1 日。药后随访，其病告愈。

（整理者）

赵怀舟：医学博士，主任医师，第五批全国老中医药专家宋明锁学术经验继承人。

# 验方 3　调脾承气汤

**组成：**藿香 3g，栀子 10g，生石膏 15g，黄连 6g，牡丹皮 10g，陈皮 10g，苏子 10g，枳壳 6g，焦山楂 10g，焦槟榔 10g，大黄 6g，甘草 3g。

**功能：**清脾泻热。

**主治：**不思乳食，嗳腐酸馊或呕吐食物、乳片，口中异味，脘腹胀满疼痛，烦躁啼哭，夜寐不安，手足心热，肚腹热甚，甚则发热，大便酸臭或秘结。舌质红，苔白厚或黄厚腻。

**用法：**每日 1 剂，水煎 150mL，分 2~3 次服。

**方解：**本证系内有积滞、郁而化热。方中栀子、石膏清脾泻热，黄连、牡丹皮凉血解毒，四药共除上焦之火热郁结，以治其标。槟榔、焦山楂消积磨脾，大黄、枳壳推荡积滞，四药共除中焦之食热郁结，以治其本。以上两组药物，标本兼治，为方之主辅。其方更兼枳壳理气宽中，苏子降气通便，陈皮行气止痛，藿香芳香醒脾，甘草调和诸药，为方之佐使。

**加减：**腹胀明显者，加木香；呕恶甚者，加生姜、竹茹、香橼；大便稀者，去大黄加茯苓、神曲；大便干结，去焦山楂，加炒莱菔子；大便秘结呈球状者，加玄明粉；舌苔厚腻明显者，加天竺黄、石菖蒲；睑板腺囊肿者，加菊花、赤芍、玳瑁。

**临床应用：** 本方对于脾胃积热所致的多种儿科疾病皆可加减应用。治疗小儿呕吐、便秘、黄疸等与脾胃系统密切相关的疾病；治疗脾胃积热引起的上呼吸道感染，比如咽炎、扁桃体炎、扁桃体化脓、食积咳嗽等；治疗湿疹、紫癜、风湿热，包括一些眼科疾病变如睑板腺囊肿、睑腺炎等均可运用此方加减。

**典型病例：**

吕某，男，4岁7个月。2012年8月18日初诊。发热1日。患儿2日前白天趁家长不注意进食一盒巧克力，晚餐食用烧烤，夜间体温渐高，用退热药四五个小时后，体温又起，持续至今，其间腋下体温峰值39.3℃。咽痛，纳呆，恶心干哕，鼻衄2次，血色鲜红，无喷嚏、流涕，不咳嗽，精神倦怠，大便干，2日未行。舌质红苔黄厚，脉滑数。既往有高热惊厥史。查体见咽喉充血，双侧扁桃体Ⅱ度红肿，布有黄白色脓苔。血常规示WBC $11×10^9$/L，中性粒细胞比例75%，淋巴细胞比例21%。中医诊断：乳蛾，脾胃积热、上攻喉核证。治以清脾泻热，解毒利咽。处方为调脾承气汤加减。处方如下：

| | | | |
|---|---|---|---|
| 藿香 3g | 栀子 8g | 生石膏 20g | 黄连 5g |
| 川军 6g | 枳壳 8g | 焦槟榔 8g | 炒莱菔子 8g |
| 牡丹皮 8g | 陈皮 8g | 赤芍 6g | 玄参 10g |
| 桔梗 6g | 蒲公英 10g | 甘草 3g | 羚羊角粉 0.9g（米汤送服） |

2剂，水煎服。

二诊（2012年8月20日）：体温于19日清晨正常，咽痛止，未鼻出血，纳食一般，大便每日2～3次，质稀。舌质红苔黄，脉滑。查咽部充血减轻，双侧扁桃体Ⅰ度红肿，可见少量白色脓点。上方减石膏10g，去羚羊角粉、蒲公英、玄参，继服3剂。

三诊（2012年8月23日）：患儿精神佳，纳可，咽利，扁桃体不红肿，无脓苔，大便每日2次。舌质红苔白微厚。给予调脾剂善后。

（整理者）

孟亚静：副主任医师，第六批全国老中医药专家宋明锁学术经验继承人。

# 验方 4　香葛启钥饮

**组成：** 藿香 3g，葛根 10g，苍术 10g，茯苓 10g，焦山楂 10g，炒麦芽 10g，白芍 10g，木香 10g，陈皮 10g，黄连 6g，甘草 3g。

**功能：** 运脾化湿，和中止泻。

**主治：** 小儿湿盛困脾泄泻。

**用法：** 每日 1 剂，水煎 150mL，本方需久煎，少量多次服用。

**方解：** 本病各种证型均有湿邪兼夹为患，祛湿法是治疗小儿泄泻的主要方法。故该方选藿香芳化湿浊，醒脾和中；葛根升发清阳，调脾止泻，共为君药。苍术辛行温燥，燥湿健脾；茯苓利水渗湿，健脾补中，二药加强君药运脾化湿之功。脾气来复，湿邪渐退，则泄泻自止。焦山楂消食化积，行气止痛，为消化肉食积滞之要药；炒麦芽消食健胃，治小儿乳食停滞，食后饱胀。湿滞气阻，中焦运行不畅，多有腹痛胀满，木香辛行苦降，善行大肠之滞气；黄连清热燥湿，善清中焦湿火郁结，二者合用取香连丸之清热燥湿、理气止痛之意。芍药、甘草合用可缓急止痛，又可酸甘化阴，防泻下伤津。陈皮开胃健脾，畅气和中。诸药佐助君臣以调脾和中，化湿止泻。本方选药谨慎，无一峻品，平和清灵，诸药合用共奏运脾化湿、和中止泻之功。此方灵巧之处在于紧紧抓住了小儿泄泻与脾胃和湿邪的关系，通过调理脾胃来化湿止泻。

**加减：** 伴不思饮食，大便酸馊，或如败卵者，属食积，重用焦山楂、炒麦芽；伴鼻塞流清涕，大便清稀多泡沫，兼外感风寒者，加苏叶、防风；伴发热，泻下急迫，肛门潮红灼痛，属湿热盛者，倍黄连，加黄芩、滑石；若食少神疲，乏力倦怠，食入即便，舌淡苔白，属脾虚甚者，去黄连，加党参、炒山药；若属久泻者，加乌梅、芡实；泻下滑脱不禁者，加罂粟壳、石榴皮；若兼腹胀呕恶明显者加砂仁。

**临床应用：** 本方是小儿腹泻的通用方，不同证型适当加减皆可施用。

**典型病例：**

刘某，男，1 岁 3 个月。2011 年 6 月 3 日初诊。大便稀日久加重 1 周。

患儿自幼大便不成形，每日行 1~3 次，1 岁断奶后大便时溏时泻，近 1 周因进食生冷，大便次数增加，食后即便，每日 3~4 次，质稀溏，夹有不消化食物残渣，精神尚可，食欲不振，腹胀，面色不华，喜卧欲抱。舌质淡苔白。中医诊断：泄泻，脾气亏虚、湿盛濡泻证。西医诊断：腹泻。治宜健脾化湿，和中止泻。予香葛启钥饮加减。处方如下：

| | | | |
|---|---|---|---|
| 藿香 6g | 苍术 6g | 党参 6g | 葛根 8g |
| 茯苓 8g | 焦山楂 8g | 炒麦芽 8g | 白芍 3g |
| 陈皮 3g | 木香 2g | 甘草 2g | |

6 剂，每日 1 剂，水煎服。

二诊（2011 年 6 月 10 日）：药后大便次数减少，每日 1~3 次，质转稠，仍夹有不消化食物，纳食有增。上方加炒山药 6g，继服 6 剂。

三诊（2011 年 6 月 16 日）：药后大便成形，每日 1~2 次，纳佳，精神好。停药，嘱忌食生冷防伤脾胃。

（整理者）

王小芸：医学博士，主任医师，第五批全国老中医药专家宋明锁学术经验继承人。

# 马融验方

## 【名医简介】

马融（1956—），男，山东省章丘人。中共党员，教授，主任医师，博士研究生导师，全国首位中医儿科学博士，享受国务院政府特殊津贴。卫生部有突出贡献中青年专家，全国老中医药专家学术经验继承工作指导老师，天津市政府授衔"中医小儿神经内科"专家。曾任天津中医药大学第一附属医院院长；现任国务院学位委员会学科评议组成员，全国博士后管理委员会评审专家，中华中医药学会常务理事，中华中医药学会儿科分会主任委员，中华中医药学会儿童肺炎联盟主席，世界中医药学会联合会儿科专业委员会副会长，国家卫生健康委员会儿童用药专家委员会副主任委员，中国中医药研究促进会医院管理专业委员会副主任委员，国家药典委员会委员，天津市中医药学会副会长，天津市医师协会副会长，天津市医院管理协会（现天津市医院协会）副会长等多项职务。并获"全国卫生系统职工职业道德建设标兵""全国卫生系统先进工作者""全国卫生行业先进个人""全国优秀医院院长""天津市五一劳动奖章先进个人""天津市第二届十佳医务工作者""天津市教学名师""天津市教学楷模"等荣誉称号。

马融教授出生于中医世家，五世业医儿科历100余年，曾誉满津门，有"马家儿科"之盛名。马融教授自幼酷爱医学，随父马新云教授，秉承家教，勤求古训，博采众长。1974年高中毕业后到河北省赵县北中马公社东王庄大队插队落户，并担任赤脚医生。1975年底到石家庄担任厂医，1977年恢复

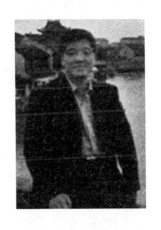

高考，马融教授作为首批考生考入河北新医大学（现河北医科大学）中医系，1984、1987 年又先后师从著名儿科专家李少川教授、江育仁教授，取得硕士及博士学位，成为首位中医儿科学博士。马融教授从事中医儿科医教研工作30 余年，以中医药防治小儿脑病及肺系疾病为主要方向，擅长诊治小儿癫痫、抽动症、多动症、反复呼吸道感染、肺炎等病证。承担国家重大新药创制、国家科技支撑计划、国家自然科学基金等课题 30 余项，获省部级一等奖 2 项、二三等奖 21 项，发表论文 200 余篇。主编"十一五""十二五""十三五"国家规划教材《中医儿科学》、中医中西医结合住院医师规范化培训教材《中医儿科学》、研究生教材《中医儿科学临床研究》、世界中医药核心课程教材《中医儿科学》《儿科疾病中医药临床研究技术要点》等教材及专著 30 部。

# 验方 1　益智宁神汤

**组成：**紫河车 10g，熟地黄 15g，石菖蒲 10g，远志 6g，泽泻 6g，黄连 6g。

**功能：**益肾填精，清心宁神。

**主治：**儿童多动症肾精亏虚，水不涵木证。症见多动不宁，注意力不集中，学习效率低，冲动任性，急躁易怒，难于自控，记忆力欠佳。

**用法：**每日 1 剂，水煎 150mL，分 2～3 次服。8 周为一疗程。

**方解：**马融教授认为儿童多动症为"髓海发育迟缓"，病位在脑，其本在肾，为"肾精亏虚，脑髓失养，阴阳失调"所致。方中紫河车，味甘、咸，性温，入肾经，养血益精；熟地黄，味甘，性微温，入肝、肾二经，滋阴补血。二者共为君药，益肾填精，生髓补脑，可以凝聚精神，增强注意力，提高认知功能和学习效率，以达治动之本。石菖蒲，味辛，性微温，入心、肝经，开窍豁痰、理气活血，治"健忘，心胸烦闷"；远志，味辛，性温，入心、肾二经，功可安神益智，解郁。上二药共为臣，宁心柔肝，开窍定志，以达治动之标。泽泻，味甘，性寒，入肾经，可佐诸药之辛温，并有引经入肾之用；黄连，味苦，性寒，入心、肝经，泻心肝之火热，以交通心肾，共为佐使药。诸药合用，共奏益肾、填精益智、宁心安神、柔肝清火之功，以其平衡阴阳，协调脏腑功能，使多动症患儿精气充足，脑神得养，情绪稳定，记忆力增强。

**加减：**伴有抽动症者，加天麻 10g，全蝎 6g，钩藤 15g；有遗尿者，加芡实 10g，补骨脂 10g，桑螵蛸 6g；夜寐不安，加酸枣仁 10g，夜交藤 15g，合欢花 10g；坐立不宁，心烦易怒者，加龙胆 6g，青黛 3g，莲子心 6g。

**临床应用：**本方对于肾精亏虚，肝火扰心的多动症及多动伴有抽动症均可加减使用。特别是对注意力不集中、学习中屡次犯同一错误、影响学习成绩者，效果较佳。但对于患儿智力低下、发育迟缓以及有自闭倾向者，疗效较差。

典型病例：

患儿，女，6 岁。2016 年 9 月就诊。注意力不集中 1 年。

1 年前老师反映患儿注意力不集中，小动作较多，丢三落四较同龄儿童明显严重，外院治疗无明显疗效。就诊时神清，注意力不集中，小动作不多，脾气急躁，任性，纳少，寐欠安，入睡困难，二便调，舌淡红，苔薄白，脉滑。查智力正常。SNAP–Ⅳ量表：对立违抗 0.78，注意力 1.78，多动 / 冲动 1.67，总分 1.72。诊断：注意力缺陷多动障碍（混合型），证属肾精亏虚、水不涵木。治宜益肾填精，清心宁神。予益智宁神汤加减。处方如下：

| 紫河车 9g | 熟地黄 15g | 石菖蒲 15g | 远志 6g |
| 泽泻 10g | 黄连 6g | 生麻黄 5g | 酸枣仁 10g |
| 煅磁石 15g（先煎） | 生龙骨 15g（先煎） | | 生牡蛎 15g（先煎） |

上方根据症状不断调整服用 3 个月，老师反映患儿注意力较前明显集中，学习成绩有所提高，复查 SNAP–Ⅳ量表：对立违抗 0.625，注意力 1.10，多动 / 冲动 1.20，总分 1.28。

（整理者）

张喜莲：医学博士，博士后，主任医师，第五批全国老中医药专家学术继承人，全国名老中医药专家马融教授传承工作室负责人。

## 验方 2　天麻钩藤饮

**组成：**天麻 15g，钩藤 10g，生石决明 10g（先煎），桑叶 10g，菊花 10g，青葙子 10g，辛夷 10g，金果榄 6g，制白附子 10g（先煎），全蝎 3g，生龙骨 15g（先煎），片姜黄 10g，佛手 10g，玫瑰花 10g，玄参 10g，胖大海 10g。

**功能：**平肝息风，利咽镇痉。

**主治：**儿童抽动障碍肝亢风动证。症见眨眼，咧嘴，皱鼻，扭脖子，咽喉发异声等。

**用法：**每日 1 剂，水煎 150～300mL，分 2～3 次服。4 周为一疗程。

**方解：**马融教授认为小儿抽动障碍主要病位在肝，常累及肺、脾、心、肾等其他脏腑。病因皆是"风邪"为患，病机属性为本虚标实证，以偏实为主。方中以天麻、钩藤、石决明、生龙骨、制白附子、全蝎平肝潜阳，息风镇痉，为君药；桑叶、菊花、青葙子、辛夷疏散外风，清利头目，为臣药；金果榄、玄参、胖大海利咽润喉；片姜黄、佛手、玫瑰花梳理气机，均为佐使药。诸药合用，使肝阳得潜，肝肺风邪得息，气机得以疏利，诸症得解。

**加减：**伴有多动症者，加紫河车 3～6g，石菖蒲 10g；急躁易怒者，加夏枯草 6g，郁金 10g，龙胆 6g；喊叫声高，加山豆根 6g，牛蒡子 10g，射干 10g；眨眼频繁，加蝉蜕 10g；摇头、扭脖子，加葛根 15～30g，鸡血藤 10g，伸筋草 10g。

**临床应用：**马融教授常应用天麻钩藤饮加减治疗小儿抽动症肝亢风动证。特别是对以头面风动诸症为主要表现，且伴有急躁易怒的小儿抽动症患者疗效较好。

**典型病例：**

赵某，男，7 岁。2017 年 2 月 28 日初诊。间断眨眼、咧嘴、耸肩、异常发声 1 年余。

患儿 1 年前疑因坐过山车，回家后出现频繁眨眼，咧嘴，耸肩，喉中发"吭吭"声，时有用头部撞人的行为。曾就诊于某儿童医院，诊断为"抽动症"，予"相关西药"治疗（具体不详），服药 3 个月余，疗效不明显自行停药。后又于塘沽当地医院服静灵口服液 2 个月余，症状时轻时重。就诊时患儿眨眼、咧嘴频繁，喉中发"吭吭"声不断，时有皱鼻。平素有过敏性鼻炎病史，小动作较多，冲动易怒，注意力不集中，纳欠佳，寐安，二便调。舌淡红苔薄白，脉滑。查体见神清，精神反应可。咽红，扁桃体未见明显异常。曾查脑电图未见异常。中医诊断为：抽动症，属肝亢风动证。西医诊断：抽动障碍（Tourette 综合征）。治法以平肝息风，利咽镇痉，方拟天麻钩藤饮加减。方药如下：

天麻 15g　　钩藤 10g　　生石决明 10g（先煎）　　生龙骨 15g（先煎）

制白附子 10g（先煎）　　全蝎 3g　　桑叶 10g　　菊花 10g

青葙子 10g　　辛夷 10g　　　金果榄 6g　　片姜黄 10g
佛手 10g　　　玫瑰花 10g　　玄参 10g　　胖大海 10g

上药处方加减调整药味连续服用 35 剂，各抽搐症状基本消失，注意力改善，小动作减少。

（整理者）

李亚平：医学硕士，副主任医师，全国名老中医药专家马融教授传承工作室成员。

# 验方3　小儿定风汤

**组成：** 大黄 12g，干姜 12g，生龙骨 12g，桂枝 6g，甘草 6g，生石膏 18g，滑石 18g，寒水石 18g，紫石英 18g，赤石脂 18g，生牡蛎 6g，白芍 15g，石菖蒲 12g，天麻 12g，当归 15g。

**功能：** 清热豁痰，息风镇惊。

**主治：** 癫痫、风瘫之痰热夹惊证。症见突然仆卧倒地，筋脉拘急，两目上视，喉中痰鸣，神志不清，舌红苔黄腻，脉滑者。

**用法：** 每日 1 剂，水煎 300mL，分 2～3 次服。8 周为一疗程。

**方解：** 癫痫之为病往往是热、痰、惊等多种病理因素同时存在、互相影响的过程。痰为浊阴之质而具沉降之性，借火热上炎之势则欲成升逆之变，此时若暴受惊恐则气机逆乱，热痰随气机涌逆，上犯闭塞清窍，神明失用而发神昏，流窜经络而发抽搐，遂见癫痫之痰热夹惊证，"热为病之标，痰为病之本，惊为病之诱因"是癫痫此证的病理特点。

小儿定风汤是由以矿物药为主的风引汤加石菖蒲、天麻、白芍和当归 4 味药物组成。其中，风引汤源自《金匮要略·中风历节病脉证并治第五》，为"除热瘫痫"之方，其方后注："治大人风引，少小惊痫瘈瘲，日数十发，医所不疗，除热方。"该方中寒水石、生石膏味甘，性寒，清热泻火，共为君药，可直折火热上炎之势。天麻甘平柔润，息风止痉，兼具祛痰之功；石菖蒲芳香开窍，豁痰宁神；两者共为臣药，以达治痫之标。滑石清热利尿，可使热随小便而出；大黄苦寒沉降，可使热势从大便而走，两者共同佐助君药助痰热外出，以消致痫之本。牡蛎、龙骨、紫石英安神镇惊，与温通阳气的桂枝共奏潜阳降逆的功效，亦为佐药。此外，在众多的石类药中加入干姜温中，以防寒药克伐脾胃。白石脂与赤石脂味涩敛气，以防惊恐复伤心气。当归为血分要药，与白芍相合以养血活血，防久病入络入血。诸药合用，共奏清热豁痰、息风镇惊之功。

另外，中药现代药理研究亦证实，龙骨、牡蛎作用于神经系统有镇静、抗惊厥的作用；石菖蒲的主要成分 α、β 细辛醚，分别具有抗电惊厥、戊四氮惊厥及中枢镇静作用；天麻可通过影响中枢不同脑区的儿茶酚胺类神经递质的代谢来协调脑兴奋和抑制的平衡，达到治疗癫痫的目的，研究发现其具有抗惊厥及明显中枢抑制作用。

**加减：**咽红著者，加金果榄 10g，玄参 10g；夜寐不安者，加酸枣仁 10g，制远志 10g，合欢花 10g；抽搐频繁者，加全蝎 6g；痰多者，加陈皮 10g，半夏 10g，青礞石 30g（先煎）。

**临床应用：**本方对于痰热夹惊证的癫痫、风瘫均可加减使用。特别是对平素胆小易惊，有咽红、大便干等热象的全身强直—阵挛性发作的患儿效果较好。但处方本身对于认知功能的改善作用不大。对于平素食欲不振、易于便溏的患儿不建议使用。

**典型病例：**

患儿，女，5 岁。抽搐 6 个月（发作 2 次）。患儿于 6 个月前午睡时出现"双目上吊，口吐白沫"（幼儿园老师所述，其他不详）。发作缓解后继续入睡，当即就诊于天津市儿童医院，到医院时患儿右侧肢体肌力减弱。睡醒后，手足活动自如，查脑电图清醒时正常。其父述睡眠有放电倾向，CT 未见明显异常，诊断为"癫痫"，予托吡酯（未服）。后就诊于北京某医院，考虑为"儿童良性癫痫"，未予药物治疗，观察至今。患儿于 5 天前在刚入睡时出现嘴角抽动，持续几秒，意识状态无法评估。患儿就诊时神清，夜间磨牙，寐安，纳可，便调。无其他不适。神经系统等查体未见异常。舌淡红，苔白，脉滑。因脐绕颈 1 周行剖宫产。否认其他异常情况。

基于其癫痫发作的病机关键为脾虚痰伏、气逆风动，故相继治以健脾顺气、豁痰息风的抗痫胶囊、涤痰汤，控制发作达 5 个半月后患儿又发作。其间发现患儿易于反复呼吸道感染、发热，故改用清泻肺胃的凉膈散加息风止痉及健脾豁痰之类，发作次数增加，此后又易方为柴胡加龙骨牡蛎汤，仍未能控制发作。该患儿平素胆小易惊，其发作均在入睡初期，且易于出现发热、咽红咽痛、大便干等热象，故考虑该患儿系因惊恐气乱，痰随气涌，滞塞心窍；热盛夹痰，热盛动风，风扰痰动，痰火逆而上犯，闭塞清窍，阻滞经络，发为癫痫。辨证属痰热夹惊证，治宜清热豁痰、息风镇惊，予小儿定风汤。处方如下：

| 大黄 12g | 干姜 12g | 生龙骨 12g | 桂枝 6g |
|---|---|---|---|
| 生牡蛎 6g | 生石膏 18g | 寒水石 18g | 滑石 18g |
| 赤石脂 18g | 紫石英 18g | 白芍 15g | 石菖蒲 12g |
| 天麻 12g | 当归 15g | 甘草 6g | |

上方根据症状不断调整服用。两个半月后发作 1 次，症状较轻。又继续守方 8 个月，未再发作。

此后，患儿根据脉证，相继曾用涤痰汤、柴胡桂枝龙骨牡蛎汤、熄风胶囊等 3 年 3 个月未发作，复查 24 小时脑电图大致正常，遂停药。随访至今未再发作。


（整理者）

戎萍：医学博士，副主任医师，第六批全国老中医药专家马融学术经验继承人。


# 验方 4　利胆补肾汤

**组成：** 茵陈 10g，柴胡 10g，大黄 6g，土茯苓 10g，泽泻 10g，郁金 6g，枸杞子 10g，制首乌 10g，甘草 6g。

**功能：** 利胆排浊，补肾利水。

**主治：** 儿童铅中毒，肝胆瘀滞、胆腑湿热兼有肾气不足证。症见多动多语，冲动任性，注意力不集中，记忆力下降，烦躁不宁，急躁易怒，头痛，头晕，腹痛，纳少，口苦。

**用法：** 每日 1 剂，水煎 300mL，分 2～3 次服。

**方解：** 马融教授在前期疏肝汤有效排铅的基础上，结合小儿肾常虚的生理特点和铅中毒患儿易出现神经精神异常症状，进一步提出本病机关键在肝失疏泄、肝胆瘀滞，肾气不足、气化失常。铅邪内侵于肾，更易致肾气不足，肾精化生乏源，髓海空虚、脑失所养，故见注意力不集中、学习困难、记忆力下降等症状；肾与膀胱相表里，肾气不足，气化失常，膀胱开阖失司，亦可影响铅邪的正常排泄。病位涉及肝胆、脾胃、肾及膀胱。

方中君药有二：一为柴胡，味苦、辛，性微寒，入肝、胆经，疏肝解郁，促进胆汁的分泌和排泄；二为枸杞子，味甘，性平，入肝、肾经，补肝肾，益精填髓，同时本药含丰富的钙、磷、铁、锌等元素，既可以补充需要微量元素，又可以有效地和铅竞争与组织细胞相结合。臣药为茵陈，味苦，性微寒，入脾、胃、肝、胆经，清利肝胆脾胃湿热，使之从小便而出；大黄，味苦，性寒，入脾、胃、大肠、肝、心经，苦寒降泄、利湿排毒。二者助柴胡增强胆汁的排泄。制首乌，味甘、涩，性微温，入肝、肾经，助枸杞子补益精血，健脑益智，增强肾对膀胱蒸腾气化的作用。土茯苓，味甘、淡，性平，入肝、胃经，清热除湿；郁金，味辛、苦，性寒，入肝、胆、心经，疏肝解郁，利胆行气；泽泻，味甘、淡，性寒，入肾、膀胱经，利水渗湿，泄热。共为使药。甘草，味甘，性平，入心、肺、脾、胃经，缓急止痛，调和药性，为使药。诸药合用，使肝疏泄有常，肾气化充足，气机畅和，二道得利，邪自得去。采用疏肝利胆、补肾利水法，一方面可直接促进胆汁的分泌与排泄，增加肠道排铅量；另一方面益肾填精，使肾气化充足，膀胱开阖有调，有利于铅邪由尿道排出，同时补肾填髓，改善患儿神经精神症状，达到"标本兼治"的目的。现代药理研究表明，柴胡、茵陈、大黄、郁金、甘草具有明显促进胆汁分泌和排胆作用，其中生大黄还能促进尿素氮和肌酐随尿排出体外，进而达到治疗铅性肾病的目的；土茯苓、泽泻、茵陈有明显的利尿作用，因此为该药促进铅邪"肝肾双排"提供了依据，土茯苓亦有促智作用，柴胡、茵陈、大黄、枸杞子、泽泻等富含人体必需微量元素钙、锌、铁等，可与铅竞争肠道吸收过程中所需的转运蛋白，降低铅在肠道的吸收，阻断其肠肝循环；并有效地和铅竞争，与组织细胞相结合，促进铅从组织细胞的排出；还能弥补西药在排铅的同时导致人体必需微量元素丢失的不足。

**加减：**伴有睡眠不实者，加酸枣仁 10g，百合 10g；自汗、盗汗者，加浮小麦 30g；注意力不集中者，加石菖蒲 10g，益智仁 10g。

**临床应用：**本方对于肝胆瘀滞、胆腑湿热，兼有肾气不足证的轻中度铅中毒患儿均可加减使用。特别是治疗铅中毒患儿表现为神经精神症状突出时效果理想。

典型病例：

患儿，男，8 岁。2017 年 2 月就诊。患儿注意力不集中 3 年余，小动作多，喜咬手、抠鼻子，脾气急躁、情绪多变，做事拖沓，理解力略差。学习成绩中等，语言运动智力发育尚可。就诊时患儿寐欠安，多梦，多汗，大便偏干，小便调。舌淡红，苔薄白，脉滑。查血铅浓度为 178μg/L，脑电图无异常。诊断：轻型铅中毒，肝胆瘀滞、肾气不足证。治宜利胆排浊，补肾利水。予利胆补肾汤加减。处方如下：

| | | | |
|---|---|---|---|
| 茵陈 10g | 柴胡 10g | 大黄 6g | 土茯苓 10g |
| 泽泻 10g | 郁金 6g | 枸杞子 10g | 制首乌 10g |
| 甘草 6g | 酸枣仁 10g | 石菖蒲 10g | 浮小麦 30g |
| 地骨皮 10g | 青皮 10g | | |

嘱家属要密切关注患儿纠正生活饮食习惯，重视手卫生，不喝碳酸饮料，多吃新鲜蔬菜瓜果，不吃爆米花及罐装食品。上方根据症状不断调整服用 3 个月，患儿睡眠质量好，白天精神好，家属诉老师反映患儿小动作减少，情绪平稳。血铅浓度为 68μg/L。

（整理者）

刘璇：医学硕士，副主任医师，第六批全国老中医药专家马融学术经验继承人。

# 验方 5　柴胡桂枝加龙骨牡蛎汤

**组成**：柴胡 10g，桂枝 10g，黄芩 10g，党参 15g，生龙骨 15g（先煎），生牡蛎 15g（先煎），僵蚕 10g，地龙 6g，白芍 15g，浮小麦 30g，生姜 10g，大枣 3 枚，半夏 10g，天麻 10g，甘草 6g。

**功能**：疏利少阳，镇惊开窍。

**主治**：癫痫证属少阳枢机不利，神不内守。症见平素胆小怕事，默默不语，或烦躁易怒，精神恍惚等。

**用法**：每日 1 剂，水煎服 150mL，分 2～3 次服。

**方解**：本方为《伤寒论》柴胡加龙骨牡蛎汤加减，原方主治"伤寒八九日，下之，胸满烦惊，小便不利，谵语，一身尽重，不可转侧者"，曹颖甫先生注解其主要病机为误下之后，"阳浮于上，湿痰内阻"。后世多以之加减用于治疗癫痫、躁狂、癔症等。本方以柴胡汤疏利气机，和解少阳；龙骨、牡蛎潜镇浮阳；白芍养血敛阴，平抑肝阳；天麻、僵蚕、地龙息风止痉；甘麦大枣汤养心调肝安神；党参、半夏以健脾燥湿，绝痰之源以安中州。诸药合用，共奏和解少阳、镇惊安神之功。

**加减**：烦躁易怒、心神不安者，加煅磁石 15g；肝郁不舒者，加佛手 10g，玫瑰花 10g。

**临床应用**：本方对少阳枢机不利，心神不安的伴有精神症状的癫痫、脏躁等均可加减应用。

典型病例：

范某，女，6 岁，2005 年 8 月 8 日初诊。间断性双目上吊伴肢体抖动 3 年。

患儿 3 年前于梦中惊醒，出现双目上吊，四肢抖动，呼之不应，面色苍白，瞳孔散大，身体发软，遍身汗出甚，自行缓解后乏力，头痛，嗜睡，约 1～2 周发作 1 次。查脑电图示痫性放电，颅脑 CT 和 MRI 未见明显异常，诊时神清，表情淡漠，胆小，纳可，寐欠安，二便尚调，舌尖红，苔黄腻而厚，脉弦细数。西医诊断：癫痫。中医诊断：痫证（惊痫），证属胆病多惊，惊则气乱，神不内守。治拟和解少阳，镇惊安神。予柴胡加龙骨牡蛎汤加减。处方如下：

| | | | |
|---|---|---|---|
| 柴胡 10g | 黄芩 10g | 党参 15g | 生龙骨 30g（先煎） |
| 生牡蛎 30g（先煎） | 煅磁石 15g（先煎） | 僵蚕 10g | 地龙 15g |
| 白芍 30g | 天麻 10g | 浮小麦 30g | 大枣 3 枚 |
| 清水半夏 12g | 蔓荆子 10g | 炙甘草 6g | |

服药 2 周，发作 2 次，仿上方继予治疗，4 个月间仅发作 1 次。守上法巩固治疗 1 年，逐渐停药，改予熄风胶囊（紫河车，天麻，石菖蒲，全蝎，白僵蚕，白金丸，为本院院内制剂）。

2007 年 2 月 12 日复查脑电图，未见明显异常。至今已 2 年未见发病。

（整理者）

刘向亮：医学博士，全国名老中医药专家马融教授传承工作室成员。

# 张君验方

## 【名医简介】

张君（1956—），女，汉族，辽宁省大连人。中共党员，二级教授，主任医师，博士研究生导师；国家中医药管理局中医儿科重点学科、重点专科学术带头人，享受国务院政府特殊津贴专家，第六批全国老中医药专家学术传承工作指导老师，辽宁省名中医，辽宁省优秀科技工作者，全国首届百名女中医师，沈阳市优秀专家，沈阳市优秀教师。兼任中华中医药学会儿科分会常务委员，世界中医药联合会临床疗效评价专业委员会常务理事，中国中药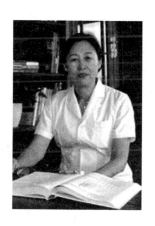

协会儿童健康与药物研究专业委员会肾脏、风湿免疫学组副组长，中华中医药学会儿童紫癜、肾病协同创新共同体委员会专家顾问，中华中医药学会儿科传承创新共同体顾问，全国中医药高等教育临床教育研究会副会长，辽宁省中医药学会常务理事，辽宁省医学会理事。兼任《中成药》《中医儿科》《世界中西医结合杂志》《临床误诊学》《中西医结合儿科学》等期刊编委，兼任国家自然基金评委，国家、省食品药品监督管理局药物临床试验认证专家和新药审评专家，国家医政评审专家，国家教育部、科技部科技成果评审专家，国家中药保护委员会委员等。

张君教授从医30余年，博读群书，遍访名医，博采众长，并得到多位国医大师的指点。在30余年的行医实践中，辨证准确，治法精良，重医德而轻贵贱，遣方用药遵经而不泥古，针对病情随症加减，每以轻方小药可疗顽疾，临床处方效如桴鼓。

张君教授从事儿童肾脏病研究近40年，主持多项与儿童肾脏病相关课题有国家新药基金、重点学科项目、科技创新团队项目，始终坚守中医药对儿童肾脏病优势病种的研究，善于从临床治疗肾脏病的经验中总结儿童肾脏病中医证治规律、发展创新儿童紫癜性肾炎的中医"虚、瘀、毒"损伤肾络的病机理论，筛选有效组方，发明消斑愈肾颗粒、芪蓟肾康颗粒、紫丹颗粒等中药复方，并取得院内制剂批号。先后在《中医杂志》《中西医结合杂志》《实验方剂学》《中成药》等核心杂志发表学术论文50余篇，主编《实用中西医结合儿科手册》《中医临床实践指南》《临床实习指导》《临床课间见习指导》4部，副主编《社区临床常见病证及处理》《辽宁省中医院名中医专病治验集》等4部，参编国家"十一五""十二五"规划教材《中医儿科学》《中成药临床应用指南》等10余部。主持参与的重大项目获国家发明专利6项，获省、市科技进步奖一等奖2项、二等奖4项、三等奖4项，中华中医药学会科学技术奖二等奖1项，专利成果转让2次，获辽宁省教学成果二等奖1项。

# 验方1　麻藤止动汤

**组成：** 天麻10g，钩藤15g，白芍15g，法半夏10g，僵蚕10g，郁金10g，栀子10g。

**功能：** 疏肝健脾，息风止动。

**主治：** 多发性抽动症脾虚痰盛，心肝火旺证。症见全身抽动，抽动有力，挤眉眨眼，摇头耸肩，喉响有痰，烦躁易怒，大便秘结，睡眠不实。

**用法：** 每日1剂，水煎150mL，分2次服。

**方解：** 小儿"脾常不足"，而脾为生痰之源，脾虚则生痰生湿，流窜经脉，日久生热化火；"肝常有余"，若情志失调，气机不畅，郁久化火，引动肝风，肝风夹痰火走窜经络，出现抽动之症状，同时，张君教授认为多数患儿抽动症状同时伴随性格多疑、敏感，烦躁易怒，入睡困难或入眠后睡不实等心神不安的表现，因此，脾虚生痰、心肝火旺是本病发生的基本病机。

方中天麻、钩藤主入肝经。天麻味甘，性平，归肝经，作为君药以及肝经引经药，有息风止痉、平抑肝阳、祛风通络的作用。钩藤性凉，既能平息肝风，又能清解肝热，用以平肝息风，二者共为君药。白芍柔肝养肝，缓解筋脉拘挛，现代药理研究认为白芍含有白芍总苷，能抑制小鼠扭体反应；法半夏，味辛，性温，归脾、胃、肺经，燥湿化痰，用于痰饮眩悸，风痰眩晕，二者共为臣药。僵蚕，味咸、辛，性平，归肝、肺、胃经，可入络息风止痉，化痰散结，为佐药。郁金味辛、苦，性寒，归肝、胆、心、肺经，《本草备要》中概括其主治功用为"行气、解郁、泄血、破瘀。凉心热、散肝郁"，具有平肝清心、祛痰安神、豁痰通窍功效；栀子味苦，性寒，归心、肝、肺、胃、三焦经，可泻火除烦，清热利湿，二者为使药。全方有疏肝健脾，息风止动的作用。

**加减：** 抽动频繁者，加地龙 10g，全蝎 10g；痰盛者，加胆南星 10g，青礞石 10g；心肝火旺盛者，加黄连 10g；纳少厌食者，加焦三仙各 10g。

**临床应用：** 本方对于脾虚痰盛，心肝火旺的多发性抽动症者均可加减应用。特别是全身抽动，抽动有力，性格多疑、敏感，烦躁易怒，大便秘结，睡眠不实，舌红，苔白或黄，脉弦或弦数者，效果较佳。

典型病例：

林某，男，5 岁，2017 年 8 月 23 日初诊。患儿无明显诱因全身抽动，踢腿、腹部抽动、喉中发声、挤眉眨眼、耸鼻 1 年，检查脑电图、CT 等未见明显异常，诊断为多发性抽动症，曾服用氟哌啶醇治疗（具体用药剂量不详），病情仍反复，故转求中医治疗。现症见不自主挤眉眨眼，摇头，喉间时有吭吭声，夜卧不安，小便正常，大便干，舌质红，苔微发黄腻，脉弦细数。诊断：多发性抽动症，肝风内动、上犯清窍证。治法：疏肝健脾，息风止动。处方如下：

| | | | |
|---|---|---|---|
| 天麻 10g | 钩藤 15g | 白芍 15g | 法半夏 10g |
| 僵蚕 10g | 郁金 10g | 栀子 10g | 葛根 10g |
| 胆南星 10g | 甘草 5g | | |

二诊（2017 年 9 月 4 日）：患儿诸症好转，予前方减僵蚕、胆南星、栀子，加茯苓 10g，继服 10 剂后，诸症均明显减轻。效不更方，前后加减治疗 2 个月余，诸症消失。

## 验方 2　紫丹汤

**组成：** 紫草 15g，牡丹皮 10g，蒲公英 10g，生地黄 10g，白芍 10g，牛膝

10g，甘草 5g。

**功能：**清热解毒，凉血化瘀。

**主治：**过敏性紫癜，热毒血瘀证。症见皮肤瘀点瘀斑，色紫红或鲜红，瘀斑密集，甚则融合成片，可伴见关节肿痛、腹痛、便血，咽红、咽痛。

**用法：**每日 1 剂，水煎 150mL，分 3 次服。

**方解：**张君教授认为过敏性紫癜的发病主要与毒、热、瘀三个因素关系密切，且三者贯穿紫癜发病始终，也是紫癜的主要病理基础，是导致疾病反复发作、迁延难愈的重要原因。方中紫草味苦、性寒，入心、肝经，凉血活血，解毒透疹，《医林纂要》言其"补心，舒肝，散瘀，活血"，《本草纲目》言其"治斑疹，痘毒，活血凉血，利大肠"。牡丹皮，味苦、辛，性微寒，归心、肝、肾经，清热凉血，和血散瘀，《珍珠囊》言其"治肠胃积血，衄血，吐血，无汗骨蒸"，《本草纲目》言其"和血，生血，凉血，治血中伏火，除烦热"，二者共为君药，清热凉血化瘀。蒲公英，味苦、甘、性寒，归肝、胃经，清热解毒，利湿，《本草衍义补遗》言其"解食毒，散滞气，化热毒，消恶疮结核疔肿"。生地黄，味甘、苦，性寒，归心、肝、肾经，清热凉血，养阴生津，《药性赋》载："味甘、苦，性寒，无毒。沉也，阴也。其用有四：凉心火之血热，泻脾土之湿热，止鼻中之衄热，除五心之烦热。"《日华子本草》："治惊悸劳劣，心肺损，吐血，鼻衄……"二者共为臣药，清热凉血解毒。白芍，味苦、酸，性微寒，归肝、脾经，补血养血、柔肝止痛，《神农本草经》言其"主治邪气腹痛，除血痹，破坚积，寒热，疝瘕，止痛，利小便，益气"。牛膝，味苦、甘、酸，性平，归肝、肾经，逐瘀通经，引血下行，《本草从新》言其"善窜，专能行散，通经络，达病所"，二者共为佐药。诸药合用，共奏清热解毒、凉血化瘀之效，能祛热邪、毒邪、瘀邪，阳络合则血外溢止，可迅速缓解皮肤紫癜。

**加减：**尿血者，加小蓟 15g，大蓟 10g；蛋白尿者，加芡实 10g，老头草 10g；皮肤紫癜多者，加旱莲草 10g；咽赤者，加重楼 10g，金银花 10g；腹痛者，加元胡 10g；关节痛者，加桂枝 10g；皮肤瘙痒者，加白鲜皮 10g，防风 10g。

**临床应用：**本方对于热毒伤络，血瘀阻络的过敏性紫癜均可加减应用。特别是双下肢紫癜密集，颜色鲜红或紫红，舌红，苔黄或黄厚，脉数者，效果较佳。

典型病例：

患儿，女，7 岁，2018 年 1 月 23 日初诊。臀部、双下肢皮肤瘀点瘀斑 6 天，凸出皮肤，起病前发热病史，无腹痛，关节肿痛，咽红，小便黄赤，脉数。血常规：血小板 186×10⁹/L，白细胞 15.8×10⁹/L，中性粒细胞比例 81%，淋巴细胞比例 18%。

诊断：过敏性紫癜，热毒伤络证。病机为血热炽盛，热郁化毒，络脉受损，血溢于外，治宜清热解毒，凉血止血。处方如下：

| | | | |
|---|---|---|---|
| 紫草 15g | 牡丹皮 10g | 重楼 10g | 地黄 10g |
| 白芍 10g | 茜草 10g | 墨旱莲 10g | 白鲜皮 10g |
| 桂枝 10g | 甘草 5g | | |

二诊（2018 年 1 月 30 日）：服上方后，紫癜大减，色转浅，未见新紫癜出现，无关节肿痛，咽不红，小便正常，舌红苔薄黄，上方去重楼、桂枝、墨旱莲，继服 7 剂，痊愈。

## 验方 3　消斑愈肾汤

**组成：**黄芪 20g，丹参 10g，小蓟 10g，白茅根 10g，白花蛇舌草 10g，益母草 10g，鸡冠花 10g，芡实 10g，甘草 5g。

**功能：**益气化瘀，凉血解毒。

**主治：**过敏性紫癜性肾炎及儿童肾性血尿、蛋白尿之气虚血瘀证。症见倦怠乏力，眼睑或下肢浮肿，尿血或尿混浊，皮肤紫斑或有或无，舌质暗红苔白或黄，脉沉缓或沉数。

**用法：**每日 1 剂，水煎 150mL，分 3 次服。

**方解：**张君教授经 30 多年临床实践，总结认识到"虚、瘀、毒"损伤肾络是儿童肾脏疾病的主要病机，认为儿童"三不足"是虚的基础，免疫失衡则肾病发，瘀则贯穿疾病的全病程，毒是病情反复、进展的关键因素，肾络损伤是病理结局，提出益气化瘀、解毒通络的基本治法。方中以黄芪、丹参为君药。黄芪，味甘，性微温，益气利水消肿，《本草备要》言其能"炙用补中，益元气，温三焦"。丹参，味苦，性微温，活血化瘀，《本草汇言》言"丹参，善治血分，去滞生新，调经顺脉之药也"，《本经》言其可"止烦满，益气"。二药合用益气化瘀，针对其主要病机发挥疗效。白茅根、小蓟、鸡冠花、白花蛇舌草、益母草共为臣药。白茅根，凉血止血，清热利尿，《本经》言其"主劳伤虚羸，补中益气，除瘀血、血闭寒热，利小便"，《本草正义》言其"寒凉而味甚甘，能清血分之热，而不伤于燥，又不黏腻，故凉血而不虑其积瘀"。小蓟，味甘，性凉，凉血止血、祛瘀解毒，《本草拾遗》言其"破宿血，止新血"。鸡冠花，甘凉入肾经，凉血止血，《玉楸药解》言其"清风退热，止衄敛营"。白花蛇舌草，清热利湿解毒，《泉州本草》言能"清热散瘀，消痈解毒"，《闽南民间草药》载可"清热解毒，消炎止痛"。益母草，入脾、肾经，活血解毒祛瘀，性滑而利，《本草求原》言其可"清热凉血解毒"，《本草汇言》载其能"行血养血，行血而不伤新血，养血而不滞瘀血，诚为血家之圣药也"。白花蛇舌草，味甘、淡，性凉，归胃、大肠、小肠经，清热解毒，利尿消肿，活血止痛，《广西中草药》载："清热解毒，活血利尿。治扁桃体炎，咽喉炎，阑尾炎，肝炎，痢疾，尿路感染，小儿疳积。"诸药合用，共助君药凉血解毒、益气化瘀之力，且凉血散瘀不伤正，凉血补血又益气利水消肿。芡实，味甘、涩，性平，入脾、肾经，为佐药，益肾固精，味甘补脾，味涩固肾，《本草从新》载"补脾固肾，助气涩精"，《本草新编》言其"佐使者也。其功全在补肾祛湿"。甘草为使，泻火解毒，调和诸药，《别案》言其"通经脉，利血气，解百药毒"，《本草汇言》云"和中益气，补虚解毒之药也"。综上所述，本方具有益气化瘀、凉血解毒之功能。

**加减：** 气虚甚者，加太子参 15g；阴虚血热者，加生地黄 10g，牡丹皮 10g；皮肤有紫癜者，加紫草 15g；有外感者，加重楼 10g，蒲公英 10g。

**临床应用：** 本方对过敏性紫癜性肾炎及儿童肾性血尿、蛋白尿之气虚血瘀证均可加减应用。

**典型病例：**

王某，12 岁，男，学生，2017 年 1 月 29 日初诊。血尿半个月。

患儿 2 个月前于感冒后出现皮肤瘀点瘀斑伴腹痛，在当地医院住院治疗 10 天痊愈出院，出院后时有皮肤瘀点出现，量少，定期复查尿常规，半个月前出现镜下血尿、蛋白尿，于当地医院诊治，给予抗感染、抗过敏治疗，效不显。现症见双下肢皮肤散在淡红色瘀点，无腹痛，无关节肿痛，面色白，口干，尿色黄，舌暗红，苔白，脉沉。尿常规示尿蛋白（++），潜血（++），镜下红细胞8～10/HP，肾功能正常。处方如下：

| | | | |
|---|---|---|---|
| 黄芪20g | 太子参10g | 紫草15g | 丹参10g |
| 小蓟10g | 白茅根10g | 芡实10g | 白花蛇舌草10g |
| 益母草10g | 鸡冠花10g | 甘草5g | |

嘱：忌鱼虾蟹、牛羊肉，辛辣之品，预防感冒。

二诊（2017年2月12日）：服用10剂后病情逐渐好转，皮肤瘀点瘀斑消退，尿色略黄，诸症悉减，舌色暗红，苔黄，脉沉细。尿常规示尿蛋白（+），潜血（++），镜下红细胞1～2/HP。处方：上方去紫草，加海风藤7.5g，老头草10g。

三诊（2017年3月12日）：15剂后自感无特殊不适，尿色淡黄，于当地医院查尿常规示尿蛋白（－），潜血（+），镜下红细胞3～4/HP。1个月后复诊，查尿常规示尿蛋白（－），潜血（+），镜下红细胞1～2/HP，上方去海风藤、老头草，再服7剂，病情稳定。

张君教授认为，年长儿过敏性紫癜性肾炎不应拘泥于古方古法，应多借鉴现代药理学对中药机理的研究成果，如老头草、海风藤等老药新用，从而改善炎症及组织损害，达到减轻蛋白尿、血尿之目的。

（整理者）

张少卿：医学博士，副主任医师，第六批全国老中医药专家张君学术经验继承人。

# 王力宁验方

## 【名医简介】

王力宁（1956—），女，辽宁省绥中人。中共党员，二级教授，主任医师，硕士研究生导师，广西名中医，第六批全国老中医药专家学术经验继承工作指导老师。兼任中华中医药学会儿科分会常务委员，中华中医儿科肺炎联盟常务委员，中国民族医药学会儿科分会副会长，世界中医药学会联合会儿童保健与健康教育专业委员会副会长，广西中医药学会儿科分会主任委员。

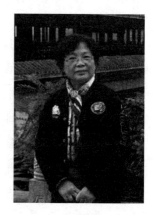

王力宁教授从事中医儿科临床、教学、科研工作多年，擅长小儿哮喘、反复呼吸道感染、慢性咳嗽、肺炎、体质偏颇相关等疾病的中医药防治研究。先后主持完成国家自然科学基金课题、省部级科研课题10余项，取得省级科技进步奖5项、广西医疗卫生适宜技术奖5项；发表学术论文70余篇；主编、副主编、参编中医院校教材与中医书籍10余部；培养硕士研究生30余名，享有"广西小儿王"之盛名。

王力宁教授创新地提出"温肺化痰—化痰养阴—滋阴补肾"的分期序贯治疗小儿哮喘的理念；根据特禀体质的疾病易感倾向与特点提出"痰、寒、风"为小儿特禀质咳嗽的基本病理，善用温肺化痰法治疗小儿特禀质咳嗽且取得显著疗效。

王力宁教授运用培土生金的理论指导小儿反复呼吸道感染的防治，研制包括健脾益气合剂、养阴益气合剂以及健脾平肝合剂等系列抗复感医院制剂，临床用于防治反复呼吸道感染20余年，疗效显著；创新地提出《RRTI 中医证候定量诊断技术》被列为第一批广西基层常见病多发病中医药适宜技术推广项目。

王力宁教授临证时重视辨病辨证与辨体质相结合，谨守病机确定治疗总则，依辨证立法，随症加减，辨识体质，因质遣药。依据小儿的用药特点，处方平和、药味较少、口感适宜、疗效显著，并积极推广中药复方煮散的用药方法，深受患儿与家长的喜爱。

王力宁教授重视中医特色外治技术在儿科临床的应用，创制"平喘咳外敷散"用于穴位贴敷治疗哮喘与久咳，能有效化痰平喘止咳；研制的"纳气敷脐疗法""壮药防病香囊"用于改善小儿气虚与气阴两虚体质偏颇状态，有效减少了反复呼吸道感染与感染后脾虚综合征的发生。

# 验方1　特禀喘咳方（又名：加味麻杏二陈汤）

**组成**：炙麻黄 5g，陈皮 4g，云茯苓 8g，莱菔子 8g，杏仁 8g，细辛 2g，射干 6g，僵蚕 6g，法半夏 6g，甘草 6g。

**功能**：温肺散寒，化痰止咳。

**主治**：小儿特禀质咳嗽，即过敏体质小儿因不同原因导致咳嗽而就诊的患者。特禀质小儿既往多有婴儿期湿疹、过敏性鼻炎、哮喘或咳嗽变异性哮喘病史与家族史，中医辨证多素有痰湿内盛，此类患儿因呼吸道感染、遇冷刺激或过度活动后等因素诱发的咳嗽，称之为特禀质咳嗽。本方也用于哮喘急性发作期。

**用法**：每日1剂，水煎150mL，分3次服；或取上方剂量，共研粗粉分成6包，每日1包，水煎分3次服。6天为一疗程。

**方解**：王力宁教授认为特禀质咳嗽的基本病机与痰、虚、寒相关。小儿特禀质多类似过敏体质，由于其特殊的体质特点及对外界刺激的反应，特别是易为冷空气、异味的刺激及呼吸道病毒感染等而引发咳嗽，特禀质小儿不仅具有肺常不足、易感外邪的特点，同时还具有对不良刺激过度敏感易引发伏痰的特征，故特禀质咳嗽可见于西医学的咳嗽变异性哮喘及既往有哮喘、过敏性鼻炎、湿疹、荨麻疹等素体痰湿内蕴的病理基础的小儿。此类患儿的咳嗽特点主要因气候转冷或感寒而作，多于半夜、凌晨阳气相对不足时发作或加剧。因其病程相对较长且易反复，或由外感六淫诱发而迁延难愈，也常合并痰湿咳嗽，故本病根于伏痰，病性偏于寒，病之标属风。抗过敏药、激素对特禀体质小儿咳嗽有一定疗效，符合过敏性疾病的特点；抗生素疗效并不确切，说明与细菌感染关系不大；升提类中药疗效欠佳，并且可能导致咳嗽加剧，提示内有宿痰，不宜妄用升提中药以引痰上逆。根据小儿特禀质咳嗽的中医辨病辨证的特点，王力宁教授以经验方特禀喘咳方（又名"加味麻杏二陈汤"）加减治疗，取得了显著疗效。

本方君药为炙麻黄和苦杏仁。炙麻黄，味辛发散，性温散寒，其气微香，入肺与膀胱经，具有温肺散寒功效，善散邪宣肺以止咳平喘；苦杏仁，苦温润降，入肺、大肠经，能降肺气、疏利开通而止咳平喘，为治咳喘之要药，配麻黄以宣肺平喘。臣药为细辛、法半夏、陈皮和茯苓。细辛，辛散温通，入肺、肾、心经，芳香走窜，通彻表里上下，散寒力胜，能外散表寒，内温肺饮；法半夏，味辛，性温，归脾、胃、肺经，善于温化寒痰，并有止咳作用，为治湿痰、寒痰之要药；陈皮，味辛、苦，性温，其气芳香，入脾、肺经，辛行苦降，能调理脾肺气机，功善理气健脾、燥湿化痰；茯苓，味甘、淡，性平，入心、脾、肾经，甘补淡渗，作用平和，无寒热之偏，功能健脾燥痰，利水渗湿，健脾安神。射干、莱菔子、僵蚕为佐药。射干味苦，性寒，苦寒泄降，入肺经，既善清肺火、利咽喉，为治咽喉肿痛之要药；又善祛痰，为治痰壅咳喘之常品。莱菔子，味辛、甘，性平，归脾、胃、肺经，有降气化痰、止咳平喘之效。僵蚕，味咸、辛，性平，归肝、肺经，祛风解痉，化痰散结。甘草作为使药，健脾和中，调和诸药。

**加减：** 伴有鼻塞、喷嚏频繁者，加白芷、辛夷花各 6g；兼感风热者，加鱼腥草 10g，瓜蒌壳 8g；兼阴虚表现者，加麦冬 6g；气虚者，加黄芪 12g，白术 8g。

**临床应用：** 本方用于以咳嗽为主症的体质属特禀质患儿，外感咳嗽和内伤咳嗽均可加减使用。特别是对中医辨证为风热犯肺证、痰湿内蕴证、肺脾气虚证的特禀质咳嗽者，效果较佳。治疗期间嘱注意防寒保暖、忌生冷及辛热厚味及鱼虾蟹等腥味食品。

**典型病例：**

黄某，女，6岁，2018 年 5 月 22 日初诊。反复咳嗽 4 个月。

患儿 4 个月前出现咳嗽后，曾在多处按"感冒、支气管炎"诊治，但仍咳嗽反复发作。来诊时诉昼夜偶咳，咳嗽重浊，有痰不会咯出，晨起时喷嚏明显，鼻塞、流黄涕，无发热，不喘，纳欠佳，夜寐安，二便调，汗多。既往有过敏性鼻炎病史。查体见呼吸平稳，咽部稍红，双侧扁桃体不大，听诊双肺呼吸音粗，未闻及干湿性啰音，舌淡红、苔薄白。肺炎支原体抗体检测阴性。诊断：特禀质咳嗽，痰湿内盛兼肺脾气阴不足证。治以温肺化痰，兼补气养阴。方选特禀喘咳方。

| | | | |
|---|---|---|---|
| 炙麻黄 5g | 杏仁 8g | 云茯苓 8g | 法半夏 6g |
| 射干 8g | 莱菔子 8g | 瓜蒌皮 8g | 细辛 2g |
| 陈皮 4g | 僵蚕 6g | 甘草 6g | 鱼腥草 10g |
| 白术 8g | 麦冬 8g | | |

5 剂，每日 1 剂，分 3 次服。

二诊（2018 年 5 月 29 日）：上症减轻，咳嗽减少，痰不多，纳食欠佳，出汗明显减少，但喉间有痰，咯之不爽。查体见一般情况可，精神佳，呼吸平顺，咽稍红，舌淡红、苔薄白，心肺未闻及异常。患儿此时咳嗽少，喉间有痰，汗不多，考虑余痰未净，治以健脾化痰为主，方选二陈汤加减，故在上方基础上去麻黄、细辛，每日 1 剂。5 日后随访，患儿症状消失，病情告愈。

## 验方 2　肺炎开闭汤

**组成：**炙麻黄 5g，生石膏 20g，杏仁 8g，甘草 6g，丹参 8g，金银花 10g，射干 8g，鱼腥草 10g，瓜蒌皮 8g，蝉蜕 6g。

**功能：**宣肺开闭，清热化痰。

**主治：**用于小儿肺炎喘嗽之风热闭肺、痰热闭肺证等。症见咳嗽，咯痰，痰鸣，气喘，发热，肺部闻及中细湿啰音。

**用法：**每日 1 剂，水煎 150mL，分 3 次服。6 天为 1 疗程。

**方解：**肺炎喘嗽是儿科临床以发热、咳嗽、气喘、鼻扇为主要特征的肺系病证，其基本病机在于肺气闭郁。西医学呼吸系统感染性疾病中肺炎临床表现的极期阶段，多属于中医"肺炎喘嗽"范畴。由于小儿"阴常不足""阳常有余"，临床上以风热闭肺型与痰热闭肺型为多见。本方以麻杏石甘汤为基础，根据小儿的生理、病理特点结合王力宁教授多年临床经验用药加减而成。麻杏石甘汤是临床上中医治疗小儿肺系热病的代表方，方中麻黄宣肺平喘，解表散邪；石膏清泻肺热以生津，辛散解肌以透邪；杏仁肃降肺气而平喘咳；金银花味甘，性寒，既清气分热，又能清血分热，且在清热之中又有轻微宣散之功，能疏散风热兼清里热；射干苦寒泄降，入肺经，既善清肺火、利咽喉，为治咽喉肿痛之要药，又善祛痰，为治痰壅咳喘之常品；蝉蜕味甘，性寒，入肺、肝经，能散风热，利咽喉；瓜蒌皮味甘，性寒，归肺、胃经，能清化热痰，利气宽胸，用于痰热咳嗽，胸闷胁痛；鱼腥草味辛，性微寒，归肺经，具有清热解毒、消痈肿的功效，尤其清热解毒的作用颇佳，与瓜蒌皮同用，治肺热咳喘、痰多等症效果显著。丹参味苦，性微寒，活血化瘀，在肺炎病证中用之意启发于《金匮要略·水气病》"血不利则为水"的重要论点，取之活血利水，改善肺部微循环，促进肺部炎症吸收之功。甘草益气和中，调和诸药。

**加减：** 发热、无汗可用生麻黄；大便干者，加莱菔子 8g；痰多者，加浙贝母 8g；伴气喘，加紫苏子 6g，地龙 6g，葶苈子 6g；鼻塞、流涕重者，加辛夷 6g；经治疗热势减退但痰未尽者，改用泻白二陈汤加减以清化余痰。

**临床应用：** 本方用于治疗不同病原感染所导致的小儿肺炎初期与极期阶段，根据患儿伴随症状与病程中病势的变化情况加减，临床运用安全有效，尤其在化痰止咳、促进肺部啰音吸收方面效果明显。然肺炎为儿科急性热病，极期阶段相对短暂，肺炎开闭汤主要针对肺气郁闭的基本病机而行宣肺开闭之功。若药后热势已退，喘平咳减，改用泻白二陈汤清余热而化痰利肺。

**典型病例：**

患儿张某，男，5 岁。2018 年 3 月 22 日初诊。咳嗽 5 天，伴发热 4 天。

5 天前开始出现咳嗽，伴鼻塞、流清涕，次日出现发热，体温峰值 39.7℃，无呕吐及抽搐，家长先后予口服"小儿豉翘清热颗粒""复方锌布颗粒""复方甘草合剂"等药，药后发热不退，咳反增多，遂来诊。症见发热，咳嗽声重，偶咳出黄色黏痰，无明显气喘，纳食欠佳，时有呕吐，夜寐尚安。查体见患儿神志清，精神尚可，咽部红，听诊双肺呼吸稍粗，右肺可闻及干、湿性啰音，舌质红、苔中部白厚。胸部正侧位 X 线片提示支气管肺炎，肺炎支原体抗体检测阳性。中医诊断：肺炎喘嗽，风热闭肺证。治以宣肺开闭，化痰止咳。方选肺炎开闭汤。

| 麻黄 5g | 生石膏 20g | 杏仁 8g | 甘草 6g |
| 丹参 8g | 金银花 10g | 射干 8g | 鱼腥草 10g |
| 瓜蒌皮 8g | 蝉蜕 6g | 芦根 10g | 莱菔子 8g |
| 粳米 10g | | | |

3 剂，每日 1 剂，水煎 150mL，分 3 次服。配合短时敷背散外治。

3 日后复诊，发热已退，咳嗽减少，有痰难咯出，咳吐痰涎，纳食欠佳。查体见患儿精神佳，呼吸平稳，咽稍红，舌淡红、苔薄白，两肺闻及干湿啰音。此时表邪已解，热势减退而余痰未净，故治疗以燥湿健脾化痰止咳，方选泻白二陈汤加减。

| 桑白皮 8g | 地骨皮 8g | 茯苓 8g | 法半夏 6g |
| 陈皮 4g | 甘草 6g | 丹参 8g | 射干 8g |
| 鱼腥草 10g | 瓜蒌皮 8g | 葶苈子 6g | |

7 剂，每日 1 剂。

1 周后复诊，患儿偶咳，汗多纳少，考虑为肺炎正虚邪恋之肺脾气虚证，予益气固表为治，药用：

| 黄芪 10g | 白术 8g | 麦冬 8g | 陈皮 4g |
| 茯苓 8g | 法半夏 6g | 浮小麦 10g | 鸡内金 6g |
| 神曲 8g | 甘草 6g | | |

每日 1 剂，连服 1 周后随访，诸症皆平，病情痊愈。

# 验方 3　除湿平肤洗方

**组成：** 白鲜皮 30g，地肤子 30g，水杨梅 30g，九里明 30g，土茯苓 30g，野菊花 30g，火炭母 30g。

**功能：** 解毒除湿止痒。

**主治：** 婴幼儿湿疹、热痱、脓疱疮、水痘、荨麻疹、手足口病等各种小儿皮肤出疹性疾病。

**用法：** 每日 1 剂，水煎 500mL，外洗。

**方解：** 王力宁教授认为婴幼儿湿疹、热痱、脓疱疮、水痘、荨麻疹、手足口病等各种小儿皮肤出疹性疾病虽然皮疹形态不一，伴随症状各异，但病因病机多为热毒侵肺、脾虚湿胜、湿热蕴蒸。王力宁教授以广西当地常用中草药组成除湿平肤洗方，用于婴幼儿湿疹等瘙痒性皮肤疾患，取得显著疗效。方以广西道地壮药为主，其中水杨梅能清热解毒；九里明有清热解毒，凉血消肿，清肝明目的作用；白鲜皮味苦，性寒，为祛风、除湿热的药品；地肤子味辛、苦，性寒，能清热利湿，祛风止痒；土茯苓味甘、淡，性平，能除湿，解毒，通利关节；野菊花味苦、辛，性微寒，具有清热解毒之功效；火炭母味微酸、微涩，性凉，功能清热解毒，利湿消滞，凉血止痒。诸药合用能清热祛湿，平肤止痒。

**加减：** 合并皮肤感染者，加黄柏 20g；干性湿疹者，加黄精 20g。

**临床应用：** 本方可用于小儿湿疹、热痱、脓疱疮、水痘、荨麻疹、手足口病等各种皮肤出疹性疾病，对反复发作渗出性的小儿湿性湿疹效果尤佳，水温不宜过热，洗浴后皮肤适当涂以润肤品，若病程较长者可合并使用中医辨证内服中药。

**典型病例：**

王某，男，2 岁 2 个月，2018 年 6 月 16 日初诊。因面部湿疹 2 年余就诊。

患儿自 2 年前开始面部两颧及口周、颌下皮肤湿疹，经久不愈，伴瘙痒，时有渗液，曾用外用激素类药可暂时缓解，但停药后皮肤皮疹反复。中医诊断：湿疹，湿热蕴蒸证。治以解毒除湿止痒。处方：

| | | | |
|---|---|---|---|
| 白鲜皮 30g | 地肤子 30g | 水杨梅 30g | 九里明 30g |
| 土茯苓 30g | 野菊花 30g | 火炭母 30g | |

每日 1 剂，水煎外洗。

6 日后复诊，皮肤无渗液，皮肤略干燥，守方加黄精 20g 水煎外洗。又 6 剂后，皮损明显好转，嘱注意饮食调节，随访 2 个月未见反复。

（整理者）

王广青：副主任医师，第六批全国老中医药专家王力宁学术经验继承人；

刘含：医学博士，副教授，第六批全国老中医药专家王力宁学术经验继承人。

# 王雪峰验方

## 【名医简介】

王雪峰（1957—），女，山东省莱州人。中共党员，医学博士，二级教授，主任医师，博士研究生导师。辽宁中医药大学附属医院儿科重点学科和重点专科学科带头人，国家中医临床研究基地儿科基地负责人。享受国务院政府特殊津贴，首批"国家百千万人才"百人层次专家，国家中医药管理局第六批老中医药专家学术经验继承指导老师。任国家中医重点专科儿科协作组组长，国家中医药管理局重点研究室（小儿肺炎毒热证）主任。兼任中华中

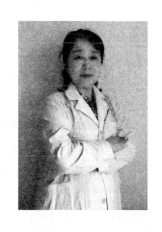

医药学会儿科分会副会长，中华中医药学会儿童肺炎联盟常务副主席，中国中医药高等教育学会儿科教育研究会副理事长，中国康复医学会儿童康复专业委员会副主任委员，中国残疾人康复协会小儿脑瘫康复专业委员会副主任委员，国家卫生健康委儿童用药专家委员会委员，国家自然科学基金评审专家，国家科技进步奖评审专家，国家"重大新药创制"评审专家。辽宁省中西医结合学会儿科专业委员会主任委员，辽宁省医学会儿科学分会副主任委员，辽宁省免疫学会儿童免疫分会副主任委员。任《中国实用儿科杂志》《中国当代儿科杂志》《中国小儿急救医学》《中国循证儿科杂志》编委、《中国神经再生研究》常务编委、《中国中西医结合儿科学》主编。荣获"国家卫生计生有突出贡献的中青年专家""全国首届杰出女中医师""辽宁省卫生系统健康卫士楷模""辽宁省优秀科技工作者""辽宁省优秀专家""辽宁省名中医"等荣誉称号。

王雪峰教授出生于中医世家，其母为全国名老中医关姗清教授，关教授擅长针灸及小儿推拿。王雪峰教授自幼跟随其母学习中医基础理论，熟谙经典。她于 1977 年考入辽宁中医学院（现辽宁中医药大学）中医系，1987 年师从国家名医姚晶莹教授，取得硕士学位；1997 年考入中国医科大学儿科系，师从魏克伦教授，取得博士学位；2000 年进入中国医科大学药理学博士后流动站，师从王怀良教授，2003 年博士后出站。王雪峰教授从事中医儿科医教研工作 36 年，以中医药防治小儿肺系、脑系、肾系及疑难疾病为主要方向，擅长中医药防治小儿哮喘、咳嗽、过敏性紫癜、抽动症、发作性睡病、遗尿、尿血及难治性肾病，并应用推拿治疗小儿厌食、腹泻，针灸治疗脑性瘫痪、面瘫等。曾主持完成国家自然科学基金课题 6 项，国家"十五"科技攻关项目、"十一五"支撑项目、"十二五"行业专项、重大新药创制研发和省部级课题 20 余项；获辽宁省政府科学技术进步奖二等奖 3 项、三等奖 3 项，获中华中医药学会二等奖 2 项、三等奖 2 项等。主编"十一五""十二五""十三五"国家规划教材《中西医结合儿科学》3 版，副主编及参编本科、研究生教材 10 余部。编写《图解小儿病中医外治法》《儿童肺炎基础研究与中医临证思维》《实用小儿推拿学》《病毒性肺炎》等著作 10 余部。

# 验方 1  桑皮止咳饮

**组成**：炙桑白皮 10g，炙桑叶 10g，地骨皮 10g，炙枇杷叶 10g，麦冬 10g，黄芩 10g，川贝母 3g，前胡 10g，薄荷 6g，桔梗 6g。

**功能**：清肺透邪，润燥止咳。

**主治**：过敏性咳嗽，燥热伏肺证。症见干咳无痰，甚者气逆而喘，咽喉干燥、咽痒，鼻燥鼻痒，心烦口渴，舌干少苔，脉数。

**用法**：每日 1 剂，水煎 150mL，分 2～3 次服。1 周为一疗程。

**方解**：王雪峰教授认为过敏性咳嗽的病位在肺，为"风燥内伏，化热伤阴，宣肃失司，肺窍失养"所致。方中炙桑白皮味甘，性寒，专入肺经，具有清泻肺热、止咳平喘之功效；炙桑叶味甘、苦，性寒，归肺、肝经，具有轻宣肺燥功效，二者共为君药。地骨皮味甘、淡、苦，性寒，入肺经，具有凉血除蒸、清肺降火功效，可助君药清降肺中燥痰伏火；炙枇杷叶味苦，性微寒，归肺、胃经，具有清肺止咳功效；麦冬味甘、微苦，性微寒，归肺、心、胃经，具有润肺滋阴之效。地骨皮、炙枇杷叶、麦冬，共为臣药，助君药清肺润燥止咳。黄芩味苦、平，性寒，主治诸经实热，具有泻肺火、清痰利气功效；川贝母味苦、甘，性微寒，归肺、心经，具有润肺止咳、清热化痰之功，二药助君臣药清热泻肺，润燥止咳；前胡味苦、辛，性微寒，具有降气化痰、宣肺散风之功；薄荷味辛，性凉，归肺经、肝经，具有宣散风热功效，二药可透邪外出。黄芩、川贝母、前胡、薄荷共为佐药。桔梗，理气化痰，主升，载诸药上行，为使药。诸药合用，使内伏风燥之气得除，肺金之气阴得复，则诸证自解。

**加减**：咯痰黄稠者，加瓜蒌 10g，芦根 10g；鼻塞、鼻痒者，加辛夷 6g，苍耳子 6g；呕吐、呃逆者，加半夏 10g，旋覆花 6g，竹茹 10g；咽痛、咽痒明显者，加胖大海 6g，金银花 6g；多汗者，加浮小麦 10g，煅牡蛎 30g。

**临床应用**：本方对过敏性咳嗽均可加减使用。

典型病例：

马某，女，5 岁 4 个月，反复咳嗽 2 个月。

患儿于 2 个月前无明显诱因开始咳嗽，呈阵发性，刺激性呛咳。曾就诊于外院，诊断为过敏性咳嗽，予口服开瑞坦 2 周仍刺激性干咳，无痰，唇红干裂，口干口渴，时有呃逆，鼻痒，手足心热，食欲减退，大便干燥。既往反复呼吸道感染病史。查体见神清，精神可，双肺听诊呼吸音粗，偶闻及干啰音；心音有力，节律整，未闻及杂音；腹软，肠鸣音正常；神经系统查体未见异常；舌红，舌干少苔，脉数。诊断：过敏性咳嗽，燥热伏肺证。治宜清肺透邪，润燥止咳，予桑皮止咳饮加味。处方如下：

| | | | |
|---|---|---|---|
| 炙桑白皮 10g | 炙桑叶 10g | 地骨皮 10g | 炙枇杷叶 10g |
| 麦冬 10g | 黄芩 10g | 川贝母 3g | 前胡 10g |
| 薄荷 6g | 桔梗 6g | 竹茹 10g | 辛夷 6g |

上方根据症状不断调整服用 2 周，临床症状基本消失。

# 验方 2　肾复康饮

组成：

黄芪 20g，芡实 10g，生地黄 10g，山茱萸 10g，山药 10g，茯苓 15g，牡丹皮 6g，丹参 6g，五味子 10g，炙甘草 6g。

**功能：** 益气养阴，补肾化瘀。

**主治：** 儿童难治性肾病气阴两虚夹瘀证。症见自汗、盗汗、乏力，头晕、手足心热、烦躁易怒，舌暗红，有瘀斑，苔黄厚腻和（或）剥脱，脉细涩。

**用法：** 每日 1 剂，水煎 150mL，分 2～3 次服。4 周为一疗程。

**方解：** 王雪峰教授认为难治性肾病病位在肾，为"长期反复应用激素类壮火之品，食气伤阴，日久则瘀血阻络，致气阴两虚夹瘀"。方中黄芪味甘，性微温，归脾、肺经，具有益卫固表、补气升阳的功效；芡实味甘、涩、性平，归脾、肾经，具有补脾益肾固精的功效，二药相配，补脾益肾，固涩肾精，为君药。生地黄味甘，性寒，归心、肝、肾经，具有清热凉血、补肾滋阴之功；山茱萸味酸，性微温，归肝、肾经，具有补益肝肾的功效，取"肝肾同源"之意；山药味甘，性平，归脾、肺、肾经，具有补脾益肾之效，共为臣药。茯苓味甘、淡，性平，归心、肺、脾、肾经，具有健脾渗湿之功，助山药之健运以充养后天之本；牡丹皮味苦、辛，性微寒，归心、肝、肾经，具有清热凉血、活血化瘀之功，可清泄相火，并制山茱萸之温；丹参味苦，性微寒，归心、肝经，具有活血祛瘀之功；五味子味酸，性温，归肺、肾、心经，具有敛肺滋肾固津之效，俱为佐药。甘草，味甘，性平，调和诸药，为使。诸药合用，发挥养阴清热以消壮火，益气健脾补肾以生少火，行气活血以祛瘀之功效。

**加减：** 伴有苔黄厚腻者，加黄芩 10g，佩兰 6g；水肿者，加桑白皮 10g，大腹皮 10g，茯苓皮 10g；夜寐不安，加酸枣仁 9g，夜交藤 9g，合欢花 6g；多汗加浮小麦 10g，煅牡蛎 30g；呕吐、呃逆者，加旋覆花 6g，竹茹 10g；食欲不振加焦三仙各 10g，鸡内金 10g。

**临床应用：** 本方对于虚实夹杂的难治性肾病均可加减使用。

典型病例：

许某，男，10 岁。反复浮肿 2 年余。

患儿自患病以来共复发 5 次，每因激素减量病情即有反复，多次接受足量激素治疗。就诊时症见自汗、盗汗、手足心热、夜卧不安、急躁易怒、大便略干、腰膝酸软无力、乏力。查体见神清，精神可，满月脸，肺部听诊呼吸音粗，未闻及啰音；心音有力，律齐，各瓣膜听诊区未闻及杂音，腹软，肠鸣音正常，神经系统查体未见异常，舌质淡暗有瘀斑，苔黄厚腻，脉细涩。临床诊断：难治性肾病，气阴两虚夹瘀证。治以益气养阴，补肾化瘀，予肾复康饮加味。处方如下：

| | | | |
|---|---|---|---|
| 黄芪 20g | 芡实 10g | 生地黄 10g | 山茱萸 10g |
| 山药 10g | 茯苓 15g | 黄芩 10g | 牡丹皮 10g |
| 丹参 10g | 五味子 10g | 煅牡蛎 30g（先煎） | 夜交藤 6g |

上方根据症状不断调整服用 3 个月，症状基本消失。停服中药汤剂，随访未见复发。

# 验方 3　益智寤寐饮

**组成**：龙胆草 6g，石菖蒲 10g，远志 10g，生龙骨 30g，珍珠母 15g，茯神 10g，酸枣仁 10g，夜交藤 10g，栀子 10g，茯苓 10g，川芎 10g。

**功能**：泻热安神，涤痰醒神。

**主治**：发作性睡病肝胆热盛，伏痰上扰证。症见白天多睡，夜卧不安，急躁易怒，头晕，手足心热，舌红，苔黄厚腻，脉弦数。

**用法**：每日 1 剂，水煎 150mL，分 2 ~ 3 次服。4 周为一疗程。

**方解**：王雪峰教授认为发作性睡病病位在心，与肝、胆密切相关，为"肝胆热盛，伏痰上扰"所致。《素问·灵兰秘典论》云："心者，君主之官，神明出焉。""胆者，中正之官。"心主一身之神明，胆为中正之官，清净之府。气郁不通形成气滞，气滞日久郁而化热，致肝胆热盛，灼津为痰，痰火扰心，则见夜卧不安、多梦之证；扰及胆腑清净，则见多睡。《圣济总录》云："胆热多睡者，胆腑清净，决断自出，今肝胆俱实，荣卫壅塞，则清净者浊而扰，故精神昏愦，常欲寝卧也。"龙胆草入肝、胆经，大苦大寒，性善沉降，主泻肝胆之实火；石菖蒲，味辛，性温，归心、胃经；远志，味苦、辛，性微温，入心、肺、肾经，入心开窍，除痰定惊，共为君药，发挥清热安神、开窍醒神之功。生龙骨味涩、甘，性凉，归心、肝经，具有重镇安神之效；珍珠母味咸，性寒，归肝、心经，具有安神定惊之功；茯神味甘、淡，性微温，归心、脾经，具有宁心、安神之效；酸枣仁味甘、酸，性平，归肝、胆、心经，具有养心安神之效，共为臣药，发挥安神之功。栀子味苦，性寒，归心、肺、三焦经，泻火除烦；夜交藤味甘、苦，性平，归心、肝经，宁心安神；茯苓健脾益气，协助君药宁心除痰；五味子味酸，性温，归肺、肾、心经，宁心安神，助君臣清脏腑之热，安神宁心除痰，共为佐药。川芎味辛，性温，入肝、胆、心包经，具有行气之功，走而不守，可载诸药为使。诸药合用，共同发挥泻热安神、涤痰醒神之功效，蕴"醒神必先安神"之意。

**加减：**情绪暴躁者，加柴胡 10g，黄连 5g；抑郁重者，加郁金 12g，合欢 12g；素喜肉食或饮食积滞者，加入焦三仙 10g；鼻塞重者，加薄荷 6g，辛夷 6g；头痛头晕者，加蔓荆子 10g，天麻 10g，菊花 10g，白芷 10g；吐舌者，加全蝎 3g，莲子心 10g；笑软者，黄芪 10g，当归 10g；肢冷者，加桂枝 10g，芍药 10g。

**临床应用：**本方对于肝胆热盛、伏痰上扰证发作性睡病均可加减使用。

**典型病例：**

患者，男，10 岁，发作性睡病 2 年。

患儿近 2 年来自觉疲劳，晨起睡不醒，白天多睡，上午较多，睡前常出现幻觉，睡中多梦魇、喊叫、哭闹及肢体抽动。夜间多梦易醒，醒后难以入睡，经北京某医院诊断为"发作性睡病"。口服"专注达"1 片，每日 1 次至今。患儿自发病起体重迅速增加，其母诉患儿平时情绪抑郁，烦躁易怒，易惊恐，手足心热，大便干。既往健康。舌质红，苔黄厚腻，脉弦数。临床诊断：发作性睡病，肝胆热盛、伏痰上扰证。治以泻热安神，涤痰醒神，予益智寤寐饮加减。处方如下：

| | | | |
|---|---|---|---|
| 龙胆草 6g | 石菖蒲 10g | 远志 10g | 生龙骨 30g |
| 珍珠母 15g | 茯神 10g | 酸枣仁 10g | 夜交藤 10g |
| 天麻 10g | 柏子仁 10g | 川芎 10g | 郁金 10g |

上方根据症状不断调整服用 3 个月，症状基本消失。服用 6 个月后患儿停服中药汤剂，观察、随访至今未发作。

（整理者）

张秀英：医学博士，副主任医师，第六批全国老中医药专家王雪峰学术经验继承人。

# 郑健验方

## 【名医简介】

郑健（1958—），男，福建省福州人。中共党员，二级教授，主任医师，博士研究生导师，享受国务院政府特殊津贴。福建省首届卫生计生系统有突出贡献中青年专家，福建省高等教育教学名师，福建省名中医，国家级和省级名老中医药专家学术经验继承工作指导老师。现任福建中医药大学党委常务委员、副校长；曾任中华中医药学会儿科分会副主任委员，中国中西医结合学会儿科分会副主任委员，世界中医药联合会儿科专业委员会副会长，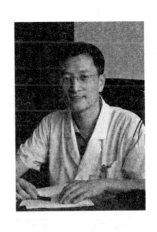中华中医药学会理事，全国中医药高等教育学会儿科教育研究会副理事长，中华中医药学会儿童肺炎联盟委员会副主席，中国中医药研究促进会儿科分会副会长，中国民族医药学会儿科分会副会长，中国中医药信息研究会第三届理事会常务理事，中国中医药信息研究会医院信息系统专业委员会副主任委员，中国医药生物技术协会纳米生物技术分会理事，中华中医药学会仲景学术传承与创新联盟第一届常务理事，福建省中西医结合学会副会长，福建省医学会副会长，福建省中医药学会儿科分会主任委员，福建省中西医结合学会儿科分会副主任委员，《儿科疾病期刊》《福建中医药杂志》副主编，《福建医药杂志》《中国中西医结合儿科杂志》《中医儿科杂志》《西文生物医学期刊文献数据库》编委等职务。

郑健教授从事中医儿科医教研工作30余年，以中医药防治儿童肾脏病及变应性疾病为主要研究方向，擅长中西医结合诊治小儿肾脏疾病、血尿、变应性鼻炎、支气管哮喘等病证。承担厅级以上科研中标课题 20 余项，发表专业学术论文近 200 篇，主编或参编教材和专著 20 余部，获发明专利 1 项，荣获部（局）省级科技成果奖 7 项，其中二等奖 1 项、三等奖 6 项，厅级科技成果奖 11 项。由于科研成果显著，荣获"全国中西医结合贡献奖"，先后被授予"全国优秀中医临床人才""中华中医药学会科技之星""全国优秀中医医院院长""福建省百千万人才""福建省优秀医院管理者"等光荣称号。

## 验方1　醒鼻宣窍汤

**组成**：蜜麻黄 6g，苦杏仁 6g，赤芍 9g，蒲公英 15g，辛夷 9g，白芷 9g，乌梅 9g，丝瓜络 15g。

**功能**：清宣肺气，通利鼻窍。

**主治**：变应性鼻炎急性发作期，属肺经伏热，上犯鼻窍证。症见阵发性或反复发作的鼻塞，鼻痒，喷嚏，流清涕。

**用法**：每日 1 剂，水煎 150mL，分 2～3 次服。3～4 周为一疗程。

**方解**：变应性鼻炎属中医学"鼻鼽"范畴。郑健教授认为鼻鼽多发于异禀质儿童，往往以肺、脾、肾三脏虚损为本，风邪异气外袭为标，外邪引动肺经伏热，肺失宣降，津液停聚而致鼻窍不利。方中蜜麻黄，味辛、微苦，性温，归肺经，宣发肺气以承上；苦杏仁，味辛、苦，性微温，归肺经，肃降肺气以启下。二者共为君药，一宣一降，一上一下，清气升，浊气降，使气血津液能够宣发敷布于外、肃降运行于内，肺气方和，鼻窍通利，诸症可解。赤芍，味苦，性微寒，归肝经，清热凉血活血；蒲公英，味苦、甘，性寒，入肝、胃经，清热解毒；二者共为臣药，重在清解热毒，活血通络。辛夷，味辛，性温，归肺、胃经，发散风寒，通鼻窍；白芷，味辛，性温，入肺、脾、胃经，祛风，燥湿，消肿；二者亦为臣药，辛温发散通窍，发挥的是透法的作用，以透达伏邪，宣畅气机；寒凉结合辛散，最终达到清透伏邪的目的。佐以乌梅，味酸、涩，性平，归肺、肝、脾、大肠经，收敛肺气，化阴生津，具有抗过敏、止鼻涕等功效，但痰邪壅盛者，不宜过早使用本品，本方一散一收，驱邪而不伤正。丝瓜络，味甘，性凉，归肺、肝、胃经，行气通络，上下气机宣畅，气血通达，鼻窍通利。诸药合用，共奏清热宣肺、通利鼻窍之功，临证每获良效。

**加减**：若兼风寒表证，证见鼻塞明显，流清水样鼻涕，喷嚏频作，舌淡红，苔薄白，脉浮紧或指纹浮红，酌加防风解表散寒祛风，苍耳子祛风通窍，川芎辛温香窜，走而不守，引药达病所；若兼风热表证，症见鼻涕黏稠或黄稠，鼻腔灼热，鼻塞，咽红肿痛，舌质红，苔薄黄，脉浮数或指纹浮紫，酌加金银花、连翘清热解表；若兼咳嗽，痰多色黄黏稠难咯，加鱼腥草、射干、旋覆花、海浮石清化痰热；若兼鼻痒或皮肤瘙痒，加白鲜皮、地肤子、刺蒺藜祛风止痒；若兼睡眠时打鼾，可加浙贝母、昆布软坚散结、消痰利气。

**临床应用**：本方对于肺经伏热，上犯鼻窍型的变应性鼻炎急性发作期或上气道咳嗽综合征均可加减使用。对缓解鼻塞，鼻痒，喷嚏，流涕、咳嗽均有较好的疗效。但对变应性鼻炎恢复期应以扶正为主兼清余邪。

**典型病例**：

姚某，女，6岁2个月，2018年1月11日初诊。反复鼻塞、流涕、鼻痒发作两年余，加重3天。患儿每于季节变化时加重，于当地多处求治不效。6个月前经某医院诊断为变应性鼻炎，变应原筛查示尘螨（++）。症见鼻塞，流清涕，鼻痒，喷嚏连连，夜间睡眠时打鼾，咽痒不适，纳可，大便偏干。舌边尖红，苔薄黄，脉数。西医诊断：变应性鼻炎。中医诊断：鼻鼽，肺经伏热、上犯鼻窍证。治宜清宣肺气，通利鼻窍，予醒鼻宣窍汤加减。处方如下：

| | | | |
|---|---|---|---|
| 蜜麻黄 6g | 苦杏仁 6g | 赤芍 9g | 蒲公英 15g |
| 辛夷 9g | 白芷 9g | 乌梅 9g | 丝瓜络 15g |
| 昆布 9g | 川芎 5g | 玄参 9g | 徐长卿 9g |

上方根据症状不断调整服用4周，鼻塞、流清涕、鼻痒、喷嚏明显减少，夜间睡眠打鼾减轻，咽痒消失。

# 验方2　肾康灵

**组成**：黄芪30g，生地黄15g，山茱萸9g，山药12g，茯苓9g，牡丹皮15g，三七9g。

**功能**：益肾活血。

**主治**：肾病综合征肾虚血瘀型。主要适应于肾病综合征少量蛋白尿缠绵期、激素撤减期、维持期及停药以后。

**用法：** 每日 1 剂，水煎 150mL，分 2 ～ 3 次服。3 个月为一疗程。

**方解：** 儿童原发性肾病综合征（PNS）属中医学"水肿"范畴。郑健教授认为其病机关键在于肺、脾、肾三脏虚损，病程日久，正愈虚，邪愈盛，多与风、湿、热、毒、瘀有关，表现为本虚标实、虚实夹杂之证。病至后期，肺、脾、肾三脏俱虚，精微外泄，则以正虚为主，尤以肾虚为著。水湿、湿热和瘀血三种病理产物为患发病，最终以瘀血贯穿始终。因此，认为肾虚血瘀是导致 PNS 发生与发展的重要病理因素和基本发病机制。故提出益肾活血法是经过临床验证疗效较好的一个重要治疗法则。方中黄芪补气升阳，利水消肿，益气固表；生地黄清热凉血活血，养阴生津，两药共为君药，主益肾活血、利水消肿。山茱萸补益肝肾，收敛固涩；山药益气养阴，补脾肾，固肾精；茯苓利水渗湿，三药共同配合黄芪，加强益肾健脾固精、渗湿利水消肿之功。牡丹皮活血凉血，三七活血化瘀。全方共奏补肾气、滋肾阴、固肾精、利其水、化其瘀之功效。

**加减：** 浮肿明显者，加五皮饮，如桑白皮、陈皮、大腹皮、茯苓皮等以利水行气；常自汗出易感冒者，重用黄芪，加防风、白术、煅龙骨、煅牡蛎，取玉屏风散之意，益气固表；阴虚火旺者，症见口干咽燥、手足心热或有面色潮红，重用生地黄，加知母、黄柏滋阴降火，或合二至丸；肾阳虚者，症见面白无华、畏寒肢冷、神疲蜷卧，加淫羊藿、桂枝、制附子、菟丝子等。

**临床应用：** 肾虚血瘀证贯穿于儿童 PNS 整个疾病的始终，并且对其病理机转起着关键性作用，是导致 PNS 发生与发展的重要病理因素和发病机制。肾康灵益肾活血，是益肾法与活血法的有机结合，通过益肾可以促进活血，应用活血可以加强益肾，两者相互协同，达到改善肾虚血瘀的病理变化，使机体阴阳平衡、邪去正存。

典型病例：

林某，女，4 岁 6 个月，2017 年 4 月 12 日初诊。

反复浮肿、泡沫尿 1 年，再发 7 天。患儿于 1 年前因全身浮肿，尿中泡沫增多，就诊于当地医院，确诊为"原发性肾病综合征（单纯型）"，住院治疗期间予以足量泼尼松口服，8 天后浮肿消退，尿蛋白转阴。但患儿 1 年内复发 5 次，曾在外院予泼尼松联合环孢素 A 治疗，但尿蛋白始终未能持续转阴。家长为求结合中药治疗前来就诊。查体见精神倦怠，面色萎黄，眼睑微肿，舌质暗淡，边有瘀点，苔黄腻，脉沉无力。尿常规示尿蛋白（＋＋）。西医诊断：原发性肾病综合征（单纯型，激素敏感，频复发型）。中医诊断：水肿，肾虚血瘀证。治宜益肾活血，予肾康灵加减。处方如下：

| | | | |
|---|---|---|---|
| 生地黄 15g | 山萸萸 9g | 山药 12g | 茯苓 9g |
| 牡丹皮 15g | 黄芪 30g | 三七 9g | 玉米须 15g |
| 石苇 15g | 白花蛇舌草 15g | 淫羊藿 15g | |

服用 7 剂。

二诊：患儿精神好转，眼睑浮肿消退，尿蛋白（＋）。上方去石苇，加金樱子 12g，菟丝子 12g，服用 7 剂。

三诊：患儿面色转润，尿蛋白转阴，舌质淡红，苔薄黄，脉缓。上方去玉米须、金樱子、淫羊藿，随访 1 年尿蛋白持续阴性。

（整理者）

艾斯：医学博士，副主任医师，第六批全国老中医药专家郑健学术经验继承人。

# 李立新验方

## 【名医简介】

李立新（1959—），男，1984年毕业于长春中医学院中医系。享受国务院政府特殊津贴。现任吉林省中医药科学院副院长、儿科主任，吉林省名中医，吉林省有突出贡献中青年专家，全国第二批老中医药学术经验继承人，全国第六批老中医药专家学术经验继承工作指导教师，国家中医药管理局"十一五"重点专科带头人，吉林省重点学科带头人，长春中医药大学硕士研究生导师；国家中医药管理局中医药文化科普巡讲团巡讲专家，世界中医药学会联合会儿科专 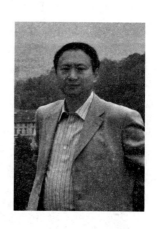 业委员会常务理事，中华中医药学会儿科分会常务委员，全国中医药高等教育学会儿科教育研究会常务理事；吉林省中医药学会儿科专业委员会名誉主任委员，吉林省中西医结合儿科学会名誉主任委员。

李立新同志先后荣获"全国医德标兵"、"全国创先争优先进个人"、吉林省"五一劳动奖章"、"吉林省优秀共产党员"、吉林省卫生系统"优秀共产党员标兵"、"吉林省医德楷模"、"白求恩式医务工作者"、"感动吉林十大慈善人物"、"感动长春卫生人物"、"长春卫生工作突出贡献个人"、吉林省"我最喜爱的健康卫士"等光荣称号。

## 验方1　宣肺化瘀汤

**组成：** 紫苏子10g，地龙15g，前胡10g，白前10g，清半夏6g，瓜蒌

6g，苦杏仁 5g，川贝母 3g，白芍 10g，炙甘草 5g，丹参 10g。

**功能：**活血化瘀，宣肺止咳。

**主治：**儿童肺炎喘嗽，外邪犯肺、久咳不愈证。症见长期咳嗽，连续咳嗽 1 周以上或者反复咳嗽 1 个月以上，夜咳甚重，有痰，不易咯出。

**用法：**每日 1 剂，水煎 150mL，分 2～3 次服。7 天为一疗程。

**方解：**李立新教授认为，肺主一身之气，全身气机的生成和运行与肺息息相关。患儿长期肺气不畅，影响全身气血运行，导致气滞血瘀。《临证指南医案》言："大凡经主气，络主血，久病血瘀，初为气结在经，久则血伤入络。或久病气机逆乱，气有一息之不通，则血有一息之不行，气滞则瘀血易生。"故在治疗久咳一证上，李立新教授重视活血化瘀之法。肺炎喘嗽，病位在肺，外邪犯肺，肺失宣降，上逆为咳，下虚为喘，紫苏子、地龙，宣肺平喘，通络行气；气郁不宣，炼液成痰，阻于气道，则痰壅气促，咳嗽甚重，清半夏、瓜蒌、苦杏仁、川贝母，降气止咳，燥湿化痰；痰郁不去，内热自生，则有痰难咯，痰伏病甚，前胡、白前，清热化痰，解郁止咳；咳嗽日久，肺机不畅，久病成瘀，白芍、丹参活血化瘀，调畅气机；久病肺虚，炙甘草固护肺气，调和诸药。

**加减：**伴有发热者，加石膏 15g，知母 10g；自汗甚重者，加太子参 10g，浮小麦 10g；伴有虚热甚重、盗汗不止者，加桑白皮 10g，地骨皮 10g，生龙骨 15g，生牡蛎 15g；伴有头痛、咽痛者，加牛蒡子 10g，蝉蜕 10g，板蓝根10g。

**临床应用：**本方对于肺炎喘嗽中久咳不愈、肺虚痰郁的患者可加减运用。特别是对于西医学中支原体感染导致的支原体肺炎效果更为显著。支原体肺炎虽然为自限性疾病，但是病程长，有些患儿可能会需要 2 个月以上的恢复时间。中药介入可以缩短疾病恢复时间，缓解患儿痛苦，减轻家长压力。

典型病例：

患儿，男，5 岁，2017 年 8 月 26 日初诊。反复咳嗽 2 周，夜咳重。

其间就诊于某西医院，给予口服阿奇霉素 5 天，沙丁胺醇雾化治疗 4 天，利巴韦林雾化治疗 3 天，用量不详，未见好转。患儿就诊时咳嗽，有痰，难咯，流浊涕，纳可，寐安，二便调。双下肺听诊有散在干啰音，呼吸音粗。胸部 X 线示右下肺肺炎。支原体抗体实验示肺炎支原体抗体 1∶40。西医诊断：

右下肺肺炎，考虑支原体肺炎。中医诊断：肺炎喘嗽，痰热闭肺证。治以活血化瘀，清热化痰，宣肺止咳法。处方如下：

| | | | |
|---|---|---|---|
| 紫苏子 10g | 地龙 10g | 前胡 10g | 白前 10g |
| 清半夏 6g | 瓜蒌 6g | 款冬花 10g | 紫菀 10g |
| 苦杏仁 5g | 川贝母 3g | 白芍 10g | 炙甘草 5g |
| 鱼腥草 10g | 黄芩 10g | 柴胡 10g | 丹参 10g |
| 白鲜皮 10g | | | |

6剂，每日1剂，水煎150mL，分2～3次服。

二诊（2017年9月1日）：疾病好转，夜咳好转，白日偶咳，患儿无异常症状，继续巩固治疗。复诊处方如下：

| | | | |
|---|---|---|---|
| 紫苏子 10g | 地龙 10g | 前胡 10g | 白前 10g |
| 清半夏 6g | 瓜蒌 6g | 款冬花 10g | 紫菀 10g |
| 苦杏仁 5g | 川贝母 3g | 白芍 10g | 炙甘草 5g |
| 鱼腥草 10g | 黄芩 10g | 白鲜皮 10g | 党参 10g |
| 苍术 10g | 北沙参 10g | | |

6剂，每日1剂，水煎150mL，分2～3次服。

三诊（2017年9月8日）：患儿无咳嗽，痊愈。

# 验方2　消积泻热汤

组方：枳实15g，莱菔子10g，火麻仁15g，郁李仁15g，当归10g，鸡内金10g，天花粉10g，藿香5g，北沙参10g，麦冬10g，桑白皮10g，地骨皮10g，厚朴10g。

**功用：**清腑泻热，消食生津。

**主治：**中焦热炽，热盛伤津之便秘。症见大便秘结，数日一行，努挣难下，伤阴耗液，口气臭秽，夜卧难安，苔黄厚，脉沉实。

**用法：**每日1剂，水煎150mL，分2～3次服。7天为一疗程。

**方解：**明代万全《幼科发挥》提出，小儿脏腑娇嫩，脾气常不足，脾主运化功能稚弱，然小儿易饥易饱，喂养稍为不当，易致积滞便秘，积久易生热。小儿本为"纯阳之体"，感邪则体内阳气愈甚，伤阴耗液，正气不能复，脾气愈虚，肝气乘之，灼伤筋脉，恐伤慢惊风之变。中焦热炽，以致脾不运化，今大肠传导之功失司，饮食物之浊气、糟粕无力下行至大肠而致便秘。若以大黄攻之，恐伤脾阳。《医方集解》言："浊阴不降，则清气不升；客垢不除，则真元不复。"清代陈复正《幼幼集成》云："苟大便不通，出入之机几乎息矣，急宜通之，使旧谷去而新谷得入，择而用之，中病即止，不可过也。"当以火麻仁、郁李仁，润肠通便，使燥结之屎得之软化；脾胃之气积滞不行，当以枳实破气消积，通理中焦气机；鸡内金善消积滞，辅以莱菔子，消食除胀，三药共用，通降壅滞之气；气滞不通，血络不畅，以当归活血兼润燥滑肠；热结日久，水液不能运化，蕴久成痰，以藿香芳香化湿；内热甚，煎灼津液，以沙参、麦冬、天花粉益胃生津，使肠腑津液濡润，燥屎软化以下行；桑白皮、地骨皮取滋阴清热降火之功，使阴液复生。地骨皮又可凉血止血，治疗大肠热盛之便血；厚朴善治热结便秘，下气除满，则便得以下行，使脾气得升，胃气下降，糟粕顺利传导大肠，燥屎则消。

**加减：**若伴痔疮者，加地骨皮10g；若伴脘腹胀满拒按，便质坚硬如羊屎状者，加大黄3g，莪术10g；若伴气虚，便时努挣难下、汗出淋漓、乏力者，加黄芪10g，党参10g；若伴阳虚甚者，症见畏寒肢冷，加肉苁蓉10g，牛膝10g；若伴阴虚者，加玄参10g。

**临床应用：**本方针对热结积滞之便秘，即西医学之功能性便秘可予应用。本方用药巧妙，加减运用可泄胃肠之实火，减轻患儿便秘之痛苦。

典型病例：

患儿，女，20个月，2018年7月2日初诊。

便秘1个月，长期口服益生菌，用法用量不详，未见好转，遂来就诊。患儿大便干结，3日一行，球状便，小便黄赤，口气臭秽，夜寐不安。西医诊断：功能性便秘。中医诊断：便秘，脾胃积热证。治以通腑泄热，消积生津。处方如下：

| | | | |
|---|---|---|---|
| 枳实15g | 莱菔子10g | 火麻仁15g | 郁李仁15g |
| 当归10g | 天花粉10g | 鸡内金10g | 藿香5g |
| 北沙参10g | 麦冬10g | 桑白皮5g | 地骨皮5g |
| 厚朴10g | | | |

每日1剂，水煎150mL，分2～3次服。7天为一疗程。

二诊（2018 年 7 月 9 日）：患儿大便显著改善，口气减轻，效不更方，继续口服中药巩固治疗。共 21 天，患儿痊愈。

# 验方 3 平肝止痉汤

**组方**：川芎 10g，菊花 10g，蝉蜕 5g，僵蚕 5g，白芍 10g，甘草 10g，黄芩 10g，柴胡 10g。

**功能**：滋阴平肝，息风止痉。

**主治**：儿童多动症，肝风内动证。症见注意力不集中，坐立不安，情绪波动剧烈，易冲动，较为任性，肢体动作丰富，学习能力差，但无智力障碍。

**用法**：每日 1 剂，水煎 150mL，分 2～3 次服。3 周为一疗程。

**方解**：李立新教授认为儿童多动症与小儿肝气有余有关，肾主脑髓，肝主筋，心藏神，三脏功能失调，即可导致多动妄为。根据明代名医万全所著《育婴家秘》提出的小儿"五脏之中肝有余，脾常不足，肾常虚"理论，治疗上立足于小儿肝气有余的病机特点，做到平肝气，润经筋，肝气平和，此疾必愈。川芎、菊花，滋阴潜阳；白芍、甘草，解郁平肝；黄芩、柴胡，和解少阳；蝉蜕、僵蚕，息风止痉。全方立足于平肝潜阳之法，调和脏腑阴阳，肝气和则证自解。

**加减**：伴有抽动症者，加石菖蒲 10g，郁金 10g；清咽症状明显者，加清半夏 6g，瓜蒌 10g；腺样体肥大者，加苍耳子 10g，辛夷 10g；瞬目重者，加石决明 10g，夏枯草 10g，钩藤 10g。

**临床应用**：本方对于肝风内动的多动症及儿童情绪障碍可加减使用，特别是对注意力不集中、打人毁物、任性异常、学习能力差、秽语者疗效显著。对痫证患者，如自闭障碍患者治疗无效。

**典型病例**：

患儿，男，5 岁，2017 年 5 月 2 日初诊。

患儿清咽 6 个月，伴注意力不集中 1 年。刚入学 1 年，任性异常，无法与同龄孩子玩耍，上课困难，无法安坐。就诊时，无法配合医生检查，哭闹不止，舌红，苔黄，脉弦数。中医诊断：多动症，肝风内动证。治以滋阴平肝，息风止痉，处方如下：

| | | | |
|---|---|---|---|
| 川芎 10g | 菊花 10g | 蝉蜕 5g | 僵蚕 5g |
| 白芍 10g | 甘草 10g | 黄芩 10g | 柴胡 10g |
| 夏枯草 15g | 玄参 10g | 桔梗 10g | 桑白皮 10g |
| 地骨皮 10g | | | |

7 剂，每日 1 剂，水煎 150mL，分 2 ～ 3 次服。

二诊（2018 年 5 月 8 日）：患儿可安坐 1 节课，但情绪波动大，原方加茯神、酸枣仁、栀子各 10g。治以清心泄热，养心安神。连服 2 个月，患儿基本痊愈，无学习障碍。

（整理者）

庄玲玲：主任医师；

赵慧杰：长春中医药大学中医儿科学硕士研究生。

# 常克验方

## 【名医简介】

常克（1959—），男，四川省宜宾兴文人。教授，主任医师，博士研究生导师。现任中华中医药学会儿科分会副主任委员，世界中医药学会联合会儿科专业委员会副会长，中国民族医药学会儿科分会副会长，中国中医药高等教育儿科分会副理事长，全国第六批老中医药学术经验指导老师，国家中医药管理局第一批"全国优秀中医临床人才"，四川省中医药学会儿科专业委员会主任委员，四川省名中医。成都中医药大学儿科学术带头人，"十三五"本科及研究生规划教材《中西医结合儿科学》主编。擅长治疗过敏性紫癜及各种血尿、蛋白尿、肾炎、肾病、遗尿、尿频、水肿，顽固性咳嗽、哮喘、反复感冒、复发性扁桃体炎、咽炎、鼻炎、腺样体肥大，儿童急慢性发热，厌食、腹痛、腹泻、便秘等脾胃系疾病，体虚易感、多汗、恶寒、磨牙、口臭、失眠，抽动症、多动症、癫痫、湿疹、荨麻疹、皮肤等过敏性疾病，儿童耳鼻喉疾病，血小板减少、红斑狼疮、风湿、类风湿等免疫性疾病，气血病等。

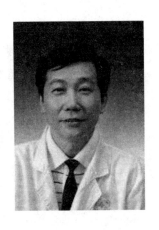

常克教授出生于书香门第，中医世家。常克教授自幼耳濡目染，恢复高考后选报中医专业。1982年本科毕业后在成都中医学院（现成都中医药大学）附属医院工作，开始了中医事业的职业生涯。平时还给老中医抄方，随老师临床学习，漫读中医经典。2003年入选国家首届优秀中医临床人才培养，亲聆近百位国医大师。大家院士的现身说教与跟师实践，使常教授拓展了视野，提高诊疗技能，学识更上一层楼。常克教授每半天临诊病例逾百，主要运用传统医药处方，效果十分显著。纠正了滥用抗生素、激素等西药的偏歆路径，使患者及西医同行对中医药防治优势有了共识。

# 验方1　敌蛋汤

**组成：** 刘寄奴 12g，黄药子 12g，半枝莲 12g，喜树果 12g，金银花 15g，连翘 15g，大青叶 20g，板蓝根 10g，鱼腥草 20g，全蝎 5～10g，蜈蚣 1 条。

**功效：** 清热解毒，化瘀消蛋。

**主治：** 小儿肾病中出现的蛋白尿或不明原因出现的水肿、小便浑浊或泡沫久不消。可伴有外感症状。症见不肿或有不同程度的水肿，尿蛋白（+++～++++），24 小时蛋白尿定量 >0.5mg，可伴随有轻微咳嗽、鼻塞、流涕，甚至发热，舌红苔薄白，脉数。

**用法：** 2 日 1 剂，水煎 900mL，分 6 次温服。2 周为一个疗程。

**方解：** 常克教授认为蛋白尿为肾病之主候，而导致蛋白尿的原因诸多，并不只有肾精下泄、精气下漏等虚损理论能解释。小便中含有蛋白者，常表现为外观浑浊或起泡沫。经言属热，实乃热毒下窜肾经，逼精外泄。湿热稽留日久，脉络阻滞，形成瘀血，久病入络，风毒丛生，而致本病反复发作，缠绵难愈。湿毒不去，壅滞下焦，肾失气化则尿少肢肿；湿热蕴结，久羁不去，流注下焦，壅遏肾脉，血行不畅，瘀血变生，热蒸瘀阻，风毒瘀络，逼精外出。表现为肾失封藏，精血下泄，溲赤泡多，久不消散；实验室检查可见蛋白尿或有血尿。故临床着重从湿热、瘀血、风毒论治，并立清热利湿、解毒化瘀、搜风通痹之法，创敌蛋汤。方中半枝莲、喜树果、黄药子、刘寄奴四药辛开苦降，寒温并用，功能清热泄湿，解毒散瘀；金银花、连翘、大青叶、板蓝根、鱼腥草五药苦寒，功能清热解毒，凉血消痈，进一步加强君药的疗效，且金银花、连翘尚能疏散风热，防外风引动内风，陡生败乱；全蝎、蜈蚣并用，以毒攻毒，功能搜风通络，攻毒散结。诸药合用，可使湿热除，毒瘀散，贼风息，蛋白可消。

**加减：** 伴舌苔黄而厚腻者，加茵陈、重楼清热化湿；伴皮肤疮疡者，加紫花地丁、野菊花清热消痈；伴小便短少者，加车前草清热利尿。

**临床应用：** 无论是原发性或者继发性疾病累及到肾脏出现蛋白尿的患者，

只要符合本方辨证思路，即蛋白尿初见或原病复发，数周蛋白尿不消，不肿或有水肿，舌红苔黄，脉实者，皆可使用。需要注意的是，本方临床多用于青壮年，但体质比较壮实的老人也可用。若患者临床中在使用激素冲击治疗时，则不能同时使用本方。

典型病例：

患者，女，5 岁。反复尿检发现蛋白尿（++ ～ +++）1 年，复发伴咳嗽 3 天。

家长诉 1 年前患儿因感冒后出现全身水肿，遂至四川省华西妇女儿童医院就诊，尿常规示蛋白（+++），查生化全项示甘油三酯和胆固醇皆升高，诊断为"肾病综合征"，予激素冲击治疗后病情缓解出院。院外坚持激素口服治疗 1 年后，在医生指导下减量至泼尼松 1 颗维持拖尾疗法。近日因外出游玩后出现咳嗽阵作，无痰，无鼻塞流涕，复查尿常规示蛋白（++），大便正常。因激素的副作用，家长拒绝激素加量治疗，故求诊中医。就诊时患儿无明显水肿，满月脸，四肢瘦削，纳可，咳嗽阵作，白天为主，无咳痰，大便尚可，小便泡沫多且经久不散，寐可。唇红，咽部充血，扁桃体正常。舌红苔薄黄腻，脉数。根据患者家长口述情况及提供的患儿既往检查报告结合其就诊情况，四诊合参，西医诊断：感冒；肾病综合征。中医诊断：感冒，热毒瘀滞夹风热证。治宜清热解毒解表，化瘀消蛋。拟处方如下：

| | | | |
|---|---|---|---|
| 半枝莲 10g | 喜树果 10g | 刘寄奴 10g | 黄药子 10g |
| 金银花 10g | 连翘 10g | 大青叶 10g | 板蓝根 10g |
| 射干 5g | 苦杏仁 5g | 前胡 10g | 鱼腥草 10g |
| 全蝎 5g | 蜈蚣 1 条 | | |

激素维持 1 颗口服，同时配合上方连续服用 1 周。

二诊：复查尿常规示蛋白转阴，感冒痊愈。原方基础上去射干、苦杏仁、前胡后服用 1 周，后期根据常克教授"以清为主，补不宜早"的治疗原则，继续门诊随访中药治疗并停止服用激素。

（整理者）

金兰：博士研究生。

## 验方 2　三皮汤

**组成：**桑白皮 15g，地骨皮 15g，秦皮 15g，桔梗 5g，海蛤壳 10g，枳壳 5g，重楼 10g，土茯苓 10g。

**功效：**清肺泻热，透邪解郁。

**主治：**肺经郁热证。久咳不止，干咳无痰，或少痰不显，表卫无候，鼻红、唇红、咽红、舌红少苔，脉数。

**用法：**2 日 1 剂，水煎 900mL，分 6 次温服。

**方解：**本方以钱氏泻白散加减而成，原为肺经伏火郁热而设。邪既称伏，必不炽盛，潜伏日久必兼阴损，火曰炎上，必致肺气清肃不及，通降不利，随火上逆，发为咳喘；而肺气逆乱，又会郁而化热，助邪伤肺，"气有余便是火"即是此意，如此反复，火愈胜则气愈逆，气愈逆则火愈旺，气火相助，则喘咳不已。故而欲止其咳，必当降气，降气即是降火，且肺气通利亦有助于伏邪郁火消散，使之无留居之所，是以重在泻其肺气，而非清其肺热，故名泻白。正如《小儿药证直诀》所云："泻白散又名泻肺散，治小儿肺盛，气急喘嗽。此为肺火郁结，窒塞不降，上气喘急者之良方。"由于此中之火，既非实火炽盛又非阴虚火旺，加之小儿"易虚易实，易寒易热"之特点，实为导赤"水虚火不实"之肺病。故用药务求轻灵柔润，以防"虚虚实实"之戒。故既不可清透肺中实热以治标，也不能滋阴润肺以治本，而是清泻肺中伏火以消郁热，乃针对小儿"稚阴"素质，兼顾肺为娇脏而立法用药。诚如季楚重所云："救肺之治有三：实热伤肺，用白虎汤以治其标；虚火刑金，用生脉散以治其本；若夫正气不伤，郁火又甚，则泻白散之清肺调中，标本兼治，又补二方之不及也。"

　　方中以桑白皮、地骨皮、秦皮共为君药，清泻肺火，以复肺气之肃降。桑白皮味甘而辛，性寒入肺，甘能固元气之不足，辛能泻肺气之有余，气薄质液，不燥不刚，清肺热而无凉遏之弊、泻肺气而无伤正之虞，凡肺中"实邪郁遏，肺窍不得通畅，借此渗之散之，以利肺气"。地骨皮甘淡而寒，归肺、肾经，泻肺肾中伏火，且有养阴之功，亦有"实则泻子"之义，然而临床医师往往囿于吴鞠通"若兼一毫外感，即不可用"之论，用时不免谨小慎微，坐误事机，但常克教授认为不必过于拘泥。《本草备要》有云："地骨皮能退内潮，人所知也，能退外潮，人实不知。病或风寒散而未尽，作潮往来，非柴、葛所能治，用地骨皮走表走里之药，消其浮游之邪，服之未有不愈者。"秦皮本为治痢常药，用于本方，一因"肺与大肠相表里"，上病下治，肺病治肠，故用秦皮清肠之功以助泻肺之力；二因"壮火食气"，而肺若太虚寥廓，纤芥无扰，只得清气充养，不耐寒热，故肺中之邪热必致气机逆上而为咳喘，邪热久羁则伤阴耗气，此谓"壮火食气"也。原方之中本有粳米、甘草扶正益气，但常克教授思其皆甘壅之物，易滞气助热，故而舍之。药虽弃，然法不可丢，故加用秦皮不仅有清热之效，亦有收敛之用，古人谓其"能收敛走散之精气"，实为得仲景白头翁汤之三昧。桔梗辛散，有宣肺利咽之效；枳壳苦降，有宽中下气之功，二者相伍，一升一降，宣畅气机，以复肺气宣降之职，以助郁火消散之功。火热灼津成痰，痰不清则气不降，气不降则咳不止，故用海蛤壳清肺降火，软坚化痰，三者共为臣药。重楼、土茯苓清热解毒，前者能利咽，后者可化湿，既补君臣清热之力稍逊，又可助化痰利湿之功显著，二药共为佐药。桔梗可载药力直入肺中，有引经之效，故兼为使药。诸药相合，共奏清肺泻热、化痰除湿、利咽止咳之功。

此外，常克教授运用此方还有两点心得。一是肺主诸气，为水之上源，肺气宣降正常，则上焦得通，津液得下，水津四布；膀胱为水液下输之所，州都之官，津液藏焉，气化则出，其功能正常与否与肺之宣降密切相关，故有"提壶揭盖"之法以治癃闭者。常克教授从此切入，认为反之亦然，肺病亦可治从膀胱。临床常配伍通淋清热之品如白茅根、石韦等，泻热从小便而出，以助清泻肺热，实为上病下治之变例。二是本方所治久咳多与血分相关。常克教授认为久咳不已，还应考虑血分受累。症见"四红"，表明血分有热；肺朝百脉与现代肺之功能为气血交换有相通之处，故而气分之伏热日久，必涉血分；病久必瘀，叶氏谓"凡大寒大热病后，脉络之中必有推荡不尽之瘀血"，是以"热病用凉药，须佐以活血之品，始不致有冰伏之虞"，如苏子降气汤中配以当归即是此义，故常克教授常配以白茅根、石韦、茜草、牡丹皮等药以收凉血、活血之效。综上，久咳病位实为气之后、营血之前，故而气血之分多兼而有之。

**加减：**便秘者，去秦皮，加芦荟、青黛；口干口渴者，加知母、花粉清热生津；咽痛痰黏者，加沙参、玄参养阴利痰；鼻衄者，加白茅根、牡丹皮清热凉血；鼻浊涕脓者，加红藤、败酱草清热排脓；舌苔白黄者，加石韦、通草利湿通淋。

**临床应用：**本方对于咳嗽、哮喘、鼻衄、过敏性紫癜、湿疹、荨麻疹等属肺经郁热者皆可使用。以"唇红、舌红、咽红、鼻孔红"为其辨证要点。

典型病例：

患儿，女，6岁，咳嗽1个月余。

患儿1个月前流感发烧后出现咳嗽频作，经中西医治疗效不明显，现夜间咳嗽仍频，不发烧，口唇红，鼻孔红，大便稍干，小便正常。舌质红，苔少，脉数。中医诊断：咳嗽，肺经郁热证。治宜清肺泻热，利咽止咳。拟处方如下：

| | | | |
|---|---|---|---|
| 桑白皮 10g | 地骨皮 10g | 秦皮 10g | 枳壳 5g |
| 桔梗 5g | 海蛤壳 10g | 重楼 5g | 土茯苓 10g |
| 钩藤 10g | 白茅根 10g | 石韦 10g | 茜草 10g |
| 远志 5g | 芦根 10g | 金荞麦 10g | |

上方水煎服，两日1剂，服3剂，咳嗽症状明显好转，仅有偶咳。后家长要求停药，饮食调理。

（整理者）

张丰华：医学博士，副教授，第六批全国老中医药专家常克学术经验继承人。

# 徐金星验方

## 【名医简介】

徐金星（1959—），女，黑龙江省密山人。中共党员，主任医师，黑龙江省名中医，首届龙江名医。黑龙江省政府特殊贡献津贴专家，黑龙江省卫生计生专业技术高层次优秀人才库专家成员，第二批全国优秀中医临床人才，第五、第六批全国老中医药专家学术经验继承工作指导老师，全国名老中医专家传承工作室指导老师。

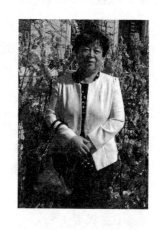

徐金星主任现任大庆市中医医院儿科名誉主任，国家中医重点专科学术带头人，国家临床重点专科学术带头人，黑龙江省劳模和工匠人才创新工作室指导老师，大庆市重点学科"中医儿科学"学术带头人；兼任中华中医药学会儿科专业委员会委员，中国中医药研究促进会综合儿科分会副会长，全国中医药高等教育学会儿科教育研究会常务理事，中国民族医药学会儿科分会常务理事，世界中医药学会联合会儿科专业委员会常务理事，中华中医药学会科技进步奖评审专家等学术职务。并获"黑龙江省五一劳动奖章""黑龙江省职工职业道德建设先进个人"等荣誉称号 20 余项。

徐金星主任 1977 年高中毕业，为黑龙江省密山市裴德公社知青。恢复高考后，1978 年 12 月考入黑龙江中医药大学中医系，1982 年 12 月毕业后分配至大庆市北区医院中医科工作。1984 年 11 月大庆市中医医院成立后分配到中医儿科工作，从事中医临床工作 40 年。

徐金星主任师从国医大师张琪、王烈、薛伯寿及国家名老中医胡天成教授，继承和融汇了 4 位导师在应用中医中药方面的独到见解和特色方法，对儿科疾病治疗有独到心得，学术上善于应用扶正祛邪及内外结合方法，尤其擅长小儿病毒性心肌炎、过敏性紫癜、抽动症、哮喘等疑难病症的治疗，疗效显著。徐金星主任勤于临证，善于总结，提出了很多具有创新性观点。共获得获省市级科研奖励 14 项，发表论文 29 篇，主编论著 2 部，发明专利 1 项。

1994 年，徐金星主任接任大庆市中医医院儿科主任，以发扬中医药特色优势为突破口，大力弘扬中医疗法。在她的带领下，儿科发展为医院支柱科室，连续 20 年获得全院临床科室排名第 1 名。2011 年儿科通过验收成为国家中医重点专科，2013 年通过评审成为国家临床重点专科建设单位，填补了大庆地区国家临床重点专科的空白，促进了黑龙江省中医儿科的整体发展和进步。2014 年退休后成立徐金星名中医工作室，2016 年获批成为全国名老中医药专家传承工作室及黑龙江省劳模和工匠人才创新工作室，也是黑龙江省唯一的中医儿科国家级工作室，已培养高层次中医儿科人才 10 余名。

## 验方 1　解毒护心汤

**组成：**柴胡 10g，黄芩 10g，板蓝根 15g，薄荷 10g，连翘 10g，玄参 10g，郁金 10g，丹参 15g，生黄芪 30g，太子参 10g，神曲 10g，炙甘草 10g。

**功能：**疏风清热，解毒养心。

**主治：**儿童心肌炎，风热侵心证。症见心悸胸闷，发热咳嗽，鼻塞流涕，咽喉肿痛，全身不适，舌红苔白，脉浮数，重按无力，或兼遏止。

**用法：**每日 1 剂，水煎 100mL，分 2～3 次服。

**方解：**徐金星主任认为，儿童病毒性心肌炎初期为内外合邪，表里俱病之证，故柴胡、黄芩和解表里，板蓝根、薄荷疏散风热，连翘、玄参解毒利咽，郁金、丹参活血养心，生黄芪、太子参颐养心气，神曲和中健脾，炙甘草调和诸药，共奏疏风清热、解毒养心之功。

**加减：**伴有胸闷严重者，加瓜蒌、薤白；伴有胸痛者，加元胡、川楝子；夜寐不安者，加夜交藤、合欢花；大便干燥、心烦易怒者，加大黄、黄连。

**临床应用：**主要应用范围为病毒性心肌炎发病早期。

典型病例：

罗某，女，7岁，黑龙江大庆市人。2011 年 11 月 18 日初诊。

患儿 5 天前，因起居不慎出现发热 2 天，最高体温 39.3℃，咽痛，轻度鼻塞，咳嗽有痰，伴腹泻，稀便每日 3～4 次，腹痛时作，无寒战及抽搐，无呕吐，尿量正常。于社区医院输液治疗 5 天，患儿热退，大便好转，软便每日 1 次，腹痛消失，但近 3 天患儿出现心悸不舒、胸闷乏力症状，且活动后症状加重，伴汗出，食欲不振，睡眠欠安。故来就诊，症见发热恶风，鼻塞流涕，咽痛，咳嗽有痰，心悸不舒，胸闷气短，乏力，动则汗出，咽痛，食欲不振，睡眠欠安，大便尚调。查体见意识清，呼吸平稳，面色少华，双肺呼吸音清，未闻及干湿啰音。心前区无异常隆起，心界正常，第一心音低钝，心率 116 次 / 分，心律不齐，各瓣膜听诊区未闻及病理性杂音。舌红苔薄，脉浮数无力。心肌酶检测：磷酸肌酸激酶同工酶 65U/L，α–羟丁酸脱氢酶 193U/L。心电图：窦性心律不齐，电轴不偏，大致正常心电图。中医诊断：心悸，外邪侵袭证。治疗宜采用疏风清热，解毒养心之法。拟用解毒护心汤加减。处方：

| | | | |
|---|---|---|---|
| 连翘 10g | 柴胡 10g | 黄芩 10g | 板蓝根 15g |
| 薄荷 10g | 玄参 10g | 郁金 10g | 丹参 15g |
| 苍耳子 10g | 辛夷 10g | 焦神曲 10g | 焦山楂 10g |
| 炙甘草 3g | | | |

水煎取汁，早晚分服。

二诊：服药 7 日后患儿咽痛明显减轻，鼻塞流涕消失，纳食增加，心悸略减，仍有动则汗出，微咳。考虑为风热之邪未尽，温邪耗伤气阴，出现虚实错杂之证。治疗应兼顾耗伤之气阴，少佐益气养阴之品防正气过虚。处方：

| | | | |
|---|---|---|---|
| 金银花 10g | 黄芪 15g | 党参 10g | 麦冬 10g |
| 生地黄 10g | 丹参 15g | 大枣 10g | 连翘 10g |
| 大青叶 10g | 玄参 10g | 郁金 10g | 焦神曲 10g |
| 焦山楂 10g | 炙甘草 3g | | |

水煎取汁，早晚分服。

三诊：7 日后，患儿咽痛咳嗽消失，纳食明显增加，心悸胸闷明显减轻，偶感乏力，考虑邪毒尽解，此时应益气养阴为主，顾护脾胃之阴。扶正以防邪毒再袭。处方：

| 黄芪 15g | 党参 10g | 麦冬 10g | 桂枝 15g |
| 生地黄 10g | 玉竹 10g | 丹参 15g | 茯神 10g |
| 阿胶 10g | 大枣 10g | 炙甘草 3g | |

四诊：7日后，患儿诸症消失，痊愈。

## 验方 2　养心益智汤

**组成：**黄芪 30～100g，党参 10g，茯神 10g，枣仁 10g，柏仁 10g，龙眼肉 10g，麦冬 10g，薤白 10g，瓜蒌皮 10g，煅龙骨 10g，柴胡 10g，当归 10g，炒枳壳 10g，炙甘草 10g。

**功能：**补益心脾，养心安神。

**主治：**儿童心肌炎，心脾两虚、气血不足、心神失养之证。症见惊悸怔忡，胸闷健忘，夜寐不安，自汗盗汗，面色萎黄，体倦食少，舌质淡，苔薄白，脉细缓。

**用法：**每日 1 剂，水煎 100mL，分 2～3 次服。

**方解：**方中以甘温之黄芪、党参为君，补益心脾之气；当归、龙眼肉、麦冬亦为臣药，补血养心，使气有所依；茯神、柏子仁、酸枣仁、远志、龙骨为佐，宁心安神；柴胡、瓜蒌皮、薤白、枳壳为佐辛香而散，疏肝理气醒脾，与大量益气健脾药配伍，复中焦运化之功，又能防大量益气补血药滋腻碍胃，使补而不滞，滋而不腻。甘草为使，调和诸药。全方共奏益气补血，健脾养心安神之功。

**加减：**伴有胸闷严重者，重用薤白、柴胡；伴有胸痛者，加桃仁、红花；自汗多者，加浮小麦、煅牡蛎；惊悸不宁者，加灵磁石、青龙齿。

**临床应用：**本方治疗因儿童病毒性心肌炎引起的心脾两虚、气血不足、心神失养之证。心藏神而主血，脾主思而统血，心脾两虚，气血损耗，脾气亏虚；心血不足则见惊悸、怔忡、健忘、不寐、盗汗；面色萎黄，舌质淡，苔薄白，脉细缓均属气血不足之象。上述诸症以心脾两虚，气血亏虚为病机基础。儿童病毒性心肌炎如外邪已去，均可使用此方加减出入。临床上徐金星主任经常与保元汤合用。另外也应用于心脾两虚证的儿童抽动障碍、多动障碍患者，均有疗效。

典型病例：

李某，男，12 岁，黑龙江省大庆市人。2011 年 10 月 22 日初诊。

反复心悸、胸闷、气短 1 年余，加重 3 天。患儿平素体弱，易患外感。曾有疱疹性咽峡炎病史、肺炎病史、反复呼吸道感染病史。患儿 1 年前感冒后出现心悸、胸闷、气短症状，易疲劳、乏力，多汗，倦怠乏力，活动后加重。曾先后就诊于数个医院，检查后诊断为"病毒性心肌炎"，给予"果糖、维生素 C、肌苷"等口服治疗，症状好转，但心悸、胸闷气短症状反复出现，伴多汗，倦怠乏力，活动后加重，面色少华，夜寐不安，恶寒肢冷，自汗便溏，食欲不振厌食。3 天前，患儿活动剧烈后，自觉心悸不安、胸闷气短加重，故来就诊。症见心悸不安、胸闷气短，倦怠乏力，活动后明显，面色少华，夜寐不安，恶寒肢冷，自汗便溏，食欲不振，厌食，舌淡苔白而润，脉细弱。查体见神志清楚，精神可，呼吸平稳，自主体位，面色少华，咽不充血，双侧扁桃体无肿大，双肺呼吸音清，未闻及干湿啰音。心前区无异常隆起，心界正常，第一心音低钝，心率 90～112 次 / 分，心律不齐，各瓣膜听诊区未闻及病理性杂音。心肌酶谱：肌酸激酶同工酶（CK-MB）62 U/L，肌钙蛋白阳性。心电图示窦性心律，ST-T 波改变，电轴左偏。中医诊断：心悸，心脾两虚证。治疗宜补益心脾，益气复脉之法。养心益智汤合自拟保元汤加减。处方如下：

| | | | |
|---|---|---|---|
| 黄芪 100g | 党参 20g | 茯神 20g | 龙眼肉 10g |
| 麦冬 10g | 薤白 10g | 瓜蒌皮 10g | 煅龙骨 10g |
| 当归 10g | 炒枳壳 10g | 桂枝 10g | 白芍 10g |
| 五味子 10g | 陈皮 10g | 附片 10g | 生姜 10g |
| 大枣 8 枚 | 炙甘草 10g | | |

每日 1 剂，水煎分服。

二诊：7 日后，患儿心悸胸闷，乏力气短减轻，汗出减少，活动后症状略加重，夜寐好转，食欲好转，大便略稀。患儿症状好转，心血渐充，心气渐盛，脾气渐旺，继续补益心脾、益气复脉治疗。方以养心益智汤加减。

以上方加减治疗 1 个月余，患儿无心悸胸闷，无倦怠乏力，多汗消失，食纳良好，夜寐较安，二便正常。查体见第一心音较有力，心率 70～90 次 / 分，节律欠规整。心肌酶测定：CK-MB 20 U/L。肌钙蛋白阴性。心电图示窦性心律不齐，电轴不偏。患儿症状消失，心脾功能恢复。痊愈。

# 验方 3　自拟保元汤

**组成：**黄芪 30 ～ 100g，红参 10g，炒白术 10g，茯苓 10g，桂枝 10g，白芍 10g，五味子 10g，陈皮 10g，远志 10g，生姜 10g，大枣 8 枚，炙甘草 10g。

**功能：**扶正固表，补益脾肺。

**主治：**儿童心肌炎，脾肺两虚之证。症见心悸怔忡，少气懒言，神疲倦怠，漏汗自汗，动则尤甚，食少纳呆，舌淡少苔，脉弱。主要应用范围为病毒性心肌炎发病中后期。

**用法：**每日 1 剂，水煎 100mL，分 2 ～ 3 次服。

**方解：**本方为保元汤、玉屏风散、桂枝汤合方加减，方中以保元汤黄芪、红参、甘草为君，用黄芪保在外一切之气，甘草保在内一切之气，人参保内外一切之气，并滋五脏元阴，诸气治而元气自足以益气固表；臣药以白术、茯苓健脾益气，助君药加强益气固表之功。桂枝、白芍、生姜、大枣（桂枝汤）为臣调和营卫，五味子敛阴，远志安神，陈皮理气共为佐药。全方补肺益气，养心安神，固表扶正，提高抗病能力。

**加减：**气阴两虚者，加麦冬、生地黄；自汗重者，加浮小麦、煅牡蛎；漏汗者，加附片；血瘀者，加丹参、红花。

**临床应用：**本方治疗因儿童病毒性心肌炎引起的脾肺两虚之证。临床观察可见，儿童病毒性心肌炎反复发生者极多，其发生与脏腑功能失调或虚损密切相关。治疗上应全面考虑，分清主次。要从整体上加以综合调节，有利于正气的恢复和机体抗病能力的提高，可避免病情反复。本方也用于哮喘、肺炎喘嗽、紫癜、体虚感冒等病见上述证候者。

典型病例：

赵某，男，6 岁，黑龙江大庆市人。2014 年 11 月 2 日初诊。

患儿素体虚弱，每月至少外感 1 ～ 2 次。半年前感冒后乏力多汗经久不愈，查心肌酶异常，经输液及口服营养心肌药物治疗，症状无缓解，心肌酶反复升高不降。就诊症见面色无华，形体消瘦，发稀色黄，咳嗽迁延不愈，少气懒言，寐时多汗出，烦躁易啼，肌肉松弛，纳呆乏力，厌食，大便稀，舌质淡红，舌苔薄白少津，脉细数无力。西医诊断：病毒性心肌炎。中医诊断：咳嗽，肺脾气虚证。治疗上初拟健脾益气养心，补肺固表之法。予自拟保元汤加减。处方：

| | | | |
|---|---|---|---|
| 黄芪 30g | 人参 10g | 白术 10g | 防风 10g |
| 桂枝 10g | 白芍 10g | 煅牡蛎 30g | 陈皮 10g |
| 茯苓 10g | 鸡内金 10g | 大枣 10g | 炙甘草 5g |

水煎取汁 100mL，每日 1 剂，早晚分服。

二诊：两周后，患儿面色好转，食纳增加，体重渐增，无烦躁易啼，多汗消失，乏力减轻，咳嗽消失，软便，未见感冒。该患儿损伤肺脾之气已渐复，继用健脾益气，补肺固表之法，继用上方调理。

8 周后，患儿面色红润，纳食良好，体重增加，无乏力，大便调。心肌酶正常。

用药 3 个月后随访，该患儿心肌酶异常未有反复。半年以后随访，病情无反复，且该患儿仅感冒 1 次，且病程短，病情轻。

（整理者）

*马斯风：主任医师，第五批全国老中医药专家徐金星学术继承人。*

# 彭玉验方

## 【名医简介】

彭玉（1960—），女，四川省仁寿人。三级教授、主任医师，博士、硕士研究生导师，中医药高等学校教学名师，第六批全国老中医药专家学术经验继承工作指导老师。现任贵州中医药大学第二附属医院党委副书记、儿科学术带头人；兼任全国中医药高等教育学会儿科教育研究会副理事长，中国民族医药学会儿科分会副会长，中华中医药学会儿科分会常务委员，中国中西医结合学会儿科专业委员会委员，贵州省中医药学会儿科专业委员会主任委员，贵州省中西医结合学会儿科专业委员会副主任委员。

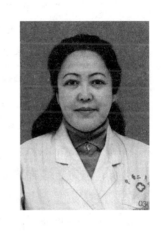

彭玉教授自幼生长于西医世家，幼年时曾患慢性腹泻久治不愈，其父抱着用中药一试的想法，服用当时市值"八分钱"的中药而愈，从此其父与中医结缘，将中医骨伤、针灸推拿、中草药应用于骨科专业，成为一名中西医结合骨伤专家。因中医对女儿有荫佑之恩，其父将中医情结寄托在女儿身上，期待她学习和回报中医。1977年高考恢复第1年，其父毫不犹豫地为她选择了中医专业，怀揣着父母的梦想，她走进了贵阳中医学院（现贵州中医药大学，下同），开始了中医求学、成长之路。

彭玉教授1982年12月以优异成绩毕业，分配至贵阳中医学院第二附属医院，从事中西医结合儿科临床、教学、科研35年。其间她先后参加全国第二批高级中医儿科师资班、全国第二批老中医药专家学术经验继承以及西医儿科进修学习。师承期间，受导师黄建业教授扎实的中西医功底、渊博的学识、高洁的人品以及精湛的中医诊疗技术影响，她潜心研究中医理论、中西医儿科诊疗技术，从临床治愈儿科疾病最佳的中医或西医治疗方法着手，把儿科常见病划分为中西医结合治疗、中医为主西医为辅、西医为主中医为辅以及单纯中医或西医治疗四大类，形成"儿科四种分类诊疗法"，充分展示中西医结合、中医、西医在治疗儿科疾病上优势；同时将"儿科四种分类诊疗法"创新性转化为"儿科四种分类教学模式法"，应用在《中西医结合儿科学》本科教学中，以临床促进教学改革，取得了系列科研与教学成果，提高了年轻医师中西医结合诊治儿科疾病能力，也使学生充分了解了中西医结合治疗儿科疾病的优势。

彭玉教授先后跟师黄恺行（中医杂病）、汪惠尧（小儿推拿）与黄建业（中西医儿科）三位老先生，因此她兼具中西医结合诊疗儿科、内科疾病以及应用小儿推拿适宜技术的优势；她既受益于院校规范化、系统化的教育，又得益于个性化发展的师承教育，汲取导师学术之精华和辨证思维模式；她在导师黄建业教授"理脾"学术思想的指导下，逐步形成儿科疾病"万变不离脾"（脾胃转枢之机）、"辨治不离脾"（理脾为先）的辨治体系，将"从脾治肺，肺脾同治"理论具体化、形象化，应用在中医药防治小儿厌食、腹泻、反复呼吸道感染、肺炎等肺脾病证上，形成以中医内服、外治相结合的内外合治、立体辨治、防治并重的中医特色诊疗方式，成为贵州省中医药与小儿推拿防治儿科疾病、推广应用的领军人才。彭玉教授主持参与国家自然基金、"十一五"科技支撑计划、中医药行业专项等各级各类科研教学研究课题37项，获各级各类成果奖励14项，获国家发明专利2项，医院内制剂注册批件1项。主持国家级、省部级等项目研究，省部级等科研教学研究项目30余项。发表学术论文80余篇，主编参编专著教材15部。公开发表教学与学术论文80余篇，主编参编专著规划教材15部。

# 验方1　加减运脾汤

**组成：**炒苍术10g，炒白术10g，茯苓10g，党参10g，陈皮6g，枳壳6g，薏苡仁10g，山药6g，荷叶6g，焦山楂6g，甘草6g。

**功能：**健脾益气，运脾和胃。

**主治：**小儿厌食、食少、纳呆、呕吐、腹泻、积滞、疳证等脾运失健、或脾虚失运之虚实夹杂病证。

**用法：**每日1剂，水煎100mL，分2～3次服。4周为一疗程。或浓缩颗粒制剂。由贵州中医药大学第二附属医院药剂科提供。

**方解：**本方是在黄建业名老中医治疗脾失健运的经验方"运脾散"的基础上加减而成。主要用于脾虚失运之虚实夹杂病证。脾胃为后天之本，气血生化之源。小儿"脾常不足"，一旦感受外邪、或疾病、或药物等损伤脾胃，则脾胃气机升降不和，受纳转枢运化失健。彭玉教授认为，若胃不能受纳腐熟水谷，脾不能转枢运化水湿、输布精微、分化水湿，则水谷停积不化，致脾胃气机升降失常而发生厌食、疳证、泄泻、食积、呕吐、腹痛等病证。"脾运失健"可因功能失调，也可因脾胃虚弱而致，前者为实，后者为虚，均致食欲减退，饮食乏味，厌恶进食，大便不调等。"加减运脾散"重在"运"，"运"则为理顺和恢复脾胃气机升降转枢之机，实为"理脾"。方中以苍术为君，其味微苦，气芳香而悦胃，性温燥而醒脾助运，开郁宽中，疏化水湿，正和脾之习性，为运脾治湿之要药。白术、山药、薏苡仁、陈皮、党参为臣，健脾除湿，其中茯苓、白术合用健脾除湿之功更强；党参甘平，补中益气生津。佐以枳壳、焦山楂理气、消积、开胃，使补而不滞；荷叶清香升散，醒脾和胃。甘草调和诸药。全方补运兼施，寓补于运、运中有补，集运脾、消滞、化积、益气于一体，体现了补中寓消、消中有补、补而不滞、消而不伤正的和调作用。在临床上广泛应用于脾胃不和，脾虚运化失健的病证。

**加减：**夹积伴呕吐者，加大腹皮6g，藿香6g，法半夏6g，旋覆花6g；大便稀溏、色白不臭者，加炮姜2g，吴茱萸2g；腹痛者，加青皮3g，延胡索6g，白芍6g，木香6g；口臭、舌苔黄厚腻者，加天花粉9g，知母6g，大腹皮6g；病程长、易食积、大便不调者，加砂仁6g，太子参9g，葛根9g；舌红苔花剥或苔少、大便干结者，加玉竹9g，石斛9g，制黄精6g，淡竹叶6g，地骨皮6g。

**临床应用：**本方主要用于脾失健运，或脾虚失运之厌食、食少、纳呆、呕吐、腹泻、积滞、疳证等虚实夹杂之病证。

典型病例：

患儿，男，5岁。2014年8月31日初诊。食少1年余，加重伴呕吐、口臭1天。患儿1年前无明显诱因出现食欲不振，纳呆，稍多食即吐，喜饮水，大便稀溏，夹不消化食物残渣，每日 1～2 次，曾服用多种西药（不详），但效不显。1 天前患儿母亲强迫进食，因过食后呕吐 2 次，呕吐物为胃内容物，味酸臭，量多，非喷射性，自服"健胃消食片"呕吐未愈，口臭，喜饮水，故求来诊治。病后患儿精神尚可。体重 17kg，体型偏瘦，精神好，面色白，咽不红，舌质平，舌苔薄白，心肺未见明显异常，腹稍胀，未扪及包块，肝脾未扪及，腹壁皮下脂肪厚度 0.7cm。脉沉细。刻下食欲不振，纳呆口臭，恶心欲吐，大便稀，夹不消化食物残渣。夜不安，偶有哭吵，小便调。中医诊断：厌食，脾虚失运证。法当健脾益气，消积和胃，予以加减运脾汤加大腹皮、厚朴、天花粉。处方如下：

| | | | |
|---|---|---|---|
| 炒苍术 10g | 炒白术 10g | 枳壳 6g | 山药 6g |
| 茯苓 10g | 大腹皮 6g | 姜厚朴 6g | 陈皮 6g |
| 荷叶 6g | 连翘 6g | 天花粉 9g | 党参 10g |
| 焦山楂 6g | 甘草 4g | | |

3 剂，每日 1 剂，水煎 100mL，分 2～3 次服。

嘱进食易消化食物；药后食量增加时，注意控制食量，不宜进食过多。

二诊（2014 年 9 月 3 日）：药后诸症均减，食欲增加，口臭、渴饮减轻，眠可，二便调。精神好，舌质平，舌苔白，脉沉细。药证相符，食积渐化，食欲渐复，脾运复苏，故口臭、渴饮减轻，以原方去大腹皮、厚朴，加扁豆、石斛健脾益气养阴。处方：

| | | | |
|---|---|---|---|
| 炒苍术 10g | 炒白术 10g | 枳壳 6g | 山药 6g |
| 茯苓 10g | 薏苡仁 6g | 扁豆 6g | 陈皮 6g |
| 荷叶 6g | 连翘 6g | 石斛 6g | 党参 10g |
| 焦山楂 6g | 甘草 4g | | |

6 剂，煎服法及医嘱同前。

三诊（2014 年 9 月 10 日）：服药后食量增加明显，大便每日 1 行，夜眠安静，无口臭，口不渴。精神好，活泼，面色红，舌淡，苔薄白。患儿脾胃运化功能日趋恢复，气阴渐复，故食量增加明显，便调，夜眠安静，用原方再进 6 剂后巩固。处方：

| | | | |
|---|---|---|---|
| 炒苍术 10g | 炒白术 10g | 党参 10g | 陈皮 6g |
| 枳壳 6g | 薏苡仁 10g | 山药 6g | 荷叶 6g |

焦山楂 6g　　　　甘草 6g

6 剂，煎服法同前。嘱宜进食规律，不可多食；膳食结构需合理。

服药后患儿饮食正常如同龄儿童，家长自行继予原方服 7 天。1 个月后述患儿主动进食，大便每日 1 行，体重增长至 18kg。

## 验方 2　宣肺平喘方

**组成：** 矮地茶 6g，全瓜蒌 6g，黄芩 9g，桔梗 6g，鱼腥草 6g，白前 6g，百部 9g，法半夏 6g。

**功能：** 清热化痰，宣肺平喘。

**主治：** 痰热壅肺，肺失宣降所致咳嗽、喘息、气促、喉间痰鸣诸症。

**用法：** 每日 1 剂，水煎 150mL，分 2～3 次服。1 周为一疗程。

**方解：** 肺主气司呼吸，布散津液濡养全身；脾主运化水谷精微。小儿"肺常不足"，"脾常不足"，小儿感邪或患病后，肺脾受损，肺不布津聚而为痰，脾不运化水湿停聚，痰饮内伏，故有"肺为储痰之器，脾为生痰之源"。彭玉教授认为咳喘之小儿，多有肺脾不足之基础，易生痰湿，内伏肺窍。一旦感受外邪，必引动伏痰，痰阻气道，随气升降，气壅则痰聚，肺失宣降发为咳喘、痰多。因此咳喘患儿多有"痰易生难消"之病机特点与肺脾不足体质特点。小儿为"纯阳"之体，痰湿阴邪，易于热化，故小儿咳喘多为风热夹痰或痰热蕴肺之证，成为反复咳嗽、喘息、痰多、痰鸣的重要病理因素，故彭玉教授主张"咳治肺""痰治脾"，自拟宣肺平喘汤。该方寒热并用，开合并举，以矮地茶、全瓜蒌为君药。矮地茶止咳平喘，清热化痰；全瓜蒌既能上清肺胃之热而涤痰，又能宽中下气，以开胸散结，达到利肺气、宽胸膈的目的。黄芩、鱼腥草、百部、白前共为臣药，黄芩、鱼腥草配伍瓜蒌可疏泄实痰实火之壅闭，宽胸散结，达到清化肺内痰热、理气止咳之效；百部、白前为辛温之品，用以化解胶固之痰，一化痰散结，一清热降火，既相辅、相制又相成。半夏辛开散结，既能燥湿化痰，又可温化寒痰；炙麻黄、桔梗一宣一降，使肺气升降功能得复，三者合为佐药。纵观全方，理气则升降并行，清热化痰则寒温并进，肺气顺则火降，火清则痰消，痰消则火无所附，痰热壅肺诸症悉除。

**加减：** 喘甚者，加麻黄 3g，紫苏子 6g，五味子 6g，地龙 6g；痰多、肺部啰音难以消失者，加枳实 6g，槟榔片 6g，细辛 2g，赤芍 6g；食少者，加莱菔子 6g，茯苓 9g，薏苡仁 10g，荷叶 6g；清涕或鼻塞，外邪未解者，加苏子 6g，蝉蜕 6g，防风 6g；发热者，加苏叶 6g，香薷 6g，或蒲公英 9g，牛蒡子 6g；口臭、舌红苔黄厚腻者，加天花粉 2g，知母 6g。

**临床应用：**主要用于急性喘息性支气管炎、急性支气管炎、哮喘发作期、咳嗽变异性哮喘发作期、肺炎疾病痰热郁闭、肺失宣降证。症见咳嗽气促，喘息阵作，喉中痰鸣，痰多黄稠难咯，发热，口渴，面赤等。

**典型病例：**

苏某，女，3 岁，因流涕 5 天，伴咳嗽 3 天，气促 1 天。2017 年 2 月 5 日初诊。

患儿 5 天前受寒，有喷嚏清涕，未予重视。3 天前出现咳嗽，阵发性咳嗽，咳嗽痰多，遂于某诊所治疗，予"头孢、氨溴索、地塞米松"（具体剂量不详）等静脉输液治疗，咳嗽稍缓解，仍有喷嚏、清涕。1 天前患儿食用煎炸油腻之品后咳嗽加重，喉间痰鸣，痰多黄稠难咯。无发热、发绀，无呕吐、腹泻等不适，食少，夜眠哭吵不安，大便干，小便调。

望其精神可，面色可，呼吸急，三凹征（–）、咽红（++）、扁桃体Ⅱ度红肿，舌红，苔黄稍厚，心脏未见明显异常，双肺呼吸音粗，闻及痰鸣音，指纹紫滞。年幼时易咳喘，长大后发作减少。

中医诊断：哮喘，寒热夹杂、痰热壅肺证。治以清热化痰，宣肺止咳，佐以辛温解表祛邪。以宣肺平喘方加荆芥、羌活、焦山楂、槟榔。方药如下：

| | | | |
|---|---|---|---|
| 矮地茶 6g | 全瓜蒌 6g | 黄芩 10g | 桔梗 10g |
| 鱼腥草 10g | 白前 6g | 百部 9g | 法半夏 6g |
| 炙麻黄 3g | 焦山楂 6g | 羌活 4g | 荆芥 6g |
| 炒枳实 6g | 甘草 6g | | |

4 剂，每日 1 剂，分 3 次冲服。

二诊（2017 年 2 月 10 日）：药后症状好转明显，气促消失，咳减痰少。现晨起咳嗽，痰稍黄，喜清嗓子，干呕，食好，二便调。望其精神可，面色黄，咽红（±），扁桃体Ⅱ度红肿，心肺未见异常，舌红，苔黄稍厚，指纹淡紫。

治以清热利咽，化痰止咳。前方去麻黄、羌活、荆芥、焦山楂，加防风、辛夷、地肤子、地龙。处方：

| | | | |
|---|---|---|---|
| 矮地茶 6g | 全瓜蒌 9g | 黄芩 9g | 桔梗 9g |
| 鱼腥草 9g | 白前 6g | 百部 9g | 法半夏 6g |
| 炒枳实 6 g | 防风 6g | 地龙 6g | 辛夷 6g |
| 地肤子 6g | 甘草 6g | | |

4 剂，每日 1 剂，分 3 次冲服。后随访，患儿痊愈。

（整理者）

陈竹：医学硕士，副教授，第六批全国老中医药专家彭玉学术继承人。

# 顾敏勇验方

## 【名医简介】

顾敏勇（1961—），男，安徽省芜湖人。主任中医师，第六批全国老中医药专家学术继承工作指导老师。现为中华中医药学会会员，中国民族医药学会儿科分会理事，安徽省中医药学会儿科专业委员会副主任委员，安徽中医药大学中医儿科学硕士研究生导师，芜湖市中医医院儿科科主任。先后荣获"安徽省先进工作者""安徽省百优医生""江城最美医生""芜湖市十佳医生""芜湖市劳动模范"等荣誉称号。

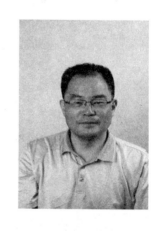

顾敏勇主任幼时因小儿麻痹症造成右腿残疾，在残酷的命运面前，他没有沮丧和沉沦，以顽强的毅力和恒心与疾病做斗争。虽经受了严峻的考验，但依然对人生充满信心。他身残志坚，勤奋学习，以优异的成绩考取了大学，却被学校以身体残疾为由拒绝录取，但他没有灰心，坚持了1年，再次以更加优异的成绩走入了医学的殿堂。学医期间他刻苦钻研，勤求古训，博采众方，毕业后分配至芜湖中医医院工作。顾敏勇主任从事中医儿科医教研工作30余年，一直不忘初心、牢记使命，弘扬中医传统文化，在治疗反复呼吸道感染、哮喘、小儿厌食及小儿反复腹泻、营养不良、再发性腹痛、过敏性紫癜性肾病、儿童多动症、小儿遗尿等儿科常见病及疑难杂症等方面经验丰富。他一直倡导合理喂养和增强抵抗力比用药更重要的理念，指导家长合理喂养好、呵护好孩子，以增强孩子的抵抗力、减少疾病的发生。"少用药甚至不用药"是顾敏勇主任在工作实践中逐渐形成并坚持的理念，"简、便、廉、验"是他的中医药组方特色。临床中他潜心研究儿童疾病的中西医结合治疗，针对儿童特点，开展中药膏方、中药灌肠、中药熏洗等中医特色治疗。由于痛苦小、疗效好、经济实惠，深受患儿家长的欢迎。主持国家中医药管理局项目"黄疸（胎黄）修订"、安徽省中医药管理局项目"补肺强体膏治疗反复呼吸道感染缓解期临床研究"；主持国家发改委项目"芜湖市儿科中医特色治疗中心"。发表文章10余篇，主编全国中医药高职高专规划教材《中医儿科学》等。

# 验方1　补肺强体方

**组成：**生黄芪30g，太子参30g，淫羊藿10g，炙甘草3g。

**功能：**补肺健脾，益气固表。

**主治：**反复呼吸道感染，肺脾气虚证。

**症见：**经常咳喘，气短，唇口色淡，面色少华，神疲乏力，纳呆食少，大便不调。

**用法：**每日1剂，文火煎，取汁150mL，分2～3次服。第一个疗程连续口服1个月，停20日再进入第二个疗程口服10日，依照前法连用3个月。

**方解：**顾敏勇主任认为本病的发生根本为正虚，与肺、脾、肾三脏不足有关。小儿为稚阴稚阳之体，脏腑娇嫩，形气未充。肺气虚弱，易受外邪。脾为肺之母脏，肺气有赖于脾运化的水谷精微充养，脾健肺强，脾虚肺弱，"金水相生"，肺与肾相互滋生，肾虚不能承上以滋肺，肺虚不能养下以滋肾，若肺、脾、肾三脏功能失调，则屡感外邪，稍愈又作，反复不已。方中黄芪，味甘，性微温，归肺、脾经，补脾肺，填卫气，固表止汗为君药。太子参，味甘、微苦，性平，归肺、脾经，补气生津，为臣药。二者相合，共奏补肺健脾功用，对机体抗体的生成功能有明显促进作用。淫羊藿，味辛、甘，性温，李时珍在《本草纲目》中称其有"益精气，坚筋骨，补腰膝，强心力"之功效。甘草，味甘，性平，归心、肺、脾胃经，补脾益气、缓和药性共为佐使药。

**临床应用：**本方适用于反复呼吸道感染缓解期，肺脾气虚证。对反复呼吸道感染实证如肺胃积热证效果不佳。

**典型病例：**

患儿，男，4岁。2017年11月初诊。近1年来，每因天气变化，或接触外感患儿，频频复感，抗生素治疗好转后，但易反复。近半年平均每个月患呼吸道感染1次，多以咳嗽、喘息为主症。经西药抗感染治疗，咳嗽缓解，咳喘不剧，但未痊愈。纳呆食少，倦怠乏力。就诊时症见面色少华，形体偏瘦，咽无充血，双肺呼吸音粗，未闻及干湿啰音，腹稍胀，舌淡，苔白腻，脉细。诊断：反复呼吸道感染，肺脾气虚证。方用自拟补肺强体方。处方：

| 黄芪 30g | 太子参 15g | 淫羊藿 10g | 炙甘草 3g |

30剂。每剂水煎1次，共取汁150mL，每日1剂，分3次服。

连续服用1个月后复诊。患儿近1个月来未再出现呼吸道感染症状，面色较前改善，胃纳改善不明显。嘱停20日后再口服10日，治疗3个月后复查，呼吸道感染次数明显减少，精神食欲明显改善。

## 验方2　醒脾养胃方

**组成：** 太子参9g，茯苓6g，焦白术5g，郁金5g，槟榔6g，木香3g，薄荷3g，陈皮3g，焦山楂6g。

**功能：** 醒脾养胃，和中化积。

**主治：** 儿童厌食之脾虚夹积证。症见不思饮食，形体偏瘦，面色少华，纳食不香，食少便多，大便常夹有未消化物。

**用法：** 每日1剂，水煎150mL，分3次服。7天为一疗程。

**方解：** 小儿厌食的病变脏腑主要在脾胃，病因虽多，其病机关键是脾失健运。甘温药有补气助运作用，用于脾胃气虚，方中太子参味甘、微苦，性平，归脾、肺经，益气健脾，生津。茯苓味甘、淡，性平，归心、肺、脾、肾经，渗湿、健脾。白术味苦、甘，性温，归脾、胃经，健脾益气，三药共为君药。陈皮味苦、辛，性温，归肺、脾经，理气健脾；木香，味辛、温，归脾、大肠经，行气，健脾消食。二者共为臣药，行气导滞，故能补而不滞、温而不燥。郁金，味辛、苦，性寒，归肝、心、肺经，行气解郁；薄荷气味芳香，归肝、胆经，宣通脏腑，疏肝醒脾，《唐本草》中记载薄荷可治恶心、腹胀满，宿食不消，下气。山楂、槟榔消食助运，共为佐药，以行气消食导滞。

**加减：** 汗多者，可加黄芪、防风；食积化热者，可加连翘、黄芩、佩兰；湿困脾胃者，可加藿香等。

**临床应用：**主要适用于纳食不香、挑食偏食、厌食。常伴有情绪不稳定，或食则饱胀，面色少华，大便夹有不消化物等症状。

**典型病例：**

患儿，女，3岁。2018年3月初诊。患儿近半年来体重未增长，平素少食，形体偏瘦，脾气易躁，食则饱胀，家属因担心营养问题常强迫喂食。间断口服益生菌类，效果不佳，舌淡，苔白腻，夜寐欠安，夜间汗多。就诊时见患儿形体偏瘦，面白少华，脾气易急躁，不思饮食，大便时干时稀，腹部膨胀，精神一般。中医诊断：厌食，脾虚夹积证。治宜运脾开胃，佐以助运，拟醒脾养胃方加减。处方如下：

| | | | |
|---|---|---|---|
| 太子参 9g | 茯苓 6g | 焦白术 5g | 郁金 5g |
| 槟榔 6g | 木香 3g | 薄荷 3g | 陈皮 3g |
| 焦山楂 6g | 浮小麦 8g | | |

上方口服7日后复诊，胃纳较前明显改善，腹软，大便性状较前好转，故去槟榔继续口服20日，纳谷已和，形体渐丰。

# 验方 3　麻黄缩泉方

**组成：**炙麻黄 6～12g。

**功能：**宣肺缩泉。

**主治：**用于治疗单症状性夜遗尿、原发性遗尿症。

**用法：**以水200mL，煎取药汁约150mL（药液量不宜过多，或用中药免煎剂冲服），睡前服，连服1个月。

**方解：**麻黄性温，入肺、膀胱经，宣通肺气，通三焦水道，调膀胱气化，使开阖适度，而收通调止遗之功。西医学研究认为，遗尿病因大多属功能性疾病，因患儿大脑皮层兴奋性降低，睡眠过深，不能接收来自膀胱充盈的刺激而无法觉醒。现代药理研究表明，麻黄中含有多种生物碱，其中以麻黄碱为代表的多种生物碱可以引起大脑皮层、皮层下中枢和血管运动中枢的兴奋，能提高大脑皮质的兴奋性，使睡眠深度减弱而易于觉醒。麻黄碱还能使膀胱三角肌和括约肌的张力增加，可使排尿次数减少，产生尿潴留，对儿童遗尿症有效。临床尚未发现心悸、多汗、失眠等副作用。

**临床应用：**遗尿症。

**典型病例：**

黄某，女，11 岁。常于夜间睡眠中小便自遗，醒后方觉，每周均有，少则 1 次，多则 3 次。白天小便正常。夜间睡眠较深，不易唤醒。曾在当地医院就诊，查腰骶部 X 线及尿常规、尿培养检查均正常。初诊时见神清，反应灵活，体格发育正常，腹平软，全腹无压痛，双肾区无叩击痛，舌淡红，苔薄白。顾主任指出患儿无明显虚寒、湿热等证，为单纯夜间睡眠深、觉醒障碍所致。予单味炙麻黄 9g，水煎服，睡前服用。服用至第 4 天时，夜间睡眠时可以唤醒如厕。连服 1 个月停药。后偶有遗尿现象。再予炙麻黄 12g，服法同前，再服 1 个月。后夜间能自己觉醒如厕。随访半年余未再发作。

（整理者）

孙彦丽：医学硕士，副主任医师，第六批全国老中医药专家顾敏勇学术经验继承人。

# 向希雄验方

## 【名医简介】

向希雄（1961—），男，湖北省宜昌人。中共党员，教授，主任医师，医学博士，博士研究生导师。第六批全国老中医药专家学术经验继承指导老师，湖北中医名师。现任湖北省中医院儿科主任，湖北中医药大学儿科教研室主任、学科带头人。任中国中西医结合学会儿科专业委员会副主任委员，中国民族医药学会儿科分会副会长，全国中医药高等教育学会儿科教育研究会副理事长，中国中医药研究促进会综合儿科分会副会长，中华中医药学会儿科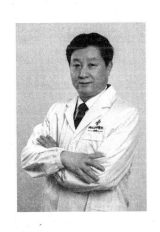专业委员会常务委员，世界中医药学会联合会儿科专业委员会常务理事，湖北省中医药学会儿科专业委员会主任委员，中国中药协会药物临床评价研究专业委员会儿童中药评价研究学组常委，国家药品监督管理局中药品种保护委员会评审专家；担任全国高等中医药院校规划教材《中医儿科学》第2版编委，全国中医药行业高等教育"十三五"规划教材《中西医结合儿科学》编委，《中国中西医结合儿科学杂志》编委等职务。

向希雄教授于1979年考入湖北中医学院（现湖北中医药大学）中医学系，2009年取得中医临床基础专业博士学位。1984年入湖北省中医院儿科工作，跟随国家名老中医倪珠英教授学习。向希雄教授从事中医儿科临床、教学、科研30余年，以中医药防治小儿肺系疾病为主要研究方向，擅长运用中医及中西医结合方法治疗小儿急症、肺系、脾系及肾系疾病，尤其对小儿哮喘、反复呼吸道感染、上气道咳嗽综合征、过敏性鼻炎、腺样体肥大，厌食、疳证、泄泻、单纯性肥胖，血尿、肾病综合征、紫癜性肾炎、遗尿，佝偻病、血小板减少性紫癜、过敏性紫癜、多动症、抽动症等疾病的诊治有深入研究。主持和参与国家级、省部级课题 10 余项，获国家中医药管理局科技进步奖三等奖 1 项、湖北省科技进步奖二等奖 2 项、湖北省重大科技成果 3 项，发表学术论文 50 余篇，参编全国中医药行业高等教育"十三五"规划教材《中西医结合儿科学》、全国高等中医药院校"十二五"规划教材《中医儿科学》、《倪珠英中医儿科心鉴》等 6 部。

# 验方 1　通鼻止咳方

**组成：**杏仁 10g，苏叶 10g，黄芩 10g，苍耳子 10g，辛夷花 10g，前胡 10g，枳壳 12g，射干 6g，川芎 10g，木蝴蝶 6g，炙枇杷叶 10g，白僵蚕 10g。

**功能：**疏风清热化痰，宣肺通窍利咽。

**主治：**儿童上气道咳嗽综合征，风痰郁热证。症见反复咳嗽，晨起或体位改变时明显，痰少色白或痰稠色黄难咯，伴有鼻塞、流浊涕，咽痒或咽痛。

**用法：**每日 1 剂，水煎 150～200mL，分 2～3 次服。1 周为一疗程。

**方解：**向希雄教授认为儿童上气道咳嗽综合征与风、热、痰、瘀有关，病位在鼻、咽、肺，为风痰恋肺，郁而化热，鼻窍不利，肺失宣降所致。方中杏仁降肺气、止咳平喘；苏叶疏风解表、开宣肺气，二药相配，一宣一降，调理肺气；黄芩主入肺经，善清泻肺火及上焦实热。三药合用，寒温并用，宣清并使，宣降相宜，共为君药，使肺热得解，肺复宣发肃降之功。苍耳子、辛夷祛风解表，宣通鼻窍，均为治鼻之要药，共为臣药。佐以射干清热消痰利咽；木蝴蝶清肺热、利咽喉，直达邪窠以安受邪之地；前胡祛痰降气，疏散风热；枳壳行气宽胸，解表清里；炙枇杷叶清肺润肺止咳，佐助行气清热化痰之功；僵蚕善化痰散结，与木蝴蝶相伍可利咽开音；酌加川芎以活血行气祛风，即"治风先治血"。诸药合用，表里同治，温清并用，共奏清热化痰、宣肺止咳、通窍利咽之效，使痰去而肺恢复宣发肃降功能，鼻咽利而咳嗽除。

**加减：**鼻塞流涕不甚、而咳嗽剧烈者，可加紫菀 10g，款冬花 10g 以宣肺下气、化痰止咳；痰多者，可选加白芥子 10g，莱菔子 6g，苏子 10g 等以降气化痰；鼻流浊涕，痰黄者，可选用败酱草 15g，天竺黄 10g，瓜蒌皮 15g 等以消痈排脓、清热化痰；头痛者，可根据头痛部位选用藁本 10g，细辛 3g，白芷 10g，蔓荆子 12g 等以祛风止痛；汗出明显者，可选加煅龙骨 15g，煅牡蛎 15g，浮小麦 15g 等以收敛止汗；夜间张口呼吸、打鼾者，可加远志 10g，石菖蒲 15g 豁痰开窍；腺样体肥大者，可选用皂角刺 10g，浙贝母 10g，生牡蛎 30g 以软坚消肿散结。

**临床应用：** 本方对于风痰恋肺、郁而化热的上气道咳嗽综合征及鼻炎、腺样体肥大患儿均可加减使用。特别是对鼻炎、扁桃体炎、腺样体肥大所致反复咳嗽，咽后壁可见黏涕、淋巴滤泡增生的患儿，疗效较佳，对于腺样体肥大出现张口呼吸患儿，疗程宜长。

典型病例：

患儿，女，4 岁 7 个月。2016 年 5 月初诊。咳嗽 1 个月，加重 1 周。

患儿 1 个月前出现阵咳，可咳出黄白色黏痰，伴鼻塞、流黄涕，于外院治疗效不显，1 周前受凉后症状加重，刻下症见阵咳，鼻塞、流浊涕，纳可，寐欠安，夜间张口呼吸，间断入睡，二便可。查体见咽红，咽后壁可见脓涕，双侧扁桃体Ⅱ度肿大，双肺未闻及干、湿性啰音，舌红，苔黄，脉滑。患儿有"过敏性鼻炎"病史。诊断：上气道咳嗽综合征，风痰郁热证。治宜清热化痰，宣肺止咳，通窍利咽。处方如下：

| | | | |
|---|---|---|---|
| 杏仁 10g | 苏叶 10g | 黄芩 10g | 苍耳子 10g |
| 辛夷花 10g | 前胡 10g | 枳壳 12g | 射干 10g |
| 川芎 10g | 木蝴蝶 6g | 白僵蚕 10g | 炙杷叶 10g |
| 远志 10g | 石菖蒲 15g | 天竺黄 10g | 败酱草 15g |

服上方 7 剂后患儿咳嗽、咳痰及鼻塞、流涕症状明显好转，根据病情变化调整用药，服用半个月后痊愈。1 个月后复诊，夜间无张口呼吸，夜寐安，扁桃体肿大较前缩小。

（整理者）

王文广：医学博士，副主任医师，第六批全国老中医药专家向希雄学术经验继承人。

# 验方2　醒脾开胃汤

**组成：**广藿香10g，厚朴10g，法半夏6g，茯苓10g，白蔻仁5g，薏苡仁10g，砂仁5g，鸡内金6g，焦山楂10g，焦神曲10g，炒麦芽10g，连翘6g。

**功能：**醒脾化湿，消食导滞。

**主治：**小儿厌食病，湿邪困脾证。症见不思进食，厌恶进食甚至拒食，口渴不欲饮，肢体倦怠，口臭，时有恶心，甚则呕吐，大便干结臭秽或稀溏不成形，小便黄少，舌红，苔黄腻，脉滑或滑数。

**用法：**每日1剂，水煎150mL，分2～3次服。1周为一疗程。

**方解：**向教授认为小儿厌食病，脾胃失和是本，湿邪和食滞贯穿其中；病位在脾胃，与肝有关，为饮食不节或长期偏食、过食肥甘，酿成湿热，内蕴脾胃所致。醒脾开胃汤以古方藿朴夏苓汤为基础。藿朴夏苓汤融治湿三法为一体，用于治疗以湿邪为患的多种疾病，无论外感，内伤，兼寒、热、虚证者，均可随症加减使用。本方在其基础上加用运脾消食之药，外宣内化，运脾开胃，为治疗湿邪困脾之良剂。方中藿香芳化宣透以疏表湿，使阳不内郁，为君药；厚朴、半夏燥湿运脾，使脾能运化水湿，不为湿邪所困，为臣药；白蔻仁芳香化湿，砂仁行气化湿，为使药；茯苓、薏苡仁健脾利湿于下，使脾复健运，湿邪运化；神曲、山楂、炒麦芽、鸡内金健脾开胃；少量连翘可用以清积滞之热。全方共奏醒脾化湿、消食导滞之功。

**加减：**热象重者，去连翘，改为黄连6g；湿重者，加白术10g，苍术10g；气滞明显者，加莪术6g；大便干结者，加杏仁10g，决明子10g。此为6岁及以上患儿药物用量。若患儿湿重者，将薏苡仁用量增至15g。因小儿脾常不足，若患儿年龄小于6岁，因莪术破气力强，故减为3g或者不用；黄连寒凉易伤脾胃，若患儿年幼也不用。

**临床应用：**本方对于有湿邪困脾症状的小儿厌食、便秘、腹痛均可加减使用，特别是对夏季暑湿困阻脾胃，食欲明显减退，口臭，时有恶心，或腹痛，甚则呕吐，大便干结臭秽或稀溏不成形的患儿疗效佳。

**典型病例：**

张某，女，6岁4个月，2017年7月2日初诊。

患儿近 1 个月来纳食欠佳，每餐进食量为同龄人的一半，挑食，偏爱凉菜，口干渴但进水量少，晨起口臭明显，困倦懒动，午睡时间延长，无腹痛、吐泻等不适，大便 2～3 日一行，质偏干，自诉有排便不尽感，小便色偏黄，量尚可。舌质红，苔中根部黄厚腻，脉滑数。查体见一般状态可，体型偏瘦，面部花斑，心肺腹无异征。中医诊断为小儿厌食症，脾胃湿热证。治以清热化湿，消食导滞。处方如下：

| | | | |
|---|---|---|---|
| 广藿香 10g | 厚朴 10g | 法半夏 6g | 白蔻仁 5g |
| 茯苓 10g | 陈皮 10g | 薏苡仁 10g | 黄连 6g |
| 莪术 6g | 砂仁 5g | 鸡内金 6g | 焦山楂 10g |
| 焦神曲 10g | 炒麦芽 10g | 连翘 12g | 决明子 15g |
| 炙甘草 6g | | | |

上方根据症状不断调整，服用半个月，患儿食量明显增加，面色渐润。服药 1 个月后，诸症悉除，嘱忌食辛辣、燥热、生冷和鱼腥等食物，避免久处空调居处，多食山药、扁豆等健运脾胃。

（整理者）

李卉：医学博士，副主任医师，第六批全国老中医药专家向希雄学术经验继承人。

# 宋虎杰验方

## 【名医简介】

宋虎杰（1962—），陕西省岐山人。中共党员，医学硕士，硕士研究生导师，教授，主任医师。现任西安中医脑病医院（陕西中医药大学/西安医学院附属西安脑病医院）院长。享受国务院政府特殊津贴。全国老中医药专家学术经验继承工作指导老师，全国第三批优秀中医临床人才，陕西省"三秦人才"，陕西省名中医，陕西省"三秦学者"创新团队负责人，陕西省中医药科技工作先进个人，西安市十佳科技人物；国家临床重点专科（中医儿科）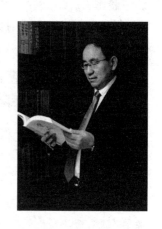
学科带头人，国家中医药管理局脑病重点专科学科带头人，国家中医药管理局中医重点学科（中医儿科）学科带头人，陕西省第四批中医药重点学科（儿科学脑病）学科带头人，陕西省第五批重点学科（中医脑病学）学术带头人。国家中医药管理局第一批全国中医学术流派——"西岐中医儿科学术流派"传承工作室项目负责人，国家中医药管理局脑性瘫痪中医诊疗重点研究室主任，陕西省中医药重点研究室（脑病重点研究室）负责人。

宋虎杰荣获第五届全国助残先进个人、首届全国优秀民营中医医院院长、陕西省优秀中医医院院长。荣获中华中医药学会科技进步奖2项，残疾预防及康复科学技术二等奖1项，中国中医药研究促进会科技进步奖3项，陕西省科技进步奖4项。主持、参与省部级以上科研课题59项，获国家专利4项，编写专著4部。

宋虎杰还兼任世界中医药学会联合会小儿脑瘫专业委员会会长，中医儿童保健与健康教育专业委员会副会长，世界针灸学会联合会副秘书长，中华中医药学会理事暨脑病分会、儿科分会、康复分会、管理分会常委，中华中医药学会内科分会副主任委员，中国民族医药学会儿科分会、脑病学分会副会长，中国中医药研究促进会脑病分会常务副会长、针灸康复分会副会长，陕西省中医药学会副会长等多项学术职务。

# 验方 1　麝穿脑立通颗粒

**组成**：川芎 10g，丹参 10g，全蝎 3g，穿山甲 6g，王不留行 10g，路路通 10g，车前子 10g，麝香 0.5g。

**功能**：化瘀利水，通络开窍。

**主治**：小儿解颅病属水瘀互结，脑窍不通证。症见头颅进行性增大，颅缝不闭，囟门增大，头额青筋暴露，眼珠下垂，白睛显露等脑积水早期证候；或因产伤、外伤、颅内出血、宫内感染等因素，致脑脊液循环通路阻塞及蛛网膜粘连引起的脑积水。

**用法**：每日 1 剂，水煎 100mL，分 2～3 次服；或作为颗粒剂，每次 5g，每天 2 次。12 周为一疗程。

**方解**：宋虎杰教授认为脑积水的基本病机为阳虚阴盛，阴乘阳位，水瘀互结，脑窍不通，病位在脑，病性属虚实夹杂。瘀血阻络，水湿停积，脑窍不通是小儿解颅早期的病机关键。方中川芎、丹参为君药，共同发挥行气活血、活血化瘀作用；以全蝎祛风通络为臣药，协君药活血化瘀；以穿山甲、王不留、路路通、车前子为佐药，活血化瘀，醒神通气，疏经利水；以麝香开窍、通络，散瘀为使药，引诸药归于脑窍。诸药为伍，使脑窍得通、经络舒畅、瘀血得除、积水自消而康复。

**加减**：伴有智力发育落后、神志呆钝者，加熟地黄 12g，酒萸肉 10g，鹿角胶 6g；有肢体痿软无力者，加补骨脂 10g，续断 10g，狗脊 10g；有神疲乏力、喂养困难、大便稀溏者，加茯苓 15g，党参 10g，炒白术 10g；有烦躁不安、头痛者，加延胡索 10g，川牛膝 10g。

**临床应用**：本方对于水瘀互结、脑窍不通的脑积水，宫内感染、脑外伤、脑炎、肿瘤等引起的继发性脑积水、蛛网膜囊肿、常压性脑积水等均可加减使用。

典型病例：

患儿，男，6个月。早期发现患儿较"软"，3个月时不能竖头、不会翻身，4个月时无明显原因出现头颅进行性增大、前囟饱满扩大，家属给予补钙治疗，症状未见明显改善。5个月时在西京医院测头围52.5cm，行头颅MRI示梗阻性脑积水、梗阻平面位于中脑导水管处，诊断为"重度梗阻性脑积水"，建议行手术治疗，家属未同意，遂来求治。刻下症见头大，神志呆钝，不能翻身，不能独坐，纳可，睡眠不安，二便调。查体见头大，头围53cm，前后径33cm，左右径33.5cm，前囟5.0cm×5.0cm，张力稍高，青筋暴露，四肢肌张力低、肌力Ⅳ级，双侧巴宾斯基征（＋）。舌质淡红，苔薄白，指纹淡紫。西医诊断：梗阻性脑积水。中医诊断：解颅，水瘀互结、脑窍不通证。治宜化瘀利水，通络开窍，予麝穿脑立通颗粒加减。处方如下：

| | | | |
|---|---|---|---|
| 川芎 10g | 丹参 10g | 全蝎 3g | 穿山甲 6g |
| 王不留行 10g | 路路通 10g | 车前子 10g | 麝香 0.5g |
| 熟地黄 12g | 鹿角胶 6g | 补骨脂 10g | 续断 10g |
| 党参 10g | 茯苓 15g | | |

颗粒剂，每次5g，每天2次，并配合运动训练、推拿等治疗3个月。治疗后患儿头颅无异常增大、前囟较前变小，约4.0cm×4.0cm，颅缝基本闭合，前囟平软，反应较前明显灵敏，双目恢复，能识人，逗引爱笑，能翻身及独坐，四肢活动灵活。6个月后复查头颅MRI提示中度梗阻性脑积水。

## 验方2　鹿芪地黄汤

**组成：**鹿角胶9g，炙黄芪15g，熟地黄24g，山萸肉12g，炒山药12g，牛膝9g，泽泻9g，茯苓9g，牡丹皮9g，石菖蒲9g。

**功能：**填精益髓，补肾开窍。

**主治：**小儿五迟五软病，肾精亏虚、髓海不充证。症见头项软弱无力、不能抬举、四肢筋骨软弱、不能坐爬站走，少动多静、智力发育迟缓、外部性脑积水等。

**用法：**每日1剂，水煎100mL，分2～3次服；或作为颗粒剂，每次5g，每天 2 次。12 周为一疗程。

**方解：** 宋虎杰教授认为五迟五软病的基本病机为肾精亏虚、髓海不充、脑神失用，病位在脑，其本在肾、脾，病性属虚。方中鹿角胶味甘、咸，性温，入肝、肾经，温补脾肾、益精养血；黄芪味甘，性温，入脾、肺经，能大补脾胃之元气，使气旺以生血并促进血行，补气通络，起痿废，共为君药。熟地黄滋阴补肾，填精补髓；怀牛膝补益肝肾，强壮筋骨；山茱萸固阴补精，益髓兴阳；山药补肺脾肾，益气力，润泽皮肤，长肌肉，坚强筋骨，共为臣药。泽泻、茯苓、牡丹皮取自六味地黄汤中"三补三泻"之意，补中有泻，防滋补之品过于滞腻之弊，共为佐药。石菖蒲能内补五脏，外通九窍，明耳目，出音声，也可通达脑窍，引药直达病所，为使药。以上诸药为伍，共奏填精补髓、补肾健脾、强筋健骨、通络开窍之功。

**加减：** 偏于智力发育落后者，加紫河车 6g，益智仁 10g；偏于有肢体功能障碍者，加补骨脂 10g，杜仲 10g；偏于言语障碍者，加党参 10g，当归 10g；头颅影像学提示外部性脑积水者，加茯苓皮 15g，猪苓 10g。

**临床应用：** 本方用于肾精亏虚、髓海不充证之五迟五软病；也可用于智力发育迟缓、语言发育迟缓等病证。尤其对外部性脑积水、智力低下，脑性瘫痪等出现运动、智力、语言落后等疗效显著，对交通性脑积水、孤独症等引起的运动、智力语言功能障碍疗效较差。

典型病例：

患儿荔某，男，2 岁。患儿早期运动功能发育落后，家属未予重视。1 岁 6 个月时因不会站立、不能行走，于西安某医院行头颅 MRI 检查示外部性脑积水，后因反应差，言语简单，不能独站及行走，扶站时双下肢无力，双足外翻，搀扶迈步较灵活，在当地间断康复训练至今。刻下症见不能独站及行走，扶站时双下肢无力，双足外翻，搀扶迈步较灵活，迈步时步距及抬腿幅度不均匀，反应差，流涎，言语简单，毛发萎黄稀少，面色㿠白，表情淡漠。四肢肌力 3+ 级，肌张力低，双侧肱二头肌腱反射、膝腱反射（++），巴宾斯基（Babinski）征（+），舌淡苔薄白，指纹隐隐显于气关。头颅 MRI 检查示外部性脑积水。《Lovett 分级法》评定双侧肩、肘、腕、关节周围肌群肌力 5 级，双侧髋关节周围肌群肌力 4 级，双侧膝关节周围肌群肌力 3+ 级，双侧踝关节周围肌群肌力 3+ 级。西医诊断：脑性瘫痪之肌张力低下型。中医诊断：五迟五软病，于肾脾亏虚、髓海不充证。治宜填精益髓，补肾健脾，佐以益智开窍，给予鹿茸地黄汤加减。处方如下：

| | | | |
|---|---|---|---|
| 鹿角胶 9g | 炙黄芪 15g | 熟地黄 24g | 山萸肉 12g |
| 炒山药 12g | 牛膝 9g | 泽泻 9g | 茯苓皮 15g |
| 牡丹皮 9g | 石菖蒲 6g | 紫河车 6g | 益智仁 9g |
| 杜仲 9g | 补骨脂 9g | 猪苓 9g | |

上方制成颗粒剂，每次 5g，每天 2 次，并配合针刺、推拿、运动训练等治疗 6 个月。治疗后患儿能独自站立、行走，行走时步态不稳，容易摔倒，可自行玩耍，反应明显较前灵敏，可以说"爸爸、妈妈、吃、喝、走、不要"等简单的字词，精神气色均较好，纳可。《Lovett 分级法》评定双侧肩、肘、腕、关节周围肌群肌力 5 级，双侧髋关节周围肌群肌力 5 级，双侧膝关节周围肌群肌力 5- 级，双侧踝关节周围肌群肌力 5- 级。

（整理者）

郭延昭：副主任医师，第五批全国老中医药专家宋虎杰学术经验继承人。

# 王晓燕验方

## 【名医简介】

王晓燕（1963—），女，河南省陕县人。中共党员，教授，主任医师，硕士研究生导师。第六批全国老中医药学术经验继承工作指导老师，河南省首届名中医，河南省十大科技创新人物，郑州市地方突出贡献高技能人才，郑州市首届百名名医，郑州市科技拔尖人才。现任郑州市中医院儿科主任、学科带头人。兼任中华中医药促进会综合儿科分会副会长，中华中医药学会儿科分会常务委员，中国中医药高等教育理事会儿科教育研究会常务理事，中

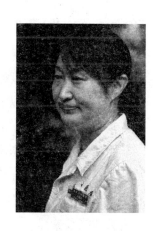

国民族医药学会儿科分会常务理事，河南省中医药学会儿科专业副主任委员，郑州市中医药学会儿科专业委员会主任委员多项职务。并获得"全国卫生计生系统先进工作者"、首届"郑州市好医生"、郑州市"十大杰出女性"、郑州市"三八红旗手"、郑州市"人民健康好卫士"、郑州市"爱心天使"、郑州市"患者满意的好医生"等荣誉称号。

王晓燕教授于1985年毕业于河南中医学院（现河南中医药大学），同年分配至郑州市中医院儿科工作至今。师从于刘弼臣教授、马融教授、张跃廉主任医师，以中医药防治小儿肺系、脾胃病、小儿女科及小儿抽动症为主要方向，擅长诊治小儿咳嗽、哮喘、反复呼吸道感染、胎黄、厌食、小儿外阴阴道炎、抽动症等病证；研制了夏菊茶、儿喘茶、湿毒净洗剂、青黛消炎膏等多种院内制剂；擅长用外治法防治小儿疾病，制定了多种用于结肠滴注、熏洗熏蒸、贴敷治疗小儿常见病的院内协定处方，有效解决了小儿吃药怕苦、打针怕痛的难

题。特别是在传统天灸疗法用药、贴穴的基础上，根据"脾为生痰之源"、小儿"脾常不足"、小儿"脾健贵在运而不在补"等理论，加用辛温燥湿运脾之品贴于神阙穴，用于防治小儿哮喘、反复呼吸道感染取得较好疗效。承担省市科研课题 10 余项，获中华中医药促进会科技进步奖二等奖 2 项，省级三等奖 1 项，地厅级一等奖 5 项、二等奖 5 项。发表学术论文 40 余篇。主编《小儿咳喘绿色自然疗法》《穴位埋线治疗小儿咳喘新编》，副主编《中西医临床诊疗全书·糖尿病分册》《中医内科临床手册》《清热药方剂的药理与临床》等专著。

## 验方1　三阳清解汤

**组成：** 柴胡 10g，黄芩 10g，石膏 30g，大黄 5g，葛根 7g，栀子 10g，莪术 9g，炙甘草 3g。（以上为 5～10 岁常用量）

**功能：** 和解少阳，清泻阳明，疏散太阳。

**主治：** 小儿外感发热，三阳合病。症见发热重、恶寒轻或日晡潮热或寒热往来，流浊涕，咳吐黄痰，咽红肿，口干而渴，脘腹胀满，不思乳食，手足心热，口气秽浊或有呕吐，腹痛，大便秘结或泄泻较臭，舌质红，苔黄厚腻，脉滑数或指纹紫滞。

**用法：** 每日 1 剂，水煎 200mL，分 2～3 次服。3 天为一疗程。

**方解：** 王晓燕教授认为小儿"体禀少阳"，感受外邪，易于从阳化热，而临床热证居多。"而少阳实为稚阳也"，小儿稚阳未充，脏腑薄、藩篱疏，易于发病及传变。所以，小儿外感发热，往往太阳表证未解而病邪即入少阳半表半里，正邪交争，引动胆经郁热，上迫心神，横逆犯胃，出现一系列太阳、少阳、阳明热证表现，亦即三阳合病。小儿脾常不足，且乳食不知自节，若喂养失宜，饥饱无度，或家长任意纵其所好，过食辛辣炙煿之品及难以消化的食物，极易造成脾胃功能失调，而致乳食停滞中焦，积滞化热。小儿食积内热，每遇六淫戾气等外邪，容易内外合邪而致病。同时，小儿感受外邪之后可影响小儿脾胃运化功能，若再失于调摄，饮食不节，更易停食化热。所以，小儿外感发热一旦三阳合病，不单表现为阳明气分发热，且多有阳明腑实表现，症见发热重、恶寒轻或日晡潮热或寒热往来、流浊涕、咳吐黄痰、咽红肿、口干而渴、脘腹胀满、不思乳食、手足心热、口气秽浊或有呕吐、腹痛、大便秘结或泄泻较臭、舌质红、苔黄厚腻、脉滑数或指纹紫滞。

此方依据仲景《伤寒论》六经辨证理论，在《伤寒论》的大柴胡汤、小柴胡汤、白虎汤及《伤寒六书》柴葛解肌汤基础上结合长期临床经验而拟定。其中柴胡味苦，性微寒，轻清升散，具有解表退热之效，用于治疗寒热往来、胸满胁痛、口苦耳聋、头痛目眩等，黄芩味苦，性寒，泻火解毒；少阳为三阳之枢，柴胡、黄芩二者相配，和解少阳，为君药。生石膏味辛、甘，性大寒，归肺、胃经，有"降火之神剂，泻热之圣药"之称，可清热泻火，除烦止渴；生大黄性寒，味苦，通腑导滞以泻阳明之热，使邪有出路，达"以泻代清"之义；葛根性清轻升发，既能入太阳经解表退热，又能升发脾胃清阳之气而治下利；栀子性寒，味苦，归心、肺、三焦经，具清心泻火除烦、凉血解毒之功效，共为臣药。莪术活血化瘀，醒脾开胃，且性温，以防他药过于寒凉，是为佐药；炙甘草健脾益气，调和诸药为使药。全方共奏和解少阳、清泻阳明、疏散太阳之效。用于小儿外感发热，使患儿风热表邪得解，积滞内热得清，少阳枢机得疏，体温随汗出渐降，进而脉静身和病愈。

**加减：**兼有恶寒无汗者，加羌活、藿香；呕吐者，加姜半夏；心烦懊恼者，加淡豆豉；咳嗽有痰者，加浙贝母、陈皮；惊厥者，加蝉蜕、钩藤；大便稀溏者，去大黄，加车前草、薏苡仁；舌苔厚腻者，加槟榔、青蒿；舌红绛、少苔者，加地骨皮、牡丹皮。

**临床应用：**临床对于外感发热，三阳合病且体质较为强壮的患儿应用效果较佳。而体质素虚、易腹泻患儿，要慎用本方。如果服用中药困难，可以采用直肠滴注或者结肠滴注的方法给药。

典型病例：

李某，男，5 岁。2017 年 4 月 21 日初诊。发热、咽痛 2 天。发热午后为甚，伴咽痛、轻咳、恶心欲吐、便干、尿黄。查体见体温 39.8℃，咽充血，扁桃体 Ⅱ 度，双肺呼吸音粗，未闻及啰音，腹胀，舌红、苔黄厚。血常规示 WBC $12.1×10^9$/L。中医诊断：急乳蛾，太阳、少阳、阳明三阳合病。治宜和解少阳，清泻阳明，疏散太阳。予三阳清解汤加减。处方如下：

| | | | |
|---|---|---|---|
| 柴胡 10g | 黄芩 10g | 石膏 30g | 大黄 5g |
| 葛根 7g | 栀子 10g | 莪术 9g | 桔梗 6g |

枳实 7g　　　　　炙甘草 3g

上方服用 1 剂热退，又予 3 剂巩固疗效。

（整理者）

孔令霞：医学硕士，副主任医师，全国老中医药专家王晓燕学术经验继承人。

# 验方 2　调肝理脾汤

**组成：** 苍术 9g，白术 10g，柴胡 6g，白芍 10g，陈皮 9g，莱菔子 10g，蝉蜕 5g，炙甘草 3g。（以上为 5 ~ 10 岁常用量）

**功能：** 调肝理脾，消食化积。

**主治：** 小儿厌食、疳积，证属肝脾失调者。症见长期饮食欠佳、挑食，面色欠佳，神倦乏力，或有烦躁易怒，夜寐不安，大便不调，脉弦或指纹滞。

**用法：** 每日 1 剂，水煎 200mL，分 2 ~ 3 次服。7 天为一疗程。

**方解：** 本方是在逍遥散基础上化裁而来。苍术芳香醒脾助运，柴胡疏肝理气解郁，二者调肝理脾，共为君药。白术益气健脾，燥湿利水；陈皮理气调中开胃，燥湿化痰；莱菔子消食化积，祛痰下气，三者为臣药。白芍味苦，性平，入肝、胆经，能养血柔肝，缓急止痛，且防止苍术、陈皮、白术过燥之性。蝉蜕、薄荷均入肝、肺之经，以蝉蜕易薄荷既可透达肝经郁热，又能解痉安神，对于肝脾不和而致夜眠欠佳、烦躁不安者尤为实用，二者共为佐药；炙甘草健脾益气，调和诸药为佐使。全方共奏调肝理脾，消食化积之效。纵观本方运脾调中，燥湿化痰，消食开胃，疏肝理气，养血柔肝。补中寓消，消中有补，补不碍滞，消不伤正，既合肝喜条达恶抑郁、脾喜燥恶湿之特性，又合小儿"脏腑娇嫩""脏气清灵""脾常不足、肝常有余"的特点，真可谓治疗小儿疾病特别是脾胃疾病"王道"之方。

**加减：** 调肝理脾汤不仅可以治疗厌食，对诸多脾胃病均有效。呕吐者，加姜半夏降逆止呕；泄泻者，加山药、茯苓健脾止泻；食积、腹胀便秘者，加牵牛子泻下导滞；腹痛者，重用酒白芍，加延胡索缓急止痛；疳积者，加茯苓、当归益气养血；若病情日久，加三棱、莪术活血破瘀、醒脾开胃；若五心烦热，加胡黄连退疳积热，除骨蒸；若夜啼不安，重用蝉蜕镇惊安神；若自汗盗汗，加龙骨、牡蛎止汗敛汗。

**临床应用：**小儿"脾常不足，肝常有余"，再加目前中国独生子女现象，故肝脾不和几乎贯穿小儿疾病发生发展过程中，为小儿病变之纲领，故土木并治、肝脾同调可谓之治疗小儿疾病的"王道之法"。临床不但可用于小儿脾胃诸疾，对于抽动症、胎黄、呼吸道感染等病，辨证为肝脾不调者，均有效。

**典型病例：**

王某，女，2岁半，2005年7月6日就诊。患儿长期饮食欠佳、挑食，大便偏干，夜寐不安。查体见形体消瘦，面色欠佳，舌质淡红，苔白厚腻，指纹紫滞。中医诊断：厌食，肝脾不和证。治宜调肝理脾，消食化积。予调肝理脾汤加焦神曲、麦芽。处方如下：

| | | | |
|---|---|---|---|
| 苍术 7g | 陈皮 7g | 白术 10g | 莱菔子 10g |
| 柴胡 6g | 白芍 10g | 蝉蜕 3g | 神曲 10g |
| 麦芽 10g | 炙甘草 3g | | |

1周后复诊饮食大增，上方去莱菔子，加茯苓10g以益气健脾，巩固疗效。

（整理者）

张艳梅：医学硕士，主治医师，全国老中医药专家王晓燕学术经验继承人。

# 验方3　扶正芩莲汤

**组成：**炙黄芪10g，炒白术10g，沙参10g，麦冬10g，陈皮7g，黄芩9g，半枝莲9g，莪术6g，生麦芽10g，炙甘草3g。（以上为5～10岁常用量）

**功能：**益气养阴，解毒活血，化痰理气。

**主治：**小儿肺炎支原体肺炎恢复期，正虚邪恋证。症见咳嗽，痰黏或稀薄，肢疲神倦，少气懒言，口干舌燥，自汗盗汗，潮热口渴，饮食欠佳。

**用法：**每日1剂，水煎200mL，分2～3次服。7天为一疗程。

**方解：**王晓燕教授认为小儿肺炎支原体肺炎具有一定传染性和流行性，因此肺炎支原体类似"疫毒"。初期风热毒邪自口鼻、皮毛而入，郁于肌腠、肺卫,肺气郁闭而发病;极期病邪由表入里,痰热交结,毒热相搏,阻于肺络,气滞血行不畅成瘀,毒、热、痰、瘀相互交结而致疾病难愈;病久毒热之邪耗损患儿气阴,而余邪留恋不去。正虚邪恋,瘀、痰、毒邪胶着难去,是小儿支原体肺炎病情迁延或者反复发作的根本原因。

本方是由玉屏风散、沙参麦冬汤加减而成。黄芪、沙参益气养阴,半枝莲清热解毒,共为君;炒白术健脾益气,麦冬养阴生津,黄芩清热解毒,莪术活血化瘀、开胃;麦芽、陈皮理气消食化痰,为臣;炙甘草益气止咳,调和诸药,为佐使。诸药合用,共奏益气养阴、清热解毒、理气活血、化痰消食之功。使患儿正复毒去,瘀解痰化而病愈。

目前支原体肺炎的发病机制尚未完全明确,国内外学者的研究主要包括上皮黏附、侵入,直接造成细胞损伤及免疫学说。大多认为免疫系统的紊乱是引起该病发生发展,进一步导致疾病加重、病程时间延长,出现重复感染的原因。目前大环内酯类抗生素应用广泛,但其副作用大,耐药性日益严重,四环素类、氟喹诺酮类抗菌药因毒副作用限制儿童使用。现代研究表明黄芩、半枝莲、莪术均有抑制肺炎支原体的作用,半枝莲有抗炎、调节免疫的作用。无论在疾病急性期或者恢复期均可在辨证基础上使用。

**加减:** 若咳嗽较重者,加贝母、枇杷叶;气虚为主者,重用黄芪、炒白术,阴虚为主者,重用沙参、麦冬;汗出较多者,加浮小麦;饮食欠佳者,加神曲、鸡内金;大便秘结者,加莱菔子、枳实;大便稀溏者,加山药、茯苓。

**临床应用:** 临床对于支原体肺炎恢复期,正虚邪恋证效果佳,且可增强体质,提高患儿的免疫力,减少支原体肺炎的反复发作。也可用于其他肺炎或支气管炎咳嗽,气阴不足者。

**典型病例:**

刘某,女,5岁半,2018年7月6日初诊。患儿5个月前患肺炎支原体肺炎,治疗后症状消失,但之后反复发热、咳嗽,化验支原体阳性。症见咳嗽,痰黏,自汗盗汗,饮食欠佳,大便偏干。查体见面黄消瘦,咽稍充血,双肺呼吸音粗,可闻及少许水泡音,舌质淡红,苔薄白,脉细弱。西医诊断:肺炎支原体肺炎。中医诊断:肺炎喘嗽,气阴不足、毒邪留恋证。治宜益气养阴,清热解毒,理气活血,化痰消食。予扶正芩莲汤加味。处方如下:

| | | | |
|---|---|---|---|
| 炙黄芪 10g | 炒白术 10g | 沙参 10g | 麦冬 10g |

| 半枝莲 9g | 陈皮 7g | 黄芩 9g | 浙贝母 9g |
|---|---|---|---|
| 莪术 6g | 麦芽 10g | 炙甘草 3g | |

1周后复诊咳嗽消失，汗出减少，饮食增进，上方去浙贝母、半枝莲，继服 7 剂巩固疗效。

（整理者）

刘娟：本科，副主任医师，全国老中医药专家王晓燕学术经验继承人。

# 熊磊验方

## 【名医简介】

熊磊（1963—），女，重庆忠县人。中共党员，二级教授，医学硕士，博士研究生导师，云南中医药大学校长。享受国务院政府特殊津贴。国家卫生计生突出贡献中青年专家，国家中医药管理局中医儿科学重点学科学术和学科带头人，全国老中医药专家学术继承工作指导老师，云南省中医药领军人才，云南省名中医。兼任中华中医药学会儿科分会副主任委员，世界中医药学会联合会儿科分会副会长，中国民族医药学会儿科专业委员会副会长，云南省中西医结合 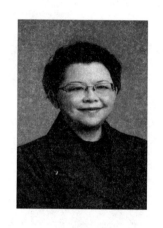 学会会长，云南省中医药学会及云南省中西医结合学会儿科专业委员会主任委员，云南省中西医结合学会中医芳香疗法专业委员会主任委员，儿科药品注册评审专家委员会专家等。

熊磊教授1979年考入云南中医学院（现云南中医药大学，下同）就读中医专业本科。1984年毕业分配至云南省中医中药研究所针灸经络研究室工作。1987再次考入云南中医学院，师从管鹏声、杨振邦教授攻读中医儿科专业硕士研究生，1990年毕业后留校任教。从事中医儿科医教研工作30余年，善于博采众长，兼收并蓄，传承创新。熊磊教授提出现代环境下因气候变暖、滥用药物、贪凉饮冷等，湿邪为患已成为儿科疾病的主要病因，倡导用芳香疗法治疗，创新性应用药理学功能磁共振成像技术开展中医芳香疗法防治疾病的作用机制研究，研发系列健康产品，形成从基础、应用到产品研发的架构和体系，发展了芳香疗法的应用进大学、进医院、进讲坛。主张以自然之法治自然之身，提倡内外合治，药食同用，将耳穴、针灸推拿、洗浴等疗法广泛运用于儿科。擅长治疗发热、咳喘、厌食、抽动症、性早熟等儿科常见病及疑难病，凸显廉、简、稳、效的用药特色。开设"幼幼心经"等育儿专栏，推广中医"治未病"理念及方法，在患者中享有盛誉，年门诊量逾万人次，为滇中儿科之翘楚。承担国家自然科学基金、中国工程院医学部重点项目、云南省科技计划重大项目等 20 余项，发表学术论文 110 余篇，主编、副主编《中医儿科学》《中西医临床儿科学》等教材或著作 15 部；获云南省高等教育教学成果一等奖 2 项、云南省科技进步奖二、三等奖 3 项，云南省卫生厅科技成果奖二、三等奖 3 项；获发明专利 2 项，外观专利 1 项，医院制剂批文 1 项。

# 验方 1　桑杏止嗽方

**组成**：桑叶 10g，杏仁 6g，南沙参 10g，麦冬 10g，百部 10g，炙紫菀 10g，蝉蜕 6g，木蝴蝶 6g，甘草 6g。

**功能**：祛风解痉，养阴润燥，清肺止咳。

**主治**：过敏性咳嗽，风燥伤肺证、阴虚肺热证。症见咳嗽日久，干咳无痰，或痰黏难咯，咽干痒即咳，咽红，大便干，舌偏红苔少。

**用法**：每日 1 剂，水煎 200mL，分 2～3 次服。5 天为一疗程。

**方解**：过敏性咳嗽是引起儿童慢性咳嗽的常见原因，迁延难愈。熊磊教授认为本病的病位在肺，可涉及肝、脾，主要因风邪伏肺、燥热伤阴所致。遵"风胜则痒""燥胜则干"，治疗上强调祛风、润燥、解痉。方中桑叶、南沙参、麦冬疏风清肺，养阴润燥，为君；杏仁、百部、炙紫菀既能降气止咳，又能助君药润肺，使肺气宣降适宜，为臣。蝉蜕、木蝴蝶能祛风止痒，利咽解痉，为佐；甘草为使，调和诸药。诸药合用，清轻宣散，共奏祛风解痉、养阴润燥、清肺止咳之功，可使风邪外出，燥热内消，咳嗽自止。

**加减**：伴有口干、口渴明显者，加天花粉 10g，芦根 10g；有痰难咯者，加京半夏 10g，化红 10g；咽红明显者，加青黛 6g，桔梗 10g。

**临床应用**：本方对于感染后咳嗽、咳嗽变异性哮喘等儿童慢性咳嗽，中风燥伤肺证、阴虚肺热证均可加减使用，疗效甚佳。

典型病例：

李某，男，6岁。2018年7月10日就诊。反复咳嗽3个月。患儿3个月前患"急性扁桃体炎"，并伴有咳嗽，经"头孢""止咳糖浆"等药治疗，效不显，咳嗽一直未愈，时轻时重，经外院检查，诊断为过敏性咳嗽，经用药后效不佳前来就诊。症见咳嗽痰少，咽干咽痒即咳，咽部充血，咽后壁可见滤泡增生，便干，舌红少苔，脉细数。诊断：过敏性咳嗽，阴虚肺热证。予桑杏止嗽方加减治疗。处方如下：

| | | | |
|---|---|---|---|
| 桑叶 10g | 杏仁 6g | 南沙参 10g | 麦冬 10g |
| 百部 10g | 炙紫菀 10g | 蝉蜕 6g | 木蝴蝶 6g |
| 青黛 6g | 化橘红 6g | 芦根 10g | 白豆蔻 6g |
| 仙鹤草 10g | 甘草 6g | | |

服用上方3剂后，家长诉其咳嗽明显减轻，服完5剂药后，家长诉患儿每日偶咳三五声，嘱停药，适当进食梨、白萝卜等食品，之后咳止，病愈。


（整理者）

尹蔚萍：医学硕士，副教授，第六批全国老中医药专家熊磊学术经验继承人。

# 验方2 止痛散结方

**组成：** 甘松6g，木香6g，炒橘核10g，炒荔枝核10g，蒲公英10g，炙延胡索10g，乌药6g，甘草6g。

**功能：** 行气止痛，消肿散结。

**主治：** 肠系膜淋巴结炎急性期。症见腹痛剧烈，以脐周痛为主。

**用法：** 每日1剂，水煎200mL，分2～3次服。痛止即停。

**方解：** 肠系膜淋巴结炎是引起儿童反复腹痛的常见原因，熊磊教授认为本病的病位在脾、胃、大肠，为本虚标实之证，脾胃虚弱为本，气、痰、瘀、毒互结为标。治疗上强调分期论治，急性期治气为主，认为"气畅则痰瘀自消、腹痛自止"。方中以甘松味辛、甘，性温气香，归脾、胃经，功可理气止痛，开郁醒脾，辛而不燥，甘而不滞，有"理元气，去气郁"之功；木香能行气止痛，温中和胃，二者共为君药，可调畅气机而止痛。炒橘核和炒荔枝核，功能理气、散结、止痛；连翘，味苦、甘，性寒，功可清热解毒，消痈散结；

三者同为臣药。炙延胡索活血、利气、止痛,乃行气止痛良药;台乌功可顺气止痛;二者同为佐药,助君药加强行气止痛之效。甘草为使,调和诸药。诸药合用,共成行气止痛、消肿散结之功,可使气机宣畅、血脉通畅,腹痛自消。

**加减:**伴有恶心呕吐者,加藿香 10g,砂仁 5g;腹胀、大便不通,加槟榔 10g,莱菔子 10g;咽红、舌红少津,加玄参 10g,麦冬 10g。

**临床应用:**本病急性发作时以行气止痛、消肿散结为主,本方主要应用于急性发作期。腹痛明显时可作为基础方随症加减使用,能较快缓解腹痛,疗效甚佳。

**典型病例:**

何某,男,6 岁,2018 年 1 月 20 日初诊。反复脐周痛半年,再发 1 天。患儿平素喜食生冷,半年前反复出现腹痛,以脐周为主,时发时止,多次到外院就诊,经腹部 B 超等检查,诊断为"肠系膜淋巴结炎",予"头孢"等药治疗,效不佳。1 天前再次出现腹痛,前来求诊。现症见腹胀痛明显,以脐周为主,恶心欲呕,纳呆,寐可,大便稀溏,小便可,舌质淡红,苔白根腻,脉弦。行腹部彩超示腹腔内可见数个淋巴结回声,最大者约 12mm×5.5mm,余无异常。诊断:肠系膜淋巴结炎(急性期)。中医诊断:腹痛,辨证为湿热中阻。治以行气止痛、消肿散结。方用止痛散结方加减。处方如下:

| | | | |
|---|---|---|---|
| 甘松 9g | 木香 6g | 炒橘核 10g | 炒荔枝核 10g |
| 蒲公英 9g | 乌药 6g | 炙延胡索 10g | 藿香 10g |
| 砂仁 5g | 炮姜 6g | 肉豆蔻 10g | 甘草 6g |

服用上方 3 剂后,家长诉其腹痛明显减轻,后予健脾助运、消肿散结中药内服 2 周,并嘱禁食生冷食品。复查腹部彩超示腹腔淋巴结较前减小,最大者约 6.2mm×3mm。半年后随诊,腹痛无复发。

(整理者)

尹蔚萍:医学硕士,副教授,第六批全国老中医药专家熊磊学术经验继承人。

# 验方 3 五子四君方

**组成**：太子参 15g，白术 6g，茯苓 10g，桑螵蛸 10g，芡实 10g，莲子 10g，覆盆子 10g，菟丝子 10g，金樱子 10g，补骨脂 10g，益智仁 10g，麻黄 6g，甘草 5g。

**功能**：补肾助阳，健脾宣肺，缩尿止遗。

**主治**：儿童遗尿症，脾肾不足证。症见夜间遗尿，小便清长，面黄或白，形体偏瘦或虚胖，毛发不泽，纳谷不馨，神疲乏力。

**用法**：每日 1 剂，水煎 150mL，分 2～3 次口服，每晚 8 时以后不再服药。10 天为一疗程。

**方解**：熊磊教授认为遗尿症主要与肾、膀胱虚寒，不能固摄密切相关。病位在肾，与肺、脾相关。临床治疗以培元补肾，固涩小便为要。桑螵蛸补肾助阳，固精止遗，为君；补骨脂、菟丝子助君药，加强其补肾壮阳作用，为臣；佐以太子参、白术、茯苓、甘草补益脾胃，以助运化水湿；芡实、莲子补肾涩精，健脾化湿；益智仁、金樱子、覆盆子益肾缩尿；麻黄入肺与膀胱经，其性辛温，能通阳化气，助气化、固膀胱，且能宣降肺气，通调水道，使膀胱气化得以恢复，开合有度，而遗尿自止；食盐引诸药下行直达肾脏，是为使药。诸药合用，共奏补肾助阳、健脾宣肺、缩尿止遗之效。

**加减**：伴有夜间沉睡不易唤醒者，加石菖蒲 10g，炙远志 5g；尿频量少，自汗出者，加黄芪 15g，煅牡蛎 20g，煅龙骨 20g；大便稀溏者，加炮姜 3g；纳呆者，加焦神曲 10g，炒麦芽 10g。

**临床应用**：本方对于肺脾气虚、脾肾阳虚、肾气不足的遗尿症均可加减使用。但对于部分有隐形脊柱裂、大脑发育迟缓的患儿，疗效稍差。

典型病例：

患儿，男，7 岁。2016 年 5 月就诊。夜间尿床 1 年余。1 年前患儿夜间尿床，每晚均有尿床，白天如果较为兴奋或睡前喝水较多等情况，尿床次数增加至每晚 2 次，曾在当地医院诊治，服用中西药物治疗，缓解不明显。家长诉患儿现每晚均有尿床，1～2 次不等，睡眠深，夜间唤醒困难，日间小便清长，面白虚胖，神疲乏力，纳呆，大便正常，舌质淡胖，苔白微腻，脉沉缓。中医诊断：遗尿，脾肾亏虚证。治宜补肾助阳，健脾宣肺，缩尿止遗。予五子四君汤加减。处方如下：

| | | | |
|---|---|---|---|
| 太子参 15g | 白术 6g | 茯苓 10g | 桑螵蛸 10g |
| 芡实 10g | 莲子 10g | 覆盆子 10g | 菟丝子 10g |
| 金樱子 10g | 补骨脂 10g | 益智仁 10g | 麻黄 6g |
| 甘草 5g | 焦神曲 10g | 石菖蒲 6g | |

上方服用 5 天，复诊时家长诉患儿夜间尿床症状明显缓解，服药期间仅有一晚尿床 1 次，饮食较前改善。守上方继续服用 5 天，患儿尿床情况基本得到控制。

（整理者）

杨若俊：医学硕士，副教授，第六批全国老中医药专家熊磊学术经验继承人。

## 验方 4　龟甲泻火散结方

**组成：**醋龟甲 30g，生地黄 10g，黄柏 10g，知母 10g，泽泻 10g，浙贝母 10g，夏枯草 10g，丝瓜络 10g，甘草 5g。

**功能：**滋阴潜阳，泻火散结。

**主治：**儿童单纯乳房早发育症，阴虚火旺、痰凝乳络之证。症见单侧或双侧乳核肿大伴触痛，或见胸胁胀痛，心烦易怒，夜寐多梦出汗，大便干结，小便短赤，舌质红，苔薄黄，脉细数或弦数。

**用法：**每日 1 剂，水煎 300mL，分 2～3 次口服。10 天为一疗程。

**方解：**儿童单纯乳房早发育症属于部分性性早熟，是性早熟的常见的类型。熊磊教授认为本病的发生主要与"天癸"提早启动有关，天癸的启动有赖于肾之阳气，故本病因肾阴不足、肾阳不能潜藏，相火亢盛所致。病位在肾，与肝、脾相关。临床治以滋阴潜阳，泻火散结。醋龟甲滋阴潜阳，为君。生地黄、黄柏、知母、泽泻助君药育阴潜阳，兼能泻相火，以治其本。佐以浙贝母、夏枯草软坚散结治其标；丝瓜络通经活络，清热化痰，以通乳络为使。甘草调和诸药。全方共奏滋阴潜阳，泻火散结之功。

**加减：** 性格急躁易怒者，加用柴胡 10g，郁金 10g，青皮 10g；乳核硬肿明显者，可加用荔枝核 15g，橘核 15g，玄参 10g；五心烦热者，加淡竹叶 10g，莲子 10g，灯心草 5g。

**临床应用：** 本方对于阴虚火旺、肝郁化火、痰凝气滞的单纯乳房早发育症男女患儿，均可加减使用。但对于患儿已出现月经来潮者，疗效稍差，需调整用药。

**典型病例：**

患儿，女，7 岁。2017 年 7 月初诊。左侧乳房肿胀疼痛 1 个月余。患儿 1 个月前突然出现左侧乳房肿胀疼痛，可触及约 1.5cm×2cm 大小乳核，家长带至儿童医院诊治，曾检查腹部 B 超、性激素、骨龄片等检查，未见明显异常。家长诉患儿现左侧乳房肿胀疼痛，急躁易怒，夜寐多梦，盗汗，大便干结，小便短赤，舌质红，苔薄黄，脉细数。诊断：儿童单纯乳房早发育症，阴虚火旺、痰凝乳络证。治宜滋阴潜阳，泻火散结，予龟甲泻火散结汤加减。处方如下：

| | | | |
|---|---|---|---|
| 醋龟甲 30g | 生地黄 10g | 黄柏 10g | 知母 10g |
| 泽泻 10g | 浙贝母 10g | 夏枯草 10g | 丝瓜络 10g |
| 甘草 5g | 荔枝核 15g | 橘核 15g | 柴胡 10g |
| 郁金 10g | 青皮 10g | 瓜蒌皮 10g | |

上方服用 10 天，复诊时家长诉患儿乳房已无胀痛，乳核未见明显增大，大便易解。守上方继续服用 10 天，患儿乳房早发育情况基本得到控制。随访半年另侧乳房未见发育。

（整理者）

杨若俊：医学硕士，副教授，第六批全国老中医药专家熊磊学术经验继承人。

# 王孟清验方

## 【名医简介】

王孟清（1963—），男，湖南省常德人。中共党员，教授，主任医师，医学博士，博士研究生导师，第六批全国老中医药专家学术经验继承工作指导老师，湖南中医药大学第一附属医院儿科主任、儿科教研室主任。中华中医药学会儿科分会副主任委员，世界中医药学会联合会、中国民族医药学会儿科分会副会长，湖南省中医药学会及中西医结合学会儿科分会主任委员。国家中医药管理局重点专科、重点学科学术及学科带头人。为《中医儿科杂志》《中国中西医结合儿科学》《湖南中医药大学学报》等编辑委员会委员。曾获"三湘好医生"荣誉称号。

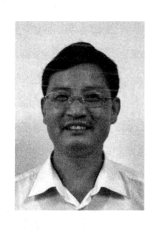

王孟清教授1983年中医专业毕业后，被分配到湖南省慈利县中医院从事儿科工作，积累了较丰富的基层临床工作经验。1988年考取贵阳中医学院（现贵州中医药大学）中医儿科专业攻读硕士学位，毕业后在湖南中医药大学第一附属医院儿科工作。在30余年繁忙的科研、教学及管理工作之外，他一直坚持临床实践，每周两天门诊，日均接诊患儿150余人次。王孟清教授对年轻医生的经验传授都毫无保留，他甘为人梯、无私传授的风范使很多人受益；坚持教学，已指导硕士、博士研究生60余名，并带教了数以千计的国内外实习生、进修生和中医高级临床研修人才。王孟清教授以中医药防治小儿肺系疾病和小儿脾胃疾病为主要研究方向，在小儿肺系疾病防治上造诣深厚，擅长诊治小儿哮喘、慢性咳嗽、肺炎、腹泻病等病症。主持制定全国优势病种小儿尿频的临床路径，承担包括 2 项国家自然科学基金在内的各级相关课题 10 余项，获中华中医药学会科学技术奖 3 项。发表学术论文 90 余篇。主编、参编 30 余部中医、中西医结合教材与专著。

# 验方 1　咳喘宁

**组成：**炙麻黄 2g，苦杏仁 6g，生石膏 10g，大青叶 5g，黄芪 6g，桃仁 3g，细茶叶 5g，甘草 3g。

**功能：**发表清热，化痰平喘。

**主治：**哮喘患儿外感诱发，证属热性哮喘者。症见咳嗽气喘，喉间痰鸣，流涕喷嚏，咽痒咽痛，面赤口渴，小便黄赤，大便干结，或有发热，头痛，舌红，苔薄黄或黄腻，脉滑数，指纹紫滞。

**用法：**每日 1 剂，水煎 100～150mL，分 2～3 次服。5 天为一疗程。

**方解：**王孟清教授认为"外邪触动伏痰，痰气搏结于气道"是病毒诱发哮喘的主要病机。病毒多属热邪，其诱发的哮喘多为热性哮喘。方中炙麻黄乃"喘家圣药"，能宣肺气，平咳喘；苦杏仁降肺气，平喘止咳，二药有宣有降，可祛除外邪，畅通气道，从而降低气道反应性，共为君药。黄芪扶正祛邪，石膏清泄肺热，大青叶清热抗炎，共为臣药。桃仁活血化瘀，尚可止咳平喘；细茶清神化痰；甘草镇咳平喘，共为佐使。诸药合用，共奏发表清热、扶正化痰、宣畅气机之功，可清除哮喘激发因素，降低气道反应性，从而防治哮喘。

**加减：**伴喘急者，加紫苏子 6g，代赭石 5g；咳甚者，加紫石英 5g，款冬花 6g；痰多者，加青礞石 3g，葶苈子 5g；咽喉红肿者，加射干 5g，牛蒡子 6g；热重者，加知母 5g；食积者，加麦芽 10g，鸡内金 6g；鼻塞流涕明显者，加辛夷 5g，苍耳子 3g。

**临床应用：**本方对于哮喘儿童外感热邪后诱发的哮喘发作或喘憋性肺炎，均可加减使用。尤其对改善咳嗽、气喘、喉中痰鸣、发热等症状效果较佳。但对寒性哮喘，咳痰清稀、形寒肢冷、大便清稀者，不宜使用。

**典型病例：**

患儿，女，5 岁。反复喘息 2 年，发热 2 天，再发喘息 1 天。

2 年来患儿喘息反复发作，气候骤变、感冒、进食过敏物质后明显，行肺功能等检查诊断为儿童哮喘。曾予解痉平喘、止咳化痰等处理后喘息发作可缓解。近半年有 3 次哮喘发作史，既往有湿疹病史。2 天前外出冒雨后出现发热、流涕、鼻塞、咳嗽，昨日喘息发作。患儿就诊时神清，发热，流涕鼻塞，喷嚏，咳嗽，气喘痰鸣，咽痛，面赤，寐欠安，二便调，舌淡红，苔薄黄，脉浮数。查体见 T 38.5℃，咽部充血，双肺呼吸音粗，可闻及哮鸣音。血常规示白细胞总数正常，淋巴细胞数偏高。中医诊断：儿童哮喘，热性哮喘。治宜发表清热，化痰平喘。予咳喘宁加减。处方如下：

| | | | |
|---|---|---|---|
| 炙麻黄 2g | 苦杏仁 6g | 生石膏 10g（先煎） | 大青叶 5g |
| 辛夷 5g | 桃仁 3g | 细茶叶 5g | 甘草 3g |
| 射干 5g | 牛蒡子 5g | 紫苏子 6g | |

上方服用 5 天，患儿热退，流涕、喘息症状消失，仅轻微咳嗽。继续调理，症状消失。

（整理者）

黄婷：医学硕士，主治医师，第六批全国老中医药专家王孟清学术经验继承人。

## 验方 2　宣降开闭汤

**组成：**蜜麻黄 2～5g，苦杏仁 3～9g，生石膏 10～30g（先煎），矮地茶 5～10g，前胡 3～9g，法半夏 2～6g，黄芩 2～5g，葶苈子 3～5g，炙甘草 3～5g。

**功能：**宣肺开闭，降气平喘。

**主治：**儿童闭塞性细支气管炎（BO），痰热闭肺证。症见咳嗽痰鸣，声高息涌，喘息气促，或伴发热、口唇青紫，大便干结，小便黄赤，舌红，苔黄腻，脉数或滑数，指纹紫滞于风、气关。

**用法：**每日 1 剂，水煎 100～200mL，分 2～3 次服。4 周为一疗程。

**方解：**王孟清教授认为 BO 的中医病机与闭、痰、瘀、虚有关，急性发作期以闭、痰为主。麻黄，性温，味辛，其气轻，入肺、膀胱经，有发汗解表、平喘利水之功，方中用蜜炙麻黄，可直入肺经，开肺气之郁闭，复肺气之宣发，为君药。生石膏清泻肺热，助麻黄平喘；杏仁降气润燥，复肺气肃降之功，与麻黄一宣一降，使喘定气平，此二药共为臣药。法半夏味辛，性温，宣闭化痰；黄芩味苦，性寒，清泻肺热；前胡降气化痰；葶苈子泻肺降气，祛痰平喘；矮地茶化痰止咳，活血利湿；炙甘草调和诸药，以上共为佐使药。诸药合用，共奏宣肺开闭、降气平喘、化痰活血之功。

**加减：**咳频痰稠者，加紫石英、青礞石止咳化痰；夜咳不宁者，可加天竺黄化痰安神；喘息明显或伴呕吐者，可加桑白皮泻肺降气，地龙清肺平喘，代赭石重镇降逆；便秘者，可加大黄，瓜蒌仁；唇绀面紫者，加丹参、桃仁；热甚伤津者，加南沙参、麦冬。

**临床应用：**本方对于儿童 BO 痰热闭肺证可加减使用。王教授对儿童 BO 采取分期治疗，通常分急性期、持续期、缓解期三期。而急性期以痰热闭肺证多见，症见发热，咳嗽，喘息气促，甚则喘憋，唇绀面紫，查体肺部可闻及湿啰音及哮鸣音。符合以上临床特点，均可加减使用。

典型病例：

患儿，女，2 岁 7 个月，2016 年 1 月 24 日初诊。反复咳喘 18 个月余。

2014 年 6 月初因"重症肺炎"住院，其间查腺病毒（+），纤维支气管镜检查示双下叶管腔内可见脓性分泌物，黏膜轻度发红。对症支持治疗后好转出院。但仍频繁出现咳嗽、喘息、活动不耐受，2015 年 5 月查胸部 CT 提示支气管肺炎、小气道改变，可见马赛克灌注征。现症见发热，咳嗽阵作，喉中痰响，喘息气促，精神欠佳，纳少，夜寐不安，二便可。查体见肛温 38.0℃，脉搏 158 次 / 分，呼吸 49 次 / 分，血氧饱和度 90%，面色红赤，口唇无发绀，咽部充血，扁桃体 I 度肿大，三凹征（+），双肺呼吸音粗，可闻及中细湿啰音及喘鸣音。舌红，苔黄腻，指纹紫滞于气关。诊断：闭塞性细支气管炎，痰热闭肺证。治宜宣肺开闭，降气平喘。予宣降开闭汤加减。处方如下：

| | | | |
|---|---|---|---|
| 蜜麻黄 2g | 苦杏仁 5g | 生石膏 15g（先煎） | 煅赭石 10g（先煎） |
| 前胡 5g | 法半夏 3g | 黄芩 3g | 葶苈子 5g |
| 地龙 5g | 当归 5g | 鸡内金 5g | 炙甘草 3g |

患儿服上方 3 剂后热退，上症悉减，但咯痰黄白，大便干结。痰热渐退，肺络渐通，气机得以宣降。继以原方加减：

蜜麻黄 2g　　苦杏仁 5g　　生石膏 10g（先煎）　　煅赭石 10g（先煎）

前胡 5g　　　法半夏 2g　　黄芩 3g　　　　　　葶苈子 9g

干姜 3g　　　桃仁 3g　　　紫苏子 5g　　　　　炙甘草 3g

服此方 7 剂，患儿无喘，偶干咳，精神、纳寐可，舌质红，苔花剥，予麦味地黄丸补益肺肾。

（整理者）

谢静：医学博士，副主任医师。

# 验方 3　小儿久咳汤

**组成：**桑白皮 6g，侧柏叶 6g，地骨皮 6g，枇杷叶 5g，麦冬 6g，白前 5g，百部 5g，炙黄芪 6g，紫菀 5g，山楂 10g，甘草 3g。

**功能：**清肺养阴，止咳化痰。

**主治：**小儿久咳之肺热阴虚证。症见久咳不愈，早晚为主，动则尤甚，咳痰不爽，食欲减退，大便干结，或有手足心热。

**用法：**每日 1 剂，水煎 150mL，分 2～3 次服。2 周为一疗程。

**方解：**小儿"阴常不足，阳常有余"，故小儿外感咳嗽热证较多。邪热久羁，耗伤气阴，炼液为痰，形成肺之气阴不足、郁热留恋、夹痰为患之证而久咳不愈。治宜清肺养阴，止咳化痰为主，佐以益气敛肺。方中桑白皮味苦，性微寒，清肺中郁热；地骨皮泻肺中深伏之火，共为本方君药。侧柏叶味苦，清肺滋阴；麦冬清肺养阴，化痰生津，共为臣药。白前、枇杷叶、紫菀、百部止咳化痰，炙黄芪益气敛肺，同为佐药。山楂运脾消食，调和药味；甘草调和诸药，共为使药。诸药合用，具有清肺养阴、止咳化痰、益气敛肺之功效。

**加减：**咳嗽夜晚较重者，加天竺黄、葶苈子；晨起咳重者，加法半夏、射干；伴鼻塞、流鼻涕者，加辛夷、苍耳子；咳嗽动则尤甚者，加干地龙、紫苏子；伴有喘息者，加代赭石、五味子、紫苏子；大便干结者，加瓜蒌仁 5g，桃仁 3g；久咳无力者，加诃子肉。

**临床应用：**本方对于小儿各种感染后长期咳嗽、过敏性咳嗽等具有较好的疗效。特别是对小儿久咳，早晚为主，活动尤甚，咳嗽无力或伴喘息者效果较佳。但对于咳嗽反复，属外邪犯肺者疗效欠佳。

典型病例：

患儿，男，5岁。咳嗽2个月余。

患儿于2个月前无明显诱因出现咳嗽，晨起、夜间为主，喉间少痰，时有喘息气促，于当地诊所经"头孢硫脒、氨溴索"等输液治疗3天后无明显缓解。口服中药汤剂、小儿咳喘灵、经皮给药治疗等稍缓解，但仍时有咳嗽，动则尤甚。就诊时症见咳嗽阵作，早晚咳甚，活动加重，咳声稍嘶哑，气短声低，无喘息，无发热，舌质红，苔少，脉细数。中医诊断：咳嗽，肺热阴虚、气阴不足证。治宜清肺养阴，止咳化痰。予小儿久咳汤加减：

| | | | |
|---|---|---|---|
| 桑白皮 6g | 侧柏叶 6g | 地骨皮 6g | 南沙参 6g |
| 麦冬 6g | 枇杷叶 5g | 百部 5g | 款冬花 6g |
| 干地龙 5g | 诃子肉 5g | 炙黄芪 6g | 山楂 10g |
| 甘草 3g | | | |

上方根据症状，调整用药2周，患儿咳嗽症状消失。

（整理者）

*荀春铮：医学硕士，主治医师。*

# 验方4　健运汤

**组成：**苍术 3g，土炒白术 6g，煨葛根 6g，党参 5g，炒神曲 6g，煨木香 3g，乌梅 5g。

**功能：**健脾助运，祛湿止泻。

**主治：**小儿迁延与慢性腹泻，脾虚失运证。症见腹泻，大便夹食物残渣，食欲不振，面色萎黄少华，腹胀，多汗，口流清涎，或有形体消瘦，精神较差。舌质淡，苔薄白或白腻，脉细弱无力，指纹淡。

**用法：**每日1剂，水煎100mL，分2～3次服。7天为一疗程。

**方解：**王孟清教授认为小儿迁延与慢性腹泻之脾虚失运证的主要病机为脾胃虚弱，运化失健，水湿内生。治宜健脾助运。方中白术益气健脾，和胃生津，炒焦用能止泻；苍术健脾运脾，芳香燥湿，二术同用，健脾助运兼备，共为君药。党参与神曲补中有消，共为臣药。葛根升清止泻，生津止渴，可引经，制约苍术、白术温燥；乌梅涩肠止泻；广木香通理三焦，尤善行脾胃之气滞，可起引经作用，三药同为佐使。诸药合用，补中寓运，运中有补，共奏健脾运脾之功效。

**加减：**伴有腹痛者，加白芍6g，香附3g；便中夹有黏液、肛周红赤者，加马齿苋5g，白鲜皮5g；久泻不止者，加石榴皮6g，赤石脂5g，芡实6g；伴有脱肛者，加黄芪6g，升麻5g；有咳嗽者，新咳加炒车前子6g，桔梗3g，久咳加五味子2g，诃子5g。

**临床应用：**本方用于脾虚失运的小儿迁延与慢性腹泻，急性腹泻表现为脾虚证者亦可加减使用。特别是对久泻，泻下稀薄，夹食物残渣，臭气不甚，不思饮食，面色萎黄少华，精神较差者，疗效明显。但对于久泻完谷不化，四肢不温，精神萎靡者，不宜使用。

典型病例：

患儿，男，1岁。腹泻1个半月。患儿大便每日5～7次，黄绿色稀便，夹食物残渣，多于食后作泻，无发热，无呕吐，小便正常，舌淡红，苔薄腻，脉细。查体见T 36.5 ℃，精神差，皮肤弹性稍差，皮肤无光泽，面部有脂溢性红色斑丘疹，口唇淡红，咽未见明显异常，心肺无异常，腹稍膨胀，叩之呈鼓音。血常规正常，大便常规见脂肪球（＋）。诊断：小儿迁延性腹泻，脾虚失运证。治宜健脾助运，祛湿止泻。予健运汤加减。处方如下：

| | | | |
|---|---|---|---|
| 苍术3g | 土炒白术5g | 煨葛根6g | 党参5g |
| 炒神曲5g | 煨木香2g | 乌梅5g | 山楂炭6g |

上方服用7剂，大便正常。

（整理者）

李英：医学博士，副主任医师，第六批全国老中医药专家王孟清学术经验继承人。

# 任勤验方

## 【名医简介】

任勤（1963—），女，汉族，天津人。医学博士，教授，主任医师，硕士研究生导师，第六批全国老中医药专家学术继承指导老师，第三批全国优秀中医临床人才，世界中医药学会联合会中医膏方专业委员会副会长，中国中西医结合学会变态反应专业委员会委员，中国民间中医医药研究开发协会中医冬病夏治专业委员会副主任委员，中国中西医结合学会变态反应专业委员会儿科专业组委员。

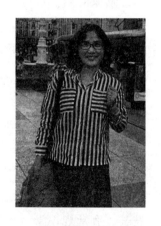

任勤教授自幼热爱中医，1981年以优异成绩报考天津中医学院（现天津中医药大学）中医系，1988年、2006年分别师从著名儿科专家李少川教授、马融教授取得硕士及博士学位，2012参加第三批全国优秀中医临床人才学习，师从儿科著名专家丁樱教授、李素卿教授。任勤教授从事中医儿科医教研工作30年，善于用经方治疗儿科多发病及疑难杂病，尤其对反复发作呼吸道感染、哮喘、鼻炎、湿疹、过敏性紫癜等过敏性疾患以及肺炎、肾病、多动症抽动症、厌食、便秘等有深入研究，明显降低患儿发病程度及频率，参与开发研制了院内制剂"小儿定喘止嗽合剂""防喘颗粒"以及预防咳喘发作的三伏膏、三九膏等。主持小儿哮喘及肾病科研课题4项。获天津市科技进步奖三等奖2项，中国中西医结合协会科学技术奖三等奖1项。副主编《中医儿科临床实习分册》1部，参与编写儿科专著4部，发表科技论文50余篇。国家精品课《中医儿科》主讲教授。

## 验方 1　定喘止嗽汤

**组成**：麻黄 6g，杏仁 6g，苏子 10g，半夏 10g，干姜 6g，细辛 3g，五味子 10g，桃仁 10g，地龙 10g，蝉蜕 6g，黄芩 10g，甘草 6g。

**功能**：温肺平喘、化痰散瘀、祛风解痉。

**主治**：小儿哮喘反复发作，虚实夹杂证。症见反复咳嗽、喘息，痰白不黏或清稀，鼻塞，打喷嚏，面色少华，纳呆，或伴发热恶寒，舌淡，苔薄白，脉浮滑或指纹浮红。

**用法**：每日 1 剂，水煎服，200mL。6 个月～1 岁，取药汁 60mL；1～3 岁，取药汁 100mL；4～6 岁，取药汁 150mL；7 岁以上，取药汁 200mL，均分 3 次口服。

**方解**：《金匮要略》中云"病痰饮者，当以温药和之"。任勤教授认为小儿哮喘反复发作缠绵难愈，多属素体阳虚，复因气候变化、着凉而诱发，既有正虚，又有外感实邪，为虚实夹杂居多。其中以阳虚、痰瘀阻肺、风痰扰络为病机关键。因此以温肺平喘、化痰散瘀、祛风解痉为治疗大法治疗小儿哮喘反复发作证属虚实夹杂者，既能使邪气外达，又能除其痰瘀，阻断病情进展而奏效。方中炙麻黄味辛，性温，归肺、膀胱经，发汗解表，宣肺平喘为君药；细辛、干姜、半夏味辛，性温，归肺、脾、肾经，可温阳化饮；杏仁、苏子降气化痰；五味子收敛肺气而平喘；地龙、桃仁解痉化瘀通络；蝉蜕味甘，性寒，归肺、肝经，与麻黄相配祛外风以解表，又配伍地龙祛内风以解痉，共为臣药。黄芩苦寒，可清肺化痰、制约温热药辛温太过，为佐药。甘草止咳调和诸药，诸药合用，共奏温肺定喘、化痰散瘀、通络解痉之功。

**加减**：咳嗽甚者，加紫菀 10g，款冬花 10g；痰鸣气促不得平卧者，加葶苈子 10g；鼻塞重者，加苍耳子 6g；打喷嚏明显者，加乌梅 6g，银柴胡 10g，防风 10g；伴自汗出者，加炙黄芪 6g，炒白术 10g，防风 10g；夜寐欠佳者，加生龙骨、生牡蛎各 15g。

**临床应用**：本方对小儿哮喘、喘息性支气管炎之虚实夹杂证者均可加减使用。对哮喘持续不已，病程较长者尤为适用。

**典型病例**：

患儿 2 岁，男性。间断咳喘 1 年，加重 1 周。

1 年前因感冒后出现咳嗽，喘息，于外院查婴儿肺功能示潮气呼气峰流速（PF）50%、潮气呼气中期流速／潮气吸气中期流速（ME/MI）<1，查皮肤过敏原示"螨虫、蒿草阳性"，诊断为"婴幼儿哮喘"。近 1 年内发作 5 次，多因感冒诱发，1 周前受凉后咳嗽加重，咳甚则喘促，有白痰，喉间痰鸣，无发热，流清涕，打喷嚏，乏力，食欲不振，便溏，每日 1 次。查体见咽微红，三凹征（±），双肺可闻及哮鸣及痰鸣音，腹软；舌淡红苔白，指纹浮红。诊断：婴幼儿哮喘，虚实夹杂证。治以温肺平喘、化痰散瘀、祛风解痉法。方选定喘止嗽汤加减。处方如下：

| | | | |
|---|---|---|---|
| 炙麻黄 5g | 杏仁 6g | 苏子 10g | 细辛 3g |
| 半夏 10g | 干姜 6g | 五味子 6g | 地龙 10g |
| 桃仁 6g | 蝉蜕 6g | 黄芩 6g | 甘草 6g |

4 剂，水煎服，煎 150mL，取汁 100mL，每日分 3 次服。

二诊：现患儿咳喘明显减轻，有痰不易咳出，偶流涕，晨起打喷嚏，纳可，二便可。查体见咽稍红，双肺可闻及少许痰鸣，舌淡红苔薄白。原方加苍耳子 6g，款冬花 6g。继服 7 剂，用法用量同前。

三诊：患儿现已基本不咳，近 1 周未再喘息，喉间偶有痰鸣，打喷嚏流涕减轻，纳可，大便稍干。查体见咽稍红，未闻及干、湿啰音，舌淡红苔白。原方去干姜、细辛，加茯苓 10g，陈皮 10g 以健脾化痰。继服 7 剂。

四诊：患儿近日未再诉咳喘，偶有打喷嚏，较前好转，纳可，二便可。复查婴儿潮气肺功能示 25/PF 60%，基本正常。嘱继服前方 7 剂以巩固疗效。

# 验方 2　通窍鼻渊汤

**组成：** 炒苍耳子 10g，辛夷 10g，白芷 10g，薄荷 6g，金银花 10g，连翘 10g，鱼腥草 10g，冬瓜子 10g，茜草 10g，紫草 10g，旱莲草 10g。

**功能：** 疏风通窍，化痰祛瘀。

**主治：** 鼻渊，痰瘀阻络、复感风热证。症见鼻塞，夜间张口呼吸，鼻鼾，流浊涕，嗅觉减退，时觉头痛，以眉棱骨为著，或伴发热恶寒，舌质红，舌苔薄黄，脉浮数。

**用法**：每日 1 剂，水煎 200mL。3 岁以下，每日 100mL；3～7 岁，每日 150mL；7 岁以上，每日 200mL，分 3 次服。

**方解**：小儿鼻渊易反复发作。任勤教授认为小儿鼻渊病位在肺、脾。内因为肺脾不足，痰湿内生，日久痰瘀阻络；外因为小儿肺气不足，易感风邪，纯阳之体，易入里化热。病机为风痰瘀阻络，肺气失宣，鼻窍不利。因此采用疏风宣肺通窍、化痰祛瘀之法治疗小儿鼻渊多有成效。方中苍耳子、辛夷味辛，性温，归肺经，祛风通窍为君药。白芷、薄荷以清利头目，疏风通窍；金银花、连翘疏风清热，共为臣药。鱼腥草、冬瓜子宣肺化痰；茜草、紫草、旱莲草凉血化瘀，通经活络，共为佐药。诸药共用，既可祛外风热之邪，又可清内痰瘀之结，寒热并用，标本兼治。

**加减**：鼻衄者，加白茅根 15g，小蓟 10g，生侧柏 10g，黄芩 10g；喷嚏频频、遇冷空气加重者加乌梅 6g，五味子 6g，银柴胡 10g，防风 10g；头痛明显者，加藁本 10g，羌活 10g，川芎 6g；若伴头晕、记忆力下降者，加石菖蒲 10g，远志 10g，胆星 6g。

**临床应用**：本方适用于慢性鼻 - 鼻窦炎急性发作、腺样体肥大等，证属痰瘀阻络、复感风热型患儿。

典型病例：

王某，男，7 岁。鼻塞、鼻鼾、流涕间断发作半年，加重 2 天。

半年前始出现鼻塞，流浊涕，鼻音重，打鼾，查鼻窦 CT 示蝶窦、上颌窦部分炎性改变，诊断为"鼻 - 鼻窦炎"，症状反复发作。2 天前受凉后前症加重，伴低热，咽痛，头痛，不咳，纳欠佳，二便调。查体见咽充血，心肺未见明显异常，眼眶下可见变态反应着色，鼻甲水肿，鼻腔可见黄黏分泌物，舌红苔薄黄，脉浮数。西医诊断：慢性鼻 - 鼻窦炎急性发作，中医诊断：鼻渊，痰瘀阻络、复感风热证。治以疏风通窍，化痰祛瘀法。方选通窍鼻渊汤加减。处方如下：

| | | | |
|---|---|---|---|
| 炒苍耳子 6g | 辛夷 6g（包煎） | 白芷 10g | 薄荷 6g（后下） |
| 金银花 10g | 连翘 10g | 鱼腥草 10g | 射干 10g |
| 茜草 10g | 紫草 10g | 旱莲草 10g | 石菖蒲 10g |
| 防风 6g | 黄芩 10g | 甘草 6g | |

4 剂，水煎服，煎 200mL，每日分 3 次服。

二诊：患儿未再发热，无咽痛，仍鼻塞、鼻流浊涕，纳欠佳，二便调。舌质红苔薄黄，脉浮滑。原方减射干、防风，加路路通 10g，泽泻 10g。继服7 剂，用法用量同前。

三诊：患儿基本无流涕，鼻塞较前好转，鼻齆明显，纳渐增，二便调。查体见鼻腔内分泌物明显减少，舌淡红苔白，脉弦滑。原方去金银花、黄芩，加桃仁 10g，川芎 6g。继服 7 剂以巩固疗效。

# 验方 3  加味清营汤

**组成：**金银花 10g，连翘 10g，薄荷 6g，豆豉 10g，蝉蜕 6g，防风 6g，黄芩 10g，升麻 10g，玄参 10g，赤芍 10g，紫草 10g，牡丹皮 10g，水牛角 10g，生地黄 25g。

**功能：**疏风清热，凉血解毒化瘀。

**主治：**小儿过敏性紫癜，风热伤络、血热妄行证。症见全身皮肤瘀点瘀斑，尤以双下肢或臀部为多，呈对称分布，色泽鲜红，或伴发热、腹痛、关节肿痛、尿血、便血、鼻衄、齿衄，同时见心烦，口渴，便秘，舌红，苔黄，脉数或指纹紫滞。

**用法：**每日 1 剂，水煎服，200mL。分 3 次口服。

**方解：**任勤教授认为小儿"纯阳之体、稚阴稚阳"，感受风热之邪，易于入里化热，导致虽表证未解，但已入营动血，紫癜患儿易成风热伤络、血热妄行之证。以疏风清热、凉营透疹为治疗大法，既能疏风散邪以解表、清热解毒以清里，又能养阴凉血使瘀点瘀斑尽快消退。方中金银花疏风清热，水牛角凉血解毒，共为君药。连翘、薄荷、豆豉、蝉蜕、防风疏风清热，解表散邪，有"入营尤可透热转气"之效；黄芩、升麻清热解毒，生地黄、元参凉血养阴，共为臣药。赤芍、紫草、牡丹皮凉血散瘀，为佐药。诸药共奏疏风清热、凉血解毒化瘀之功。

**加减：**腹痛者，加延胡索、白芍缓急和中；关节肿痛者，加桑枝、伸筋草祛风通络；鼻衄、齿衄者，加焦栀子、白茅根凉血解毒；尿血者，加大蓟、小蓟凉血止血；便血者，加地榆炭、槐花收敛止血。

**临床应用：**本方用于小儿紫癜急性发作期，证属气营同病、伤络动血。

故处方即辛凉透表，清热凉血，又要防止寒凉太过血运不畅，多用于紫癜早期。

典型病例：

陈意，男，6岁。双下肢伸侧散在瘀点瘀斑2天。

患儿食羊肉后，双下肢伸侧散在瘀点瘀斑，压之不褪色，微痒，时有腹痛，偶有关节游走性疼痛，伴有恶风、咽痛、食欲不振、二便正常。舌质红，苔薄黄，脉浮数。血常规示血小板 $120 \times 10^9$/L，尿常规示潜血（－），便常规（－）。诊断：紫癜，血热伤络证。法当疏风散邪、清热凉血。处方：

| | | | |
|---|---|---|---|
| 金银花 10g | 连翘 10g | 牛蒡子 10g | 薄荷 6g（后下） |
| 桔梗 10g | 淡豆豉 10g | 甘草 10g | 荆芥 10g |
| 白茅根 15g | 木香 6g | 白芍 15g | 蝉蜕 6g |
| 小蓟 10g | 水牛角 10g | 生地黄 20g | 赤芍 10g |
| 牡丹皮 10g | | | |

每日1剂，水煎服，共7剂，服药期间禁食鱼虾海蟹。

二诊：药后瘀点瘀斑面积减少，无腹痛及关节游走性疼痛，原方去木香、白芍，加当归 10g，7剂。

三诊：患儿皮疹消失，二诊方巩固7天。随访未再发作。

# 验方4　荨麻疹方

**组成：**黄芪 15g，桂枝 6g，麻黄 3g，荆芥 10g，防风 10g，白芍 10g，当归 10g，蝉蜕 6g，乌梅 5g，五味子 6g，银柴胡 10g，甘草 6g。

**功能：**益气固表，疏风止痒，调和营卫。

**主治：**小儿荨麻疹，营卫失和、风邪留恋证。症见淡红色风团状皮疹，其大小不一、形态各异，高于皮肤，痒甚，遇风寒热加重，伴恶寒怕热，多汗，舌淡红，苔薄白，或花剥，脉浮数无力，指纹紫滞。

**用法：**每日1剂，水煎服，200mL。每日分3次口服。

**方解：**荨麻疹是一种反复发作过敏性疾病，属中医学"瘾疹"范畴。任勤教授认为该病病位主要在肺卫，发病原因为肺卫不足，肌腠空虚，风邪留恋。方中黄芪益气固卫，桂枝通阳散风，共为君药。麻黄、荆芥、防风透表达

邪，祛风止痒；蝉蜕散内外风热，祛风解表；白芍敛阴生津，配伍桂枝可助卫
和营。麻黄、桂枝、白芍取麻桂各半汤之意，发汗解表、调和营卫，共为臣
药。乌梅敛肺生津，五味子收敛肺气而滋肾水，银柴胡清虚热，上三味药与防
风合称脱敏方，可聚在里之风邪，经银柴胡向外透出；当归补血活血，恐反复
发作易耗伤阴血，共为佐药。甘草解毒，调和诸药。诸药合用，益气固表，疏
风止痒，调和营卫。

**加减：** 伴痒甚者，加白鲜皮、地肤子各 10g；热盛者，加野菊花、蒲公英
各 10g；血虚风燥者，方可加生地黄、玄参各 10g；脾胃湿热者，可加茵陈、
苍术各 10g。

**临床应用：** 本方适用于小儿荨麻疹营卫失和、风邪留恋证，其他证型亦
可加减应用，适用于小儿急慢性荨麻疹。

典型病例：

患儿，男，4 岁，患儿自幼周身瘙痒，加重半个月。

患儿自幼有周身风团样皮疹，伴痒，可自行消退，未予重视及系统治疗，
近半个月症状较前频繁，痒甚，口服"扑尔敏"、外用"尤卓尔"等药物，虽
能暂时控制症状，停药后仍有反复发作。伴见晨起打喷嚏、流涕，无鼻塞，无
咳嗽，无发热，纳可，大便偏干，2 日一行。舌淡红苔薄白，脉浮数无力。诊
断：荨麻疹，营卫失和、风邪留恋证。治以益气固表，疏风止痒，调和营卫。
予荨麻疹方加减。处方如下：

| | | | |
|---|---|---|---|
| 黄芪 10g | 桂枝 6g | 荆芥 6g | 防风 6g |
| 麻黄 3g | 蝉蜕 6g | 白芍 10g | 当归 10g |
| 乌梅 5g | 五味子 6g | 银柴胡 10g | 甘草 6g |

4 剂，水煎服，煎 150mL，分 3 次温服。

二诊：患儿风团样皮疹发作次数及程度明显减少，出汗减少，大便每日 1
行，偏干。舌淡红苔薄白。原方减黄芪继服 7 剂，上方根据症状不断调整服用
1 个月，患儿风团样皮疹基本未再发作，无身痒，无喷嚏及流涕，二便正常。

（整理者）

任勤：医学博士，主任医师，第六批全国老中医药专家学术继承指导老师。